Langzeittherapie der Schizophrenie

MIT FREUNDLICHER EMPFEHLUNG

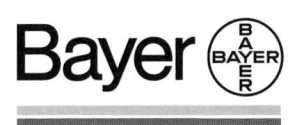

Bayer

**Springer**
*Berlin
Heidelberg
New York
Barcelona
Hongkong
London
Mailand
Paris
Singapur
Tokio*

B. Eikelmann · M. Philipp (Hrsg.)

# Langzeittherapie der Schizophrenie

Mit 9 Abbildungen, davon 8 in Farbe

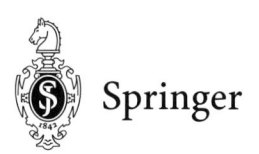

Springer

Professor Dr. Bernd Eikelmann
Städtisches Klinikum Karlsruhe
Klinik für Psychiatrie und Psychotherapie
Kaiserallee 10
76133 Karlsruhe

Professor Dr. Michael Philipp
Bezirkskrankenhaus
Professor-Buchner-Straße 22
84034 Landshut

ISBN 3-540-67975-8 Springer-Verlag Berlin Heidelberg New York

Die Deutsche Bibliothek – CIP-Einheitsaufnahme
Langzeittherapie der Schizophrenie / Bernd Eikelmann; Michael Philipp (Hrsg.). – Berlin; Heidelberg;
New York; Barcelona; Hongkong; London; Mailand; Paris; Singapur; Tokio: Springer, 2000
  ISBN 3-540-67975-8

Dieses Werk ist urheberrechtlich geschützt. Die dadurch begründeten Rechte, insbesondere die der Übersetzung, des Nachdrucks, des Vortrags, der Entnahme von Abbildungen und Tabellen, der Funksendung, der Mikroverfilmung oder der Vervielfältigung auf anderen Wegen und der Speicherung in Datenverarbeitungsanlagen, bleiben, auch bei nur auszugsweiser Verwertung, vorbehalten. Eine Vervielfältigung dieses Werkes oder von Teilen dieses Werkes ist auch im Einzelfall nur in den Grenzen der gesetzlichen Bestimmungen des Urheberrechtsgesetzes der Bundesrepublik Deutschland vom 9. September 1965 in der jeweils geltenden Fassung zulässig. Sie ist grundsätzlich vergütungspflichtig. Zuwiderhandlungen unterliegen den Strafbestimmungen des Urheberrechtsgesetzes.

Springer-Verlag Berlin Heidelberg New York
ein Unternehmen der BertelsmannSpringer Science+Business Media GmbH

© Springer-Verlag Berlin Heidelberg 2000
Printed in Germany

Die Wiedergabe von Gebrauchsnamen, Handelsnamen, Warenbezeichnungen usw. in diesem Werk berechtigt auch ohne besondere Kennzeichnung nicht zu der Annahme, daß solche Namen im Sinne der Warenzeichen- und Markenschutz-Gesetzgebung als frei zu betrachten wären und daher von jedermann benutzt werden dürften.

Produkthaftung: Für Angaben über Dosierungsanweisungen und Applikationsformen kann vom Verlag keine Gewähr übernommen werden. Derartige Angaben müssen vom jeweiligen Anwender im Einzelfall anhand anderer Literaturstellen auf ihre Richtigkeit überprüft werden.

Umschlaggestaltung: *design & production*, Heidelberg
Satz: K+V Fotosatz GmbH, Beerfelden
Gedruckt auf säurefreiem Papier     SPIN 10775801     18/3130/ag – 5 4 3 2 1 0

# Begrüßung

Herr Professor Eikelmann, Herr Professor Philipp, meine sehr verehrten Damen und Herren, im Namen von Bayer Vital möchte ich Sie sehr herzlich zum diesjährigen ZNS-Symposium begrüßen. Dieses 47. Bayer-ZNS-Symposium ist dem Thema Langzeittherapie der Schizophrenie" gewidmet.

Vor dem Hintergrund der gegenwärtigen gesundheitspolitischen Diskussion gewinnen chronische Erkrankungen und ihre diversen Therapiemöglichkeiten in Anbetracht der sie verursachenden Kosten besondere Bedeutung und Beachtung. Die durch schizophrene Psychosen in Deutschland verursachten Gesamtkosten können aus methodischen und aus Datenschutzgründen nur grob geschätzt werden. Sie dürften aber zwischen 8,5 und 18 Milliarden DM jährlich liegen. Eine kürzlich publizierte Studie von Kissling et al. zeigt, dass die Schizophrenie eine sehr teure Krankheit ist, deren direkte und indirekte Kosten mit denen so genannter somatischer Volkskrankheiten durchaus vergleichbar sind.

Das frühe Erstmanifestationsalter und der oft chronisch-rezidivierende Verlauf schizophrener Erkrankungen führen zu sehr hohen direkten Kosten, die größtenteils durch lange stationäre Aufenthalte und Rehabilitationsmaßnahmen verursacht werden. Hinzu kommen ähnlich hohe indirekte Kosten durch Arbeits- und Erwerbsunfähigkeit. Die Behandlung eines schizophrenen Patienten kostet nach Andrews etwa neunmal mehr als die Behandlung eines Herzinfarktpatienten. Die Schizophrenie ist damit die teuerste psychiatrische Erkrankung; in vielen Ländern verschlingt sie die Hälfte aller psychiatrischen Versorgungsleistungen.

Die nicht medikamentenbezogenen Kosten machen dabei etwa 95% der Gesamtkosten aus. Wenn es durch compliancefördernde Maßnahmen – im medikamentösen Bereich beispielsweise durch den Einsatz von Depotpräparaten – gelingt, die Exazerbationshäufigkeit zu verringern bzw. stationäre Behandlungsphasen zu verkürzen, lassen sich die Gesamtkosten deutlich senken. Dies verlangt allerdings eine budgetübergreifende Betrachtungsweise.

Unser heutiges Symposium befasst sich mit allen wichtigen Facetten der Langzeittherapie der Schizophrenie, und ich denke, wir sehen einem informativen und spannenden Tag entgegen. Ich danke den Vorsitzenden, Herrn Professor Eikelmann und Herrn Professor Philipp, für die inhaltliche Gestaltung des heutigen Symposiums, den Referenten für ihre wissenschaftlichen Beiträge, den für Technik und Ambiente zuständigen Organisatoren und nicht zuletzt Ihnen, meine Damen und Herren, die Sie so zahlreich unserer Einladung gefolgt sind und damit auch signalisieren, dass das Thema unserer heutigen Veranstaltung von großem Interesse ist. Ich wünsche uns allen einen anregenden und aufschlussreichen Tag.

Dr. F. J. Wingen

# Vorwort

Die Krankheit Schizophrenie zählt zu den unangenehmsten Krankheiten, die einem Menschen widerfahren können. Auch wenn in den letzten 20 Jahren in Forschung und Praxis unendlich viel dafür getan wurde, dieser Erkrankung den Schrecken zu nehmen, auf die vielen guten Ausgänge hinzuweisen, die zahllosen Behandlungsoptionen zu benennen, oder auch nur die Möglichkeiten aus Angehörigen- und Selbsthilfe zu betonen – es bleibt eine ernsthafte, zuweilen lebensgeschichtlich bestimmende, wiederkehrende Gesundheitsstörung, deren Rätsel keineswegs entschlüsselt ist.

Die Zahl der jährlichen Neuerkrankungen ist vergleichsweise gering, die Prävalenz der Schizophrenie liegt allerdings zwischen 0,5 und 1% in der Bevölkerung, was auf die auch heute noch zahllosen chronischen Verläufe hinweist. Mindestens die Hälfte der Erkrankten bildet ernsthafte Behinderungen aus, die die Gefahr der Abhängigkeit und Armut mit sich bringen. Die Krankheit belastet das Gesundheitsbudget der Bevölkerung um ein Mehrfaches dessen, was ihr nach der Häufigkeit zusteht, während wir Psychiater das Gefühl haben, es könnte noch deutlich mehr geschehen.

Immerhin machen schizophrene Patienten neben den Suchtkranken den größten Teil der psychiatrischen Krankenhauspatienten aus. Sie werden dort mannigfachen Prozeduren und Behandlungsstrategien zugeführt, zumeist episodenbezogen und mit Blick auf die Psychopathologie mit Erfolg. Dennoch herrscht unter Experten außerhalb der biologischen Therapieverfahren zu wenig Einigkeit darüber, wie man die Behandlung Schizophrener optimal ausführt und, in anderer Betonung, was denn unbedingt dazu notwendig ist.

Zurecht hat sich deswegen das Bayer-ZNS-Symposium 1999 der Langzeitbehandlung der Schizophrenie zugewandt. Jeder therapeutische Kontakt mit schizophrenen Patienten sollte den Arzt daran denken lassen, die Behandlung langfristig zu planen und nicht nur aktuell an biologische Ursachen und psychosoziale Auslöser zu denken, sondern eine Perspektive zu entwickeln: Wie gestaltet sich die Pharmakotherapie auf längere Sicht, also im ungünstigen Fall über Jahre? Welche Verläufe werden erwartet, welche individuellen Prognoseerwartungen kann der Arzt äußern? Wie können Rezidive und Residuen aus aktueller pharmakologischer Sicht am besten verhindert oder bekämpft werden, gerade auch unter Einbeziehung von modernen oralen Antipsychotika oder Depotneuroleptika? Wie werden die der Schizophrenie zugrunde liegenden biologischen Vorgänge am besten verstanden und beeinflusst? Welche Erklärungshilfen bieten moderne Konzepte der Schizophrenie auf der Basis von neurobiologischen Ansätzen? Was tragen moderne bildgebende Verfahren zum Verständnis dieser Krankheit, aber somit auch zu ihrer Therapie bei.

Ein weiterer Teil des Buches wendet sich den modernen Psycho- und Soziotherapieverfahren und überhaupt Versorgungsformen zu. Therapie allein reicht nicht, wenn nicht nur psychopathologische Kriterien angelegt werden. Die Krankheit muss auf ihre Auswirkungen im sozialen Kontext hin untersucht werden. Das soziale Schicksal der Patienten ist fragwürdig, sie sind von Arbeitslosigkeit und sozialer Isolation bedroht. Welche modernen Rehabilitationsmöglichkeiten haben sich bewährt? Welche psychotherapeutische Verfahren können heute im Routinebetrieb erfolgreich eingesetzt werden, sowohl hinsichtlich der subjektiven Entlastung der Patienten als auch im Blick auf ihre Alltagsbewährung. Gerade Sozio- und Psychotherapie gehören bis in die Gegenwart zu den vernachlässigten Optionen der Psychiatrie. Schließlich finden sich Gedanken über Organisation und Perspektiven der psychiatrischen Krankenversorgung, die in Deutschland dringend einer Fortentwicklung bedarf.

Ein solches Symposion ist nicht immer zur Publikation geeignet, weil die Beiträge häufig den Spezialgebieten und Interessen der Autoren entsprechen und ein so weites Feld wie die Schizophrenie in Theorie und Praxis nicht abdecken können. Das ist im vorliegenden Fall ein wenig anders: die Beiträge wurden thematisch und nicht autorenbezogen ausgesucht. Es ist gelungen, eine Reihe von Referenten zu gewinnen, die das ihnen übertragene Thema inhaltlich verknüpft, auf dem Stand des aktuellen Wissens und in gut lesbarer Form wiedergeben. Insofern sind die Herausgeber außerordentlich zufrieden, der Fachöffentlichkeit dieses Buch zu übergeben.

Wir danken allen Autoren für die rasche Erstellung ihrer Manuskripte, der Fa. BayerVital für die freundliche Unterstützung sowie den MitarbeiterInnen des Springer-Verlages für die gute Zusammenarbeit.

Im August 2000                                              Die Herausgeber

# Inhaltsverzeichnis

1 Langzeitverlauf schizophrener Psychosen.................... 1
  A. Deister

2 Das derzeit gültige Modell der Schizophrenie und vorläufige
  Befunde zur Chronifizierung der Psychosen.................. 17
  H. Sauer, C. Gaser, F. Häger, H.P. Volz

3 Neuromodulation und Neuroplastizität:
  Neurobiologische Prinzipien in der psychiatrischen Therapie..... 28
  M. Spitzer

4 Psychopharmakologische Langzeittherapie der Schizophrenie:
  Wie ist der neueste Stand der wissenschaftlichen Erkenntnis? .... 37
  M. Dose

5 Atypische Neuroleptika – Begriffsbestimmung und Datenlage .... 55
  M. Philipp

6 Das bio-psychosoziale Modell psychischer Krankheiten
  und seine Auswirkungen auf die psychiatrische Praxis.......... 70
  B. Eikelmann, D. Richter

7 Rehabilitation Schizophreniekranker ....................... 88
  W. Rössler

8 Die gemeindepsychiatrische Versorgung Psychosekranker
  – das Beispiel Großbritannien ............................ 102
  Th. Becker

9 Milieu- und Soziotherapie in der Langzeitbehandlung
  schizophrener Patienten................................. 116
  Th. Reker

10 Psychotherapeutische Konzepte
   in der Schizophreniebehandlung ......................... 132
   W.P. Hornung

Sachverzeichnis.............................................. 149

# Autorenanschriften

Prof. Dr. Th. Becker
Klinik und Poliklinik für Psychiatrie
Universität Leipzig
Liebig-Str. 22
04103 Leipzig

PD Dr. A. Deister
Krankenhaus Itzehoe
Psychiatrie und Psychotherapie
Robert-Koch-Str. 2
25524 Itzehoe

Prof. Dr. M. Dose
Bezirkskrankenhaus
Bräuhausstr. 5
84416 Taufkirchen/Vils

Prof. Dr. B. Eikelmann
Städtisches Klinikum Karlsruhe
Klinik für Psychiatrie
und Psychotherapie
Kaiserallee 10
76133 Karlsruhe

PD Dr. P. Hornung
Rheinische Kliniken Bonn
Kaiser-Karl-Ring 20
53111 Bonn

Prof. Dr. M. Philipp
Bezirkskrankenhaus
Prof.-Buchner-Str. 22
84034 Landshut

PD Dr. Th. Reker
Westf. Klinik für Psychiatrie
und Psychotherapie
Friedrich-Wilhelm-Weber-Str. 30
48147 Münster

Prof. Dr. W. Rössler
Psychiatrische Universitätsklinik
Militärstr. 8
CH-8021 Zürich

Prof. Dr. H. Sauer
Psychiatrische Universitätsklinik
Philosophenweg 3
07743 Jena

Prof. Dr. Dr. M. Spitzer
Universitätsklinik u. Poliklinik
für Psychiatrie, Psychotherapie,
Psychosomatik, Psychiatrie III
Robert-Koch-Str. 8
89081 Ulm

Dr. F. J. Wingen
Bayer Vital GmbH & Co. KG
Pharma Medizin
51368 Leverkusen

KAPITEL 1

# Langzeitverlauf schizophrener Psychosen

A. DEISTER

**Einleitung**

Die Frage nach dem weiteren Verlauf und dem langfristigen Ausgang einer schizophrenen Psychose gehört sicherlich zu den drängendsten Fragen, die ein Patient und seine Angehörigen an die behandelnden Ärzte stellen können. Die möglichst realistische Antwort darauf gehört zu den größten therapeutischen Herausforderungen. Verlauf und Ausgang schizophrener Psychosen sind in den letzten zwei Jahrzehnten sehr detailliert, teilweise aber auch sehr kontrovers diskutiert und beschrieben worden. Bei der Betrachtung der Ergebnisse der internationalen Studien könnte sich die Schlussfolgerung aufdrängen, dass es fast ebenso viele „Verläufe" geben könnte, wie es einzelne Patienten mit dieser Psychose gibt. Eine solche Schlussfolgerung wäre unter Berücksichtigung der komplexen biologischen, psychologischen und sozialen Genese dieser Erkrankung eigentlich auch kaum verwunderlich. Es lässt sich aber bei aller Individualität der einzelnen Krankheitsverläufe nicht übersehen, dass es doch bestimmte Regeln und Gesetzmäßigkeiten im Verlauf gibt. Die Kenntnis dieser Regeln ist für die Behandlung und für die verantwortungsvolle Beratung eines Patienten häufig von großer Bedeutung.

Über lange Zeiträume hinweg hat die von Kraepelin (1896) vertretene dichotome Einteilung psychotischer Erkrankungen in die „dementia praecox" mit einem regelhaft ungünstigen Langzeitverlauf und Langzeitausgang auf der einen Seite und die manisch-depressiven Erkrankungen („manisch-depressives Irresein") mit einem regelhaft günstigen Ausgang auf der anderen Seite den Umgang mit diesen Erkrankungen beherrscht. Schon zu Beginn des 20. Jahrhunderts zeigte sich dann aber, dass eine solche strikte Trennung den tatsächlichen Krankheitsverläufen nicht gerecht wurde und dass Hinweise auf Krankheitsbilder nicht mehr zu übersehen waren, die sich nicht nur mit der Symptomatologie, sondern auch mit ihrem Verlauf und ihrer Prognose von den beiden ursprünglichen Gruppen psychotischer Erkrankungen abhoben (Bleuler 1911; Gaupp 1926; Ewald 1928, Schneider 1980 u.a.). Diesen Befunden schloss sich auch Kraepelin in seinen späteren Arbeiten zum Teil an (Kraepelin 1920). Im weiteren Verlauf dieser Entwicklung nahm damit das Konzept der „schizoaffektiven Psychosen" deutlichere Konturen an (Marneros et al. 1991). Darüber hinaus entwickelten sich Konzepte, die völlig das Dichotomie-Konzept ignorierten. So wurden von Kleist (1928) und Leonhard

(1954) andere Aufteilungen dargestellt, deren hervorstechendste Gruppe die „zykloiden Psychosen" sind.

Unabhängig von allen theoretischen Ansätzen blieb es über lange Zeit hindurch eine traurige Tatsache, dass jahre- bis jahrzehntelange Hospitalisierungen von Patienten mit schizophrenen Psychosen häufig festzustellen waren. Vor dem Zweiten Weltkrieg wurden 5 Jahre nach der ersten Hospitalisierung in einer psychiatrischen Klinik noch 40–50% der Patienten dort durchgehend stationär behandelt; ein bedeutender Anteil dieser Patienten verließ die Klinik nie wieder (Brown 1960; Häfner u. an der Heiden 1999). Große Hoffnungen wurden deshalb seit der Mitte der 50er Jahre in die deutlich verbesserten therapeutischen Möglichkeiten – zunächst durch den Einsatz von Neuroleptika, später durch die Anwendung komplexer therapeutischer Strategien – gesetzt.

Seit den 60er Jahren des 20. Jahrhunderts standen empirisch-operational geprägte größere Verlaufsstudien schizophrener und schizoaffektiver Psychosen im Vordergrund des wissenschaftlichen Interesses. Die Ergebnisse dieser Studien haben – bei aller Verschiedenheit im methodischen Ansatz – zeigen können, dass das ganze Spektrum von sehr ungünstigen Verläufen mit langjähriger Hospitalisierung auf der einen Seite bis hin zur vollständigen und stabilen Remission auf der anderen Seite reicht.

Bis heute ist es aber trotz aller wissenschaftlicher Erkenntnisse und therapeutischen Bemühungen noch nicht befriedigend gelungen, den langfristigen Verlauf schizophrener Psychosen so zu beeinflussen, dass für die überwiegende Mehrzahl der betroffenen Patientinnen und Patienten keine relevanten Einbußen an Lebensqualität durch diese Erkrankungen resultieren.

## Studien zum Langzeitverlauf schizophrener Psychosen

Tabelle 1.1 zeigt einen Überblick über internationale Studien zum Langzeitverlauf und Langzeitausgang schizophrener Psychosen seit 1960. Dabei zeigt sich, dass zwischen den einzelnen Studien große Unterschiede in der Zahl derjenigen Patienten zu finden sind, deren langfristiger Krankheitsverlauf und Krankheitsausgang als „eher ungünstig" bzw. als „eher günstig" eingeschätzt wurde. In der Studie von Marinow (1986) wurde ein Anteil von 50% mit einem eher günstigen Ausgang nach durchschnittlich 20 Jahren beschrieben, in den Studien von Achté (1967) und Stephens (1978) betrug der Anteil lediglich 6%. In der Studie von Faergeman (1963) fanden sich sogar überhaupt keine Patienten mit einem eher günstigen Ausgang. Bezüglich dieser Studie muss allerdings einschränkend darauf hingewiesen werden, dass bei den hier untersuchten 23 Patienten die Diagnose retrospektiv gestellt und der Verlaufstyp mit in die Diagnose einbezogen wurde.

Die Vergleichbarkeit der Ergebnisse dieser Studien ist durch relevante methodische Unterschiede limitiert. Die wesentlichen methodischen Einschränkungen bestehen in folgenden Bereichen:
- Unterschiedliche *diagnostische Kriterien*: Hierbei unterscheiden sich die Studien insbesondere in der Berücksichtigung der schizoaffektiven Psy-

**Tabelle 1.1.** Der Anteil von Patienten mit einem eher günstigen Ausgang in verschiedenen Langzeitstudien

| Autor | Beobachtungs-zeitraum [Jahre] | Patienten mit eher günstigem Ausgang [%] |
|---|---|---|
| Faergeman (1963) | 16–19 | 0 |
| Achté (1967) | 15 | 6 |
| Noreik et al. (1967) | 22 | 16 |
| Beck (1968) | 25–35 | 7 |
| Stephens (1978) | 12 | 6 |
| Bleuler (1972) | 23 | 30 |
| Hinterhuber (1973) | 30–40 | 29 |
| Tsuang u. Winokur (1975) | 30–40 | 19 |
| Ciompi u. Müller (1976) | 37 | 27 |
| Huber et al. (1979) | 22 | 22 |
| Ichimiya et al. (1986) | 20 | 17 |
| Marinow (1986) | 20 | 50 |
| Helgason (1990) | 21 | 30 |
| Marneros et al. (1991) | 23 | 7 |

chosen. Studien mit engen diagnostischen Kriterien berücksichtigen diese Psychosen nicht, während sie bei Studien mit weiteren diagnostischen Kriterien in der Population mit eingeschlossen sind (Marneros et al. 1991; Hegarty 1994).
- Unterschiedliche *Verlaufsparameter*: Hier unterscheiden sich die Studien v. a. in der Berücksichtigung sozialer Verlaufsaspekte.
- Unterschiedliche *Beobachtungsdauer*: Die dargestellten Studien berücksichtigen Beobachtungszeiten zwischen 12 und 40 Jahren.
- Unterschiedliche *Behandlungssituation*: Die Entwicklung psychopharmakologischer, psychotherapeutischer und soziotherapeutischer Behandlungsverfahren in den letzten 10 Jahren ist in den vorgestellten Studien in sehr unterschiedlicher Weise berücksichtigt.

Im deutschsprachigen Bereich sind einige größere Langzeitstudien besonders bedeutsam geworden (Bleuler 1972; Ciompi u. Müller 1976; Huber et al. 1979; Möller u. von Zerssen 1986; Marneros et al. 1991).

Bleuler hat in seiner 1972 publizierten Studie „Die schizophrenen Geistesstörungen im Lichte langjähriger Kranken- und Familiengeschichten" erstmals umfassend diese Frage untersucht und abgrenzbare Verlaufstypen beschrieben. Ciompi u. Müller betrachteten in ihrer 1976 vorgelegten Studie besonders das höhere Lebensalter von an schizophrenen Psychosen erkrankten Patienten. Huber et al. berichteten 1979 in der „Bonn-Studie" über den Langzeitverlauf von 502 Patienten und beschrieben neben umfangreichen psychopathologischen Parametern auch eine Vielzahl von sozialen Veränderungen. In dieser Studie wurden schizoaffektive Psychosen in die Gruppe der schizophrenen Psychosen subsumiert. In ihrer Studie von 1986 berücksichtigten Möller u. von Zerssen einen Krankheitsverlauf von 5 Jahren. Sie verwendeten eine Vielzahl standardisierter Untersuchungsinstrumente und legten besonderes Gewicht auf die Beschreibung psychopathologischer und sozialer Prädiktoren.

Die Arbeitsgruppe von Marneros et al. verglich in der „Köln-Studie" insgesamt 355 Patienten mit schizophrenen, schizoaffektiven und affektiven Psychosen. Es wurde dabei ein Krankheitsverlauf von durchschnittlich 23 Jahren erfasst. Als „schizoaffektiv" wurden in dieser Studie diejenigen Patienten klassifiziert, bei denen irgendwann im Krankheitsverlauf mindestens einmal ein melancholisches und/oder ein manisches Syndrom vorlag. Die im Folgenden dargestellten Ergebnisse aus dieser Studie beziehen sich also auf eine Population von Patienten, deren Erkrankung die Kriterien eines engen diagnostischen Begriffs erfüllt (n = 148).

## Berücksichtigung unterschiedlicher Verlaufsparameter

Zur Beschreibung des Langzeitverlaufes schizophrener Psychosen genügt es nicht, lediglich die Zahl der einzelnen Erkrankungsepisoden bzw. alleine die psychopathologische Symptomatik zu erfassen. Der Krankheitsverlauf kann ergänzend beschrieben werden durch die Veränderungen im familiären und im beruflichen Umfeld, durch die jeweilige Behandlungssituation sowie durch die entstehenden Kosten (Abb. 1.1).

Mögliche Parameter zur Beschreibung des Langzeitverlaufes und des Langzeitausgangs können sein:
- Zahl und Häufigkeit der akuten Krankheitsepisoden („Rezidivquote"),
- Dauer der Krankheitsepisoden,
- Dauer der Krankheitszyklen (Zeitraum zwischen dem Beginn einer Episode und dem Beginn der nächsten Episode),

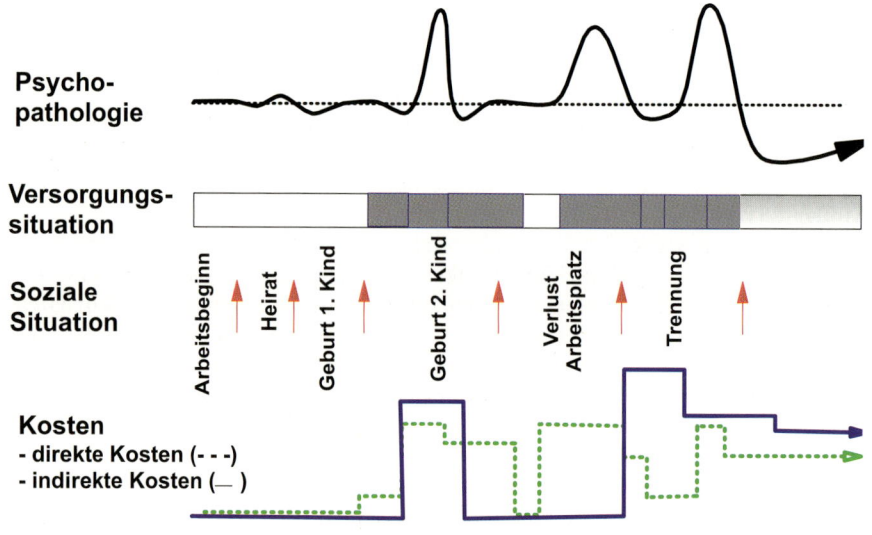

**Abb. 1.1.** Ebenen der Beschreibung des Langzeitverlaufs schizophrener Psychosen

- psychopathologische Symptomatik in den einzelnen Krankheitsepisoden (schizophrener Subtyp),
- Vorhandensein prodromaler und „residualer" Symptomatik,
- Häufigkeit von stationären und teilstationären Hospitalisierungen,
- Veränderungen des sozialen Status (Familienstand, berufliche Situation),
- soziale Anpassung bzw. soziale Behinderung,
- Therapieresponse,
- gesundheitsökonomische Aspekte (direkte und indirekte Kosten).

Die einzelnen Verlaufs- und Ausgangsparameter sind nicht als isoliert voneinander zu betrachten, sondern beeinflussen sich gegenseitig.

## Erkrankungsbeginn

Die Symptomatik einer schizophrenen Psychose beginnt in aller Regel deutlich vor der ersten Hospitalisierung in einer stationären Behandlungseinrichtung. Bei den ersten Symptomen der Erkrankung handelt es sich meistens um weitgehend unspezifische Beschwerden, die im Durchschnitt etwa vier Jahre vor der ersten stationären Aufnahme auftreten. Die ersten auf die Diagnose einer Schizophrenie hinweisenden Symptome sind etwa zwei Jahre später und damit etwa auch zwei Jahre vor der ersten stationären Aufnahme nachweisbar (Häfner 1995). In praktisch allen Studien zu diesem Thema zeigt sich dabei ein deutlicher Unterschied zwischen Männern und Frauen: Männer erkranken im Durchschnitt etwa mit einem Alter von 24,5 Jahren, während das entsprechende Alter der Symptomatik bei Frauen etwa 3–4 Jahre später liegt.

Etwa 70% der Patienten mit einer schizophrenen Erkrankung zeigen zu Beginn negative Symptome, bei 20% kommt es etwa gleichzeitig zu negativen und positiven Symptomen und nur bei 10% der Patienten stehen positive Symptome von Beginn an im Vordergrund (Maurer u. Häfner 1995). Bei den 10 am häufigsten gefundenen initialen Symptomen handelt es sich um unterschiedliche negative und insbesondere auch affektive Symptome. Am häufigsten findet sich Unruhe und eine depressive Symptomatik (jeweils 19%), gefolgt von Ängstlichkeit (18%), Problemen mit dem Denken und der Konzentrationsfähigkeit (16%), Grübeln (15%), vermindertem Selbstvertrauen (13%) und Antriebsminderung (12%; Häfner u. an der Heiden 1999). In einzelnen Fällen können die zunächst bestehenden unspezifischen Symptome auch wieder völlig abklingen, ohne dass es zu einer manifesten Symptomatik kommt. Eine solche tritt evtl. erst Jahre später zutage und erlaubt dann die diagnostische Zuordnung (Vorposten-Syndrom; Huber et al. 1979).

Das psychopathologische Syndrom in der ersten abgrenzbaren Krankheitsepisode kann sehr unterschiedlich sein. Am häufigsten kommt es zu einer paranoid-halluzinatorischen Symptomatik (43%), gefolgt von der undifferenzierten (30%) und der negativen Form (13%). Katatone und hebephrene Symptomatik sind eher selten (6% bzw. 8%; Deister u. Marneros 1993). Die meisten Studien konnten zeigen, dass sich bei einem relativ hohen Prozentsatz im Vorfeld der ersten Episode relevante kritische Lebensereignisse (Life-Event-Situationen) finden, deren ätiologische Bedeutung jedoch umstritten ist. Die soziale Situation bei der Erstmanifestation ist bei den meisten Patienten durch bereits bestehende ausgeprägte Defizite im sozialen Bereich gekennzeichnet. Diese Störungen im sozialen Netzwerk sind nicht alleine Folge des niedrigen Erkrankungsalters, sondern sind auch bei Patienten mit einem Krankheitsbeginn in höherem Lebensalter zu beobachten.

## Zahl der Episoden und deren Häufigkeit

Bei der großen Mehrzahl der Patienten mit einer schizophrenen Psychose kommt es bei langjährigem Krankheitsverlauf zu mehr als einer Episode. Schizophrene Psychosen sind ihrer Natur nach rezidivierende Erkrankungen. Die Zahl derjenigen Patienten, die während des gesamten Krankheitsverlaufes nur eine einzige abgrenzbare Krankheitsepisode aufweisen, ist nach den Ergebnissen der meisten Langzeitstudien gering. In der Köln-Studie von Marneros et al. (1991) fanden sich im Verlauf von durchschnittlich 23 Jahren lediglich 8,8% der Patienten mit einer Episode. 31,8% der Patienten wiesen zwei oder drei Episoden auf; 35,8% der Patienten hatten vier und mehr Episoden. 23,6% der Patienten wurden im Verlaufe der Erkrankung dauerhospitalisiert, sodass bei diesen Patienten eine Angabe von Episoden, Zahl und Häufigkeit nicht möglich ist. Die durchschnittliche Episodenzahl betrug 3,5 Episoden (Median 3,0; Standardabweichung 3,7; Maximum 20 Episoden). In der gleichen Studie betrug die Episodenfrequenz durchschnittlich 0,20 (Standardabweichung 0,25; Maximum 1,4), d. h. durchschnittlich eine Episode alle 5 Jahre. Die durchschnittliche Aufenthaltsdauer in einer psychiatrischen Klinik beträgt etwa 60 Tage, die durchschnittliche Dauer der Arbeitsunfähigkeit wird mit 76 Tagen angegeben (Deister u. Möller 1998). Es muss darauf hingewiesen werden, dass sowohl Rezidivhäufigkeit als auch Dauer der Episoden in hohem Maße von der durchgeführten Therapie bzw. Rezidivprophylaxe abhängig sind.

## Symptomatik während der Krankheitsepisoden

Im langfristigen Krankheitsverlauf kann in jeder Episode eines der schizophrenen Syndrome im Vordergrund stehen, ohne dass es eine allgemein gültige Regel für deren Stabilität oder Abfolge geben würde. Insgesamt zeigt sich jedoch eine deutliche Tendenz zur Zunahme des relativen Anteils von Episoden, bei denen eine negative schizophrene Symptomatik im Vordergrund steht (Abb. 1.2). Gleichzeitig nimmt mit fortschreitender Krankheitsdauer der Anteil der paranoid-halluzinatorischen Episoden deutlich ab. Der Anteil der übrigen Episodentypen bleibt relativ stabil (Deister 1994). Bezogen auf die einzelnen Patienten kann gezeigt werden, dass im Langzeitverlauf schizophrener Psychosen Stabilität der Symptomatik nicht die Regel, sondern

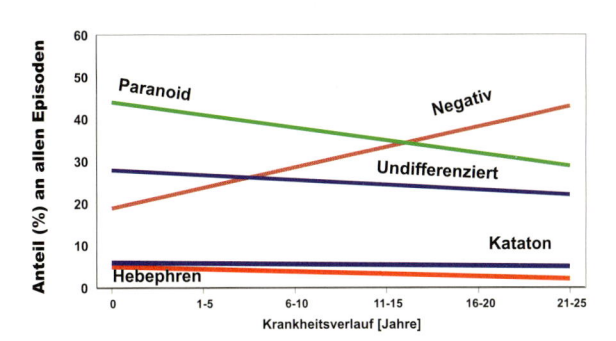

**Abb. 1.2.** Anteil verschiedener Subtypen im Krankheitsverlauf (schematische Darstellung; Deister 1994)

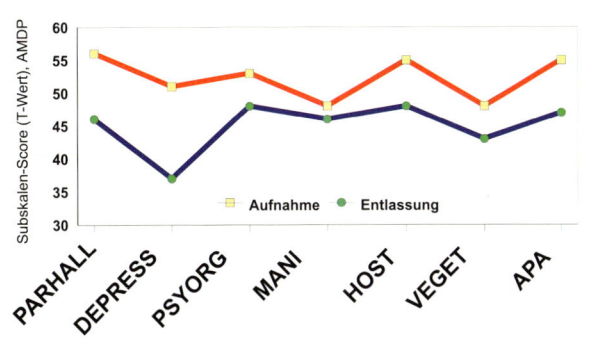

**Abb. 1.3.** AMDP-Syndrome bei Aufnahme und Entlassung (Daten der Psychiatrischen Universitätsklinik Bonn). *Parhall* paranoid-halluzinatorisches Syndrom, *Depress* depressives Syndrom, *Psyorg* organisches Syndrom, *Mani* manisches Syndrom, *Host* Hostilitäts-Syndrom, *Veget* vegetatives Syndrom, *Apa* apathisches Syndrom

die Ausnahme darstellt. Insofern liegt die Bedeutung der Unterteilung in unterschiedliche „Syndrome", wie sie ja auch in den modernen operationalen Diagnosesystemen ICD-10 und DSM-IV vorgesehen ist, vor allem in der querschnittsmäßigen Beschreibung psychopathologischer Besonderheiten. Aus dem Auftreten bestimmter psychopathologischer Konstellationen im Verlauf lässt sich nicht auf klinisch abgrenzbare Unterformen schizophrener Psychosen schließen.

Die Entwicklung der Symptomatik innerhalb einer Episode ergibt sich aus den in Abb. 1.3 dargestellten Profilen der nach dem AMDP-System berechneten Faktoren bei Aufnahme in die Klinik und bei Klinikentlassung. Bei der Aufnahme der Patienten zeigt sich im statistischen Mittel eine Beeinträchtigung in allen untersuchten psychopathologischen Dimensionen. Im Mittel aller untersuchten Patienten zeigt sich eine Besserung während der stationären Behandlung in allen Faktoren. Die Besserung fällt für die paranoid-halluzinatorische und für die depressive Symptomatik am deutlichsten, für die manische und die psychoorganische Komponente am geringsten aus. Die globale Einschätzung des Zustandes am Ende der Episode wird in etwa 84% als gebessert gegenüber dem Zeitpunkt der Aufnahme eingeschätzt, davon in 10% als wesentlich gebessert, in 46% als gut und 28% als wenig gebessert. In 17%

der Fälle war der psychopathologische Zustand trotz der Ausschöpfung der therapeutischen Möglichkeiten bei der Entlassung entweder unverändert (14%) oder sogar verschlechtert (3%; Möller u. von Zerssen 1986).

## Langfristiger Krankheitsverlauf

Der langfristige Krankheitsverlauf ist ebenso wie der langfristige Ausgang einer schizophrenen Psychose kein statisches Geschehen, sondern ändert sich dynamisch in Abhängigkeit von der Krankheitsdauer, therapeutischen und prophylaktischen Faktoren sowie Umgebungsvariablen. Da psychotische Erkrankungen die gesamte Persönlichkeit und das ganze Lebensumfeld eines Patienten beeinträchtigen, sind die Krankheitsfolgen nicht nur im psychopathologischen Bereich, sondern auch im sozialen Umfeld festzustellen. Von einer „Vollremission" der Erkrankung kann deshalb nur gesprochen werden, wenn nicht nur keine psychopathologischen Auffälligkeiten mehr bestehen, sondern wenn außerdem keinerlei soziale Beeinträchtigung oder Behinderung festzustellen ist.

In denjenigen Studien, die eine enge Krankheitsdefinition verwenden und schizoaffektive Psychosen nicht mit berücksichtigt haben, hat sich gezeigt, dass Vollremissionen in diesem Sinne selten sind. In der Studie von Marneros et al. (1991) fand sich bei 148 Patienten nach einem durchschnittlichen Krankheitsverlauf von 25 Jahren nur in 7% eine psychopathologische Symptomfreiheit (Abb. 1.4). Die übrigen wiesen eine anhaltende psychopathologische Symptomatik auf, die Mehrzahl in Form einer rein negativen Symptomatik (48,6%). Bei 34,4% der Patienten bestanden sowohl positive als auch negative Symptome. Das alleinige Vorkommen positiver Symptome fand sich lediglich in 7%, in 3% kam es zu weitgehend unspezifischen Persönlichkeitsveränderungen.

Studien, die einen weiteren Begriff von schizophrenen Psychosen verwenden, zeigen einen deutlich höheren Anteil von Patienten mit einer psychopathologischen Vollremission. In der Studie von Huber und Mitarbeitern (1979) hatten 22% der untersuchten Patienten eine „Vollremission", 43% ein „uncharakteristisches Residuum" und 35% ein „charakteristisches Residuum". Anhand der beiden hier dargestellten Untersuchungen konnte gezeigt

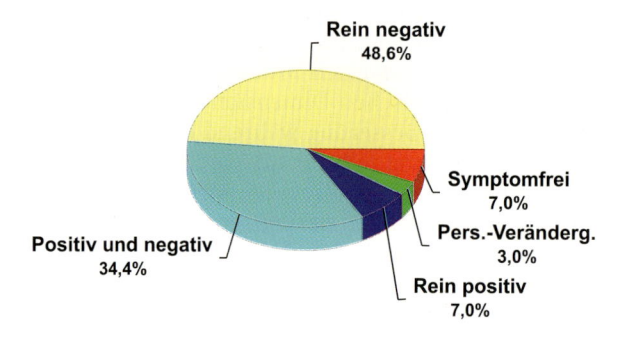

**Abb. 1.4.** Psychopathologische Situation nach einem durchschnittlichen Krankheitsverlauf von 23 Jahren (Marneros et al. 1991)

werden, dass die unterschiedliche Häufigkeit von Vollremissionen eine direkte Folge der unterschiedlichen Diagnostik darstellt. Bei Berücksichtigung der gleichen Kriterien für beide Studien ergeben sich keine relevanten Unterschiede mehr in Bezug auf den Langzeitausgang (Marneros et al. 1986).

Die genauere symptomatologische Differenzierung des psychopathologischen Ausgangs ergab in der Studie von Marneros et al. (1991) sechs verschiedene Syndrome: 20,9% der Patienten hatten nach einem Verlauf von durchschnittlich 23 Jahren ein „Entleerungssyndrom", das durch eine starke Verminderung des Antriebs, der Energie, der Initiative, des Interesses und der Psychomotorik gekennzeichnet ist. Die häufigste Form des psychopathologischen Ausgangs war das „paranoid-halluzinatorische Syndrom" (34,4%), das aus einer Mischung aus anhaltender produktiver psychotischer Symptomatik (meist Wahnphänomene) mit deutlichen negativen Symptomen besteht. In 20,3% fand sich ein „adynam-defizitäres Syndrom" mit einer mäßigen Reduktion des psychischen energetischen Potenzials in Form einer Verminderung des Interesses für alltägliche Ereignisse, verminderter affektiver Schwingungsfähigkeit und eingeschränkter Variation von Verhalten und Ausdruck. Das Bild der „chronifizierten Psychose" (6,8%) ist geprägt durch anhaltende produktive psychotische Symptome, meist in Form einer paranoiden Symptomatik, ohne wesentliche affektive Veränderungen, Störungen des Ausdrucks oder der Kontaktfähigkeit. Als „Strukturverformung" wird eine anhaltende Verformung des Charakters in Form des Sonderlingshaften, Originellen oder auch des Eigenbrötlerischen bezeichnet. Diese Form des psychopathologischen Ausgangs fand sich bei 3,4% der Patienten. Die leichteste psychopathologische Beeinträchtigung fand sich bei 7,4% in Form des „leichten asthenischen Insuffizienzsyndroms". Dabei findet sich eine nur geringe Reduktion des psychischen energetischen Potenzials mit leichten, allenfalls subjektiv wahrgenommenen Konzentrationsstörungen und affektiven Auffälligkeiten.

In der gleichen Studie (Marneros et al. 1991) zeigte sich, dass der häufigste Verlaufstyp in einem Verlauf ohne längere prodromale Phase (kürzer als 6 Monate) und dem frühen Auftreten residualer Symptomatik (nach der ersten stationären Behandlung; 42,6%) bestand. Bei 28,4% fanden sich länger dauernde prodromale Symptome und ebenfalls ein früh beginnendes Residuum. In 14,2% kam es zu einem Verlauf ohne Prodrom und einem erst im späteren Krankheitsverlauf auftretenden Residuum. Die übrigen Verlaufsformen waren deutlich seltener (mit Prodrom und spätem Residuum 8,1%; ohne Prodrom und ohne Residuum 6,8%).

In der Studie von Möller u. von Zerssen (1986) wurde die Selbstversorgungsfähigkeit nach einem Krankheitsverlauf von 5 Jahren untersucht. Dabei war die Selbstversorgungsfähigkeit in 43% unbeeinträchtigt, in 15% leicht, in 20% deutlich und in 23% stark oder sehr stark beeinträchtigt. Die gleiche Studie zeigte eine deutliche Einschränkung der Kontaktfähigkeit in 48% der Fälle. Diese Patienten verbrachten die meiste Zeit alleine, hatten große Schwierigkeiten, Kontakte zu knüpfen und wurden oft von anderen Menschen gemieden. In der Studie von Marneros et al. (1991) kam es in 22,5% innerhalb von 23 Jahren zur Trennung bzw. Scheidung derjenigen Patienten, die vor der Krankheit verheiratet waren bzw. in einer festen Partnerschaft lebten. Die Hälfte derjenigen Patienten, die bei der Erstmanifestation berufstätig wa-

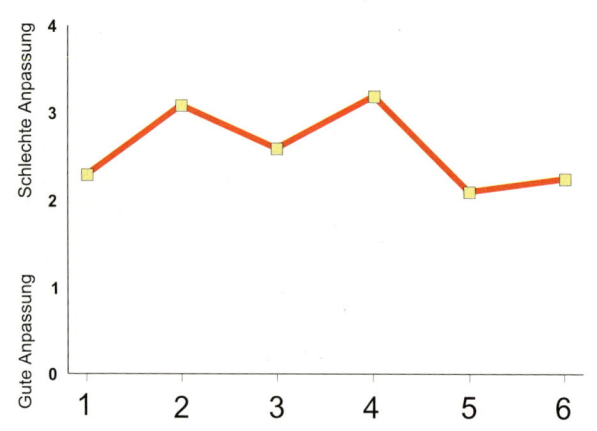

**Abb. 1.5.** Behinderungsprofil nach den Dimensionen des Disability Assessment Schedule (WHO/DAS) nach einem durchschnittlichen Krankheitsverlauf von 23 Jahren (Marneros et al. 1991). *1* Sorge um Selbstdarstellung, *2* Freizeitaktivität, *3* Tempo bei der Bewältigung täglicher Aufgaben, *4* Kommunikation/sozialer Rückzug, *5* Rücksichtnahme und Reibungen, *6* Notfall- und Krisenverhalten

ren, wurden im längerfristigen Verlauf aus Gründen der Erkrankung vorzeitig berentet, 70% erlebten einen relevanten sozialen Abstieg (negative soziale Mobilität).

Abbildung 1.5 zeigt das Behinderungsprofil nach durchschnittlich 23-jährigem Krankheitsverlauf. Durchgängig über alle Dimensionen zeigten sich deutliche Behinderungen im alltäglichen Leben. Die im Durchschnitt größten Einschränkungen bestanden bezogen auf die Bereiche „Kommunikation/sozialer Rückzug" und „Freizeitverhalten", die geringsten im Bereich „Rücksichtnahme auf andere und Reibungen".

## Prognostische Faktoren

Von besonderem Interesse für die Planung therapeutischer bzw. prophylaktischer Strategien wäre es, den individuellen weiteren Krankheitsverlauf möglichst frühzeitig und möglichst korrekt vorherzusagen. Eine Vielzahl von Parametern aus den unterschiedlichsten Bereichen ist diskutiert und untersucht worden. Dabei hat sich gezeigt, dass einzelne Parameter kaum geeignet sind, eine ausreichend zuverlässige Vorhersage von Verlauf und Ausgang sicherzustellen. Auch mit der Kombination verschiedener Parameter kann meist nur eine eher globale Schätzung der Prognose abgegeben werden.

Grundsätzlich sind eine Vielzahl von methodischen Problemen bei der Beurteilung prognostischer Faktoren zu berücksichtigen. Die wesentlichen davon sind:
- Der Ausgang einer Erkrankung ist nicht global als „gut" oder „schlecht" zu bezeichnen, es besteht vielmehr ein Kontinuum zwischen diesen beiden Polen.

- Der Ausgang ist multidimensional: Prädiktoren, die eine Dimension des Ausgangs mit einer gewissen Reliabilität vorhersagen können, können dies nicht unbedingt in gleicher Weise auch für andere Dimensionen leisten.
- Bei der prognostischen Einschätzung muss in jedem Fall auch das Ausgangsniveau auf der jeweiligen Dimension (z. B. bei der „sozialen Anpassung") mit berücksichtigt werden, da dieses die Prognose relevant beeinflussen kann.
- Auf den langfristigen Verlauf und Ausgang schizophrener Psychosen nehmen nicht nur krankheitsbezogene Faktoren Einfluss, sondern es kommt auch den Umgebungsfaktoren (kulturelle und gesellschaftliche Einflüsse, therapeutische Variablen etc.) eine wesentliche Rolle zu.
- Bestimmte psychopathologische Konstellationen (wie z. B. das Auftreten einer melancholischen und/oder manischen Symptomatik oder das Auftreten hirnorganischer Erkrankungen) führen je nach verwendetem diagnostischem System zu einem Wechsel der Diagnose. Diese Verläufe werden deshalb bei prognostischen Aussagen bzgl. einer bestimmten Diagnose nicht mit berücksichtigt.

Es herrscht in der Literatur weitgehend Einigkeit darüber, dass in der Vorhersage des Verlaufs schizophrener Psychosen insbesondere den sozialen Faktoren – wie z. B. der prämorbiden sozialen Anpassung – eine große Rolle zukomme. Der Einfluss weiterer Faktoren ist in Tabelle 1.2 dargestellt. Dabei ist zu beachten, dass in der Regel mehrere prognostisch günstige bzw. prognostisch ungünstige Faktoren zusammenkommen müssen, um eine einigermaßen reliable Vorhersage wagen zu können.

Besonders intensiv untersucht wurde der Einfluss des Geschlechtes auf den Langzeitverlauf schizophrener Erkrankungen. In zahlreichen Studien wurde gezeigt, dass Frauen insgesamt eine bessere Prognose bezüglich des langfristigen Ausgangs aufweisen. Differenzierte Analysen konnten zeigen, dass weibliche Patienten bereits bei Beginn der Erkrankung über ein höheres und insgesamt stabileres soziales Funktionsniveau verfügen als dies bei männlichen Patienten der Fall ist. Einer der wesentlichen Faktoren, die mit dieser Tatsache im Zusammenhang stehen, ist das durchschnittlich höhere Lebensalter bei Beginn der ersten schizophrenen Symptome. Diese günstige prämorbide Situation befähigt die weiblichen Patienten offensichtlich, mit auftretenden Symptomen und negativen sozialen Konsequenzen im Rahmen der Erkrankung besser zurecht zu kommen (an der Heiden et al. 1995; Häfner u. an der Heiden 1999).

**Tabelle 1.2.** Übersicht über die wichtigsten prädiktorischen Parameter

| | Eher günstige Prognose | Eher ungünstige Prognose |
|---|---|---|
| *Allgemeine Faktoren* | | |
| Geschlecht | Weiblich | Männlich |
| Herkunftsschicht | Hoch | Niedrig |
| Prämorbide Persönlichkeit | Sicher | Unsicher |
| Hereditäre Belastung | Nein | Ja |
| Alter bei der Erstmanifestation | Älter | Jünger |
| *Psychopathologische Faktoren* | | |
| Beginn mit negativer Symptomatik | Nein | Ja |
| Hebephrene Symptomatik bei Beginn | Nein | Ja |
| Wahn bei Entlassung | Nein | Ja |
| Paranoider Subtyp | Ja | Nein |
| Akustische Halluzinationen | Nicht vorhanden | Vorhanden |
| Affektive Symptomatik | Vorhanden | Nicht vorhanden |
| Zwangssymptomatik | Nicht vorhanden | Vorhanden |
| *Soziale Faktoren* | | |
| Prämorbide soziale Anpassung | Gut | Schlecht |
| Familienstand | Verheiratet | Ledig |
| Feste partnerschaftliche Bindung | Vorhanden | Nicht vorhanden |
| *Verlaufsaspekte* | | |
| Längeres prodromales Syndrom | Nicht vorhanden | Vorhanden |
| Art des Beginns | Akut | Schleichend |
| Situative Auslösung der Erstmanifestation | Vorhanden | Nicht vorhanden |
| Ungünstiger Zustand bei Entlassung aus der Index-Episode | Nicht vorhanden | Vorhanden |

## Ökonomische Aspekte des Langzeitverlaufs schizophrener Psychosen

Ökonomische Aspekte haben in den letzten Jahren eine zunehmende Bedeutung bei der Beurteilung des Langzeitverlaufes schizophrener Psychosen erlangt. Die Betrachtung der individuellen Krankheitsverläufe ohne eine Berücksichtigung der dabei entstehenden Kosten wäre aus heutiger Sicht unvollständig. Es muss grundsätzlich festgestellt werden, dass es in Deutschland weitgehend an empirischen Daten über die gesamtgesellschaftlichen sowie über die Versorgungskosten schizophrener Erkrankungen fehlt. Es existieren allerdings einige Studien, die sowohl die direkten als auch die indirekten Kosten schizophrener Erkrankungen anhand definierter Versorgungsbereiche schätzen und auf die Situation in Deutschland hochrechnen (Rössler et al. 1998; Kissling et al. 1999). Die gesellschaftlichen Gesamtkosten werden demnach mit einer Größenordnung zwischen 8,5 und 18 Milliarden DM pro Jahr beziffert. Diese Kosten sind denjenigen somatischer „Volkskrankheiten" (z.B. Herz-Kreislauf-Erkrankungen) vergleichbar oder liegen sogar noch darüber

(Kissling et al. 1999). Insbesondere bei den ambulant behandelten Patienten überwiegen dabei die indirekten Kosten (insbesondere Kosten für morbiditäts- und mortalitätsbedingte Produktivitätsverluste und finanzielle Belastungen der Familien) deutlich die direkten Kosten (Krankenhauskosten, Kosten der Medikation und Kosten der allgemeinen Gesundheitsversorgung).

Es zeigt sich, dass die individuellen Kosten durch die Erkrankung sehr stark durch den jeweiligen Krankheitsverlauf und die dadurch bedingten Behandlungsmaßnahmen beeinflusst werden. Die jährlichen Gesamtkosten pro Patient schwanken zwischen etwa DM 33 000,- bei der Behandlung in einer Institutsambulanz und etwa DM 135 000,- bei intensiven rehabilitativen Maßnahmen (Kissling et al. 1999).

## Schlussfolgerungen

Der langfristige Verlauf schizophrener Psychosen ist in den letzten Jahrzehnten ausführlich untersucht worden. Die in der Literatur mitgeteilten unterschiedlichen Ergebnisse über verschiedene Verlaufsparameter sind aufgrund von gravierenden methodischen Unterschieden nur schwer miteinander vergleichbar. Folgende Schlussfolgerungen lassen sich aber insbesondere aus den großen deutschsprachigen Verlaufsstudien ziehen:
- Schizophrene Psychosen sind auch heute noch regelhaft rezidivierende psychische Erkrankungen.
- Als meist in der Jugend beginnende und meist chronisch verlaufende Erkrankungen benötigen schizophrene Psychosen den möglichst frühzeitig einsetzenden und individuell koordinierten Einsatz aller verfügbaren therapeutischen Strategien.
- Trotz aller durch moderne therapeutische Strategien erreichten Verbesserungen sind die krankheitsbedingten individuellen und gesellschaftlichen Folgen bisher keineswegs bewältigt.
- Eine Vielzahl unterschiedlicher Einflussfaktoren prägt den individuellen Verlauf. Dabei gibt es keinen einzelnen Faktor, der für den individuellen langfristigen Verlauf ausschlaggebend sein könnte.
- Für die Beurteilung des Verlaufes kommt der negativen schizophrenen Symptomatik eine besondere Bedeutung zu. Das gilt vor allem im Zeitraum vor der ersten Hospitalisierung und in späteren Verlaufsstadien.
- Das Auftreten negativer sozialer Konsequenzen der Erkrankung muss bereits sehr frühzeitig in den therapeutischen Blickwinkel rücken. Die Häufigkeit negativer sozialer Konsequenzen sollte dabei nicht Anlass zu therapeutischer Resignation und insbesondere auch nicht zu einer anhaltenden Stigmatisierung von Menschen mit schizophrenen Erkrankungen sein, sondern zu einer Zunahme der Anstrengungen zu deren Bewältigung führen.
- Gesundheitsökonomische Aspekte des Verlaufes und des Ausgangs sollten bei der Therapieplanung mit berücksichtigt werden. Neben den direkten Kosten müssen auch die indirekten Krankheitskosten sorgfältig beachtet und Gegenstand gesellschaftlicher Diskussion bleiben.

## Literatur

Achté K (1967) On prognosis and rehabilitation in schizophrenia and paranoid psychosis. A comparative follow-up study of two series of patients first admitted to hospital in 1950 and 1960 respectively. Act Psychiatr Scand 196 (Suppl.)

An der Heiden W, Krumm B, Müller S, Weber I, Biehl H, Schäfer M (1995) Mannheimer Langzeitstudie der Schizophrenie. Nervenarzt 66:820–827

Beck M (1968) Twenty-five and thirty-five year follow-up first admissions to mental hospital. Can Psychiat Ass J 13:219–229

Bland RC, Orn H (1978) 14-year outcome in early schizophrenia. Acta Psychiat Scand 58: 327–338

Bleuler E (1911) Dementia praecox oder Gruppe der Schizophrenien. In: Aschaffenburg G (Hrsg.) Handbuch der Psychiatrie. Deuticke, Leipzig

Bleuler M (1972) Die schizophrenen Geistesstörungen im Lichte langjähriger Kranken- und Familiengeschichten. Thieme, Stuttgart

Brown G (1960) Length of hospital stay an schizophrenia. A review of statistical studies. Acta Psych et Neurol Scand 35:414–430

Ciompi L, Müller C (1976) Lebensweg und Alter der Schizophrenen. Eine katamnestische Langzeitstudie bis ins Senium. Springer, Berlin

Deister A (1994) Subtypen schizophrener Psychosen. Ein Vergleich verschiedener diagnostischer Systeme unter besonderer Berücksichtigung des Langzeitverlaufs. Habilitationsschrift, Rheinische Friedrich-Wilhelms-Universität Bonn

Deister A, Marneros A (1993) Subtypes in schizophrenic disorders: frequencies in long-term-course and premorbid features. Soc Psychiatry Psychiatric Epidem 28:164–171

Deister A, Möller H-J (1998) Schizophrenie und verwandte Psychosen. Wissenschaftliche Verlagsgesellschaft, Stuttgart

Ewald G (1928) Mischpsychose, Degenerationspsychose, Aufbau. Monatsschr Psychiat Neurol 68:157–191

Faergeman PM (1963) Psychogenic psychoses. Butterworths, London

Gaupp R (1926) Krankheitseinheit und Mischpsychosen. I. Der Kampf um die Krankheitseinheit. Z Gesamt Neurol Psychiatrie 101:1–15

Hegarty JD, Baldessarini RJ, Tohen M, Waternaux C, Oepen G (1994) One hundred years of schizophrenia: a meta-analysis of the outcome literature. Am J Psychiatry 151:1409–1416

Helgason L (1990) Twenty years' follow-up of first psychiatric presentation for schizophrenia: what would have been prevented? Acta Psych Scand 81:231–235

Häfner H (1995) Was ist Schizophrenie? In: Häfner H (Hrsg) Was ist Schizophrenie? Fischer, Stuttgart Jena New York

Häfner H, an der Heiden W (1999) The course of schizophrenia in the light of modern follow-up studies: the ABC and WHO studies. Eur Arch Psychiatry Clin Neurosci 249 (Suppl.) 4:14–26

Hinterhuber H (1973) Zur Katamnese der Schizophrenien. Fortschr Neurol Psychiatr 41:527–558

Huber G, Gross G, Schüttler R (1979) Schizophrenie. Eine verlaufs- und sozialpsychiatrische Langzeitstudie. Springer, Berlin

Ischimiya Y, Shikawa I, Kobayashi S, Kato T, Sakurai N (1986) Outcome of Schizophrenia – extended observation (more than 20 years) of 129 typical schizophrenic casis (I). Seishin Shinkeigaku Zesshi 88:206–234

Kissling W, Höffler J, Seemann U et al. (1999) Die direkten und indirekten Kosten der Schizophrenie. Fortschr Neurol Psychiat 67:29–36

Kleist K (1928) Über zyykloide, paranoide und epileptoide Psychosen und über die Frage der Degenerationspsychosen. Schweiz Arch Neurol Psychiatr 23:3–37

Kraepelin E (1896) Lehrbuch der Psychiatrie. 5. Aufl. Barth, Leipzig

Kraepelin E (1920) Die Erscheinungsformen des Irreseins. Z Gesamt Neurol Psychiatrie 62:1–29

Leonhard K (1954) Die zykloiden, meist als Schizophrenien verkannten Psychosen. Psychol Neurol Med Psychol 9:359–373

Marinow A (1986) Prognostication in schizophrenia. Psychopathology 19:192–195

Marneros A, Deister A, Rohde A (1991) Affektive, schizoaffektive und schizophrene Psychosen. Eine vergleichende Langzeitstudie. Springer, Berlin

Marneros A, Rohde A, Deister A, Risse A (1986) Schizoaffective disorders: The prognostic value of the affective component. In: Marneros A, Tsuang MT (eds) Schizoaffective psychoses. Springer, Berlin Heidelberg New York

Maurer K, Häfner H (1995) Epidemiologie positiver und negativer Symptome in der Schizophrenie. In: Häfner H (Hrsg) Was ist Schizophrenie? Fischer, Stuttgart Jena New York

Möller H-J, von Zerssen D (1986) Der Verlauf schizophrener Psychosen unter den gegenwärtigen Behandlungsbedingungen. Springer, Berlin

Noreik K, Astrup C, Dalgard OS, Holmboe R (1967) A prolonged follow-up of acute schizophrenic and schizophreniform psychoses. Acta Psychiatr Scand 43:432–443

Rössler W, Salize J, Knapp M (1998) Die Kosten der Schizophrenie. Fortschr Neurol Psychiat 66:496–504

Schneider K (1980) Klinische Psychopathologie, 12. Aufl. Springer, Berlin Heidelberg New York

Stephens JH (1978) Long-term prognosis and follow-up in schizophrenia. Schizophr Bull 4:25–47

Strauss JS, Carpenter WT (1974) The prediction of outcome in schizophrenia. Arch Gen Psychiatry 31:37–42

Tsuang MT, Winokur G (1975) The Iowa 500; Field work in a 35-year follow-up of depression, mania, and schizophrenia. Can Psychiatry Assoc J 20:359–365

## Diskussion

HORNUNG: Herr Deister, wie hoch schätzen Sie die Prävalenz schizoaffektiver Psychosen in Deutschland?

DEISTER: Das hängt sehr von den Kriterien ab. Ich persönlich meine, dass etwa ein Drittel aller schizophrenen Psychosen sich im Gesamtverlauf als schizoaffektiv darstellt. Das war jedenfalls das Ergebnis unserer Studie. Zu ähnlichen Zahlen kamen auch andere Untersuchungen. Durch das Herausnehmen der Patienten mit schizoaffektiven Psychosen aus der Gesamtgruppe erhält man eine homogenere Gruppe und damit eine genauere Aussage.

HEESE: Ist bekannt, wie hoch der Anteil der Schizophrenen ist, die letztlich nie die Klinik sehen und deswegen in solchen Studien auch nicht erfasst werden?

DEISTER: Dieser Anteil ist möglicherweise relativ hoch. Näherer Aufschluss hierüber wäre beispielsweise vom einem Vergleich von Feldstudien und klinischen Populationen zu erwarten. Eine genaue Zahl kann ich Ihnen ad hoc allerdings nicht nennen.

SAUER: Die Konkordanzraten von Zwillingen liegen in einer Screening-Stichprobe viel höher als bei Feldstudien. Damit ändert sich natürlich auch die Reliabilität. Gibt es Verlaufsstudien in Feldpopulationen, aus denen hervorgeht, dass die Prognose dort besser ist?

DEISTER: Mir ist im Augenblick bei schizophrenen Psychosen keine Untersuchung bekannt, die als Feldstudie begonnen und dann als Verlaufsstudie fortgeführt worden ist. Im Bereich der affektiven Störungen deuten Untersuchungen von Angst in diese Richtung. Es gibt auch Studien, die retrospektiv begonnen und teilweise prospektiv weitergeführt worden sind. Dabei besteht aber im Endeffekt das gleiche Problem, dass nämlich zunächst eine Selektion in der Klinik stattgefunden hat.

SCHOBER: Haben so genannte atypische Neuroleptika, wie etwa Clozapin, den Outcome wesentlich günstiger beeinflussen können?

DEISTER: Diese Möglichkeit ist nicht auszuschließen. Bei gruppenstatistischer Betrachtung ist ein solcher Einfluss durchaus zu erkennen, wenn auch nicht immer ganz überzeugend. Im Einzelfall – das sehen wir auch bei diesen Studien – lässt sich aber zeigen, dass sich der individuelle Verlauf nach Umstellung, beispielsweise auf Clozapin, teils dramatisch gebessert hat. Diese Patienten wurden weitgehend rezidivfrei und zeigten eine sehr viel bessere soziale Integration.

RAPPARD: Nach welchen Kriterien erfolgte die Auswahl der Studienpopulation in der Köln-Bonner Studie?

DEISTER: Bei dieser Studie handelte es sich zunächst um keine klinische Population. Wir haben versucht, aufgrund des Verlaufs die diagnostischen Kriterien rückwirkend auf diese Population anzuwenden, woraus sich die Aufteilung in schizophrene und schizoaffektive Psychosen ergab. Dem entsprach die Diagnostik in der Bonner Universitätsklinik. Dort wurden schizoaffektive Psychosen ebenfalls abgegrenzt. Typisch manische Patienten sind daher in dieser Population nicht vorhanden, sondern nur solche, die zwar einzelne Symptome des manischen Syndroms zeigten, nicht aber das komplette manische Syndrom.

HUBER: In den meisten Punkten stimme ich Ihnen zu. Nicht zuletzt aufgrund der Ergebnisse sowohl der Züricher als auch der Bonner Studie muss man offenbar davon ausgehen, dass die Langzeitprognose der Schizophrenien günstiger ist als man bisher angenommen hat. Zu dem Ergebnis kam auch die Kölner Studie.
Interessanterweise kamen Bleuler und wir unabhängig voneinander übereinstimmend zu einer Quote psychopathologischer Vollremissionen in Höhe von 22%, obwohl Bleulers Arbeiten der Züricher Schizophreniebegriff und unseren die Definition nach Kurt Schneider zugrunde lag. Die Rate der sozialen Remissionen lag bei 56%. Das lässt die Prognose doch in einem etwas hoffnungsvolleren Licht erscheinen.
Wir müssen heute davon ausgehen, dass die Schizophrenie viel früher beginnt als es bisher angenommen wurde. Nach der Häfner-Maurer-Studie zeigen sich bei 70% aller Schizophrenien erste Prodrome bereits fünf oder sechs Jahre vor der ersten psychotischen Episode. Unsere Aufgabe sollte es sein, schon in diesen frühen initialen Stadien therapeutisch zu intervenieren. Dazu müssten die Patienten aber viel früher zu uns kommen.

DEISTER: Vielleicht sollten wir auch Begriffe wie „günstig" oder „ungünstig" aufgeben und stattdessen versuchen, realistisch und detailliert zu beschreiben, in welchen Bereichen dieser Erkrankung Risiken bestehen, die wir therapeutisch angehen müssen, welche Möglichkeiten dazu zur Verfügung stehen und wie wir diese Möglichkeiten weiter ausbauen können.

KAPITEL 2

# Das derzeit gültige Modell der Schizophrenie und vorläufige Befunde zur Chronifizierung der Psychosen

H. SAUER, C. GASER, F. HÄGER, H. P. VOLZ

Als Kraepelin am Ende des letzten Jahrhunderts in Heidelberg die Dementia paranoides, die Hebephrenie und die Katatonie zur Dementia praecox zusammenfasste und damit die klinische Entität der Schizophrenie zum ersten Mal beschrieb, herrschte die Auffassung vor, dass Konstitution und Erblichkeit die wesentlichen ätiopathogenetischen Mechanismen darstellen. In späteren Jahrzehnten standen intrapsychische Konflikte, belastende Lebensereignisse und schwierige Familienverhältnisse im Zentrum der ätiologischen Diskussionen. Mittlerweile ist gesichert, dass weder die Erblichkeit noch die Umweltfaktoren, unter denen nicht nur psychologische, sondern auch organische, aber nichtgenetische Faktoren zu verstehen sind, allein die Schizophrenie erklären können, sondern eine Interaktion für die Manifestation und den Verlauf erforderlich ist, über deren Charakteristika aber bisher keine Klarheit vorliegt. Kontrovers wurde in früheren Jahrzehnten auch die Frage erörtert, ob sich bei Patienten mit Schizophrenie zerebrale Veränderungen nachweisen lassen. Erste Hinweise ergaben sich Ende der 70er Jahre, als mittels der damals eingeführten Computertomographie gezeigt wurde, dass die Seitenventrikel bei schizophrenen Patienten erweitert sind. Über entsprechende Alterationen war zwar schon in früheren pneumenzephalographischen Studien berichtet worden, doch erwiesen sich erst die computertomographischen Untersuchungen als richtungweisend: Das Interesse an der Neuropathologie stieg wieder an, eine Vielzahl von Post-mortem-Studien wurde durchgeführt. Deren Ergebnisse lassen sich folgendermaßen zusammenfassen (Falkai u. Bogerts 1995):
- Ventrikelerweiterung und umschriebene Erweiterung der kortikalen Sulki,
- vermindertes Volumen von Gewebekompartimenten und gestörte Zytoarchitektur im limbischen System,
- Volumenverminderung und Zellverlust im Thalamus,
- zytoarchitektonische Auffälligkeiten frontal und temporal,
- Verlust der physiologischen strukturellen Asymmetrie in bestimmten Hirnregionen.

Als aufschlussreich erwiesen sich insbesondere die zytoarchitektonischen Alterationen, da diese nur während einer bestimmten Zeitperiode der Gehirnentwicklung, nämlich im 2. Trimenon, entstehen können. Angesichts dieser Befunde ergab sich nun die Frage, ob auch klinische Hinweise existieren, die für eine intrauterine Schädigung sprechen. Tatsächlich ließen sich solche Hinweise finden: Die im Januar bis März geborenen Personen haben ein um

8–15% erhöhtes Schizophrenierisiko, wobei dieser Effekt auf der nördlichen Hemisphäre ausgeprägter ist als auf der südlichen. Der Grund dieses „Wintergeburtenüberschusses" ist unklar. Als wahrscheinlichste Ursache sind Virusinfekte in der Schwangerschaft anzunehmen. Weitere Hinweise für eine intrauterine Läsion ergaben sich aus den dermatoglyphischen Merkmalen, also der Dichte der Hautrillen, beispielsweise auf den Fingerkuppen, die sich bei Schizophrenen als auffällig erwiesen. Diese Fingerrillen werden wahrscheinlich im 4. Monat der Schwangerschaft angelegt. Dies gilt auch für die geringfügigen körperlichen Auffälligkeiten, die ebenfalls bei Schizophrenen im Vergleich zu Kontrollgruppen häufiger sind. Auch ist der Kopfumfang bei Geburt bei schizophrenen Patienten offenbar um 0,5 cm geringer als bei Kontrollgruppen, was ebenfalls einen Hinweis auf eine intrauterine Störung darstellt (McGrath u. Murray 1995).

Nachdem aufgrund neuropathologischer Befunde wie auch klinischer Hinweise eine intrauterine Läsion zumindest bei einem Teil der Schizophrenen wahrscheinlich ist, erhielt der Teil der ätiopathogenetischen Forschung Auftrieb, der sich mit Schwangerschaft und Geburtsvorgang beschäftigt. Aufsehenerregend waren die Befunde von Mednick et al. (1988) aus Finnland, dass nach der Influenza-Epidemie 1957 die Schizophrenierate erhöht war, wenn die Kinder zum Zeitpunkt der Epidemie sich im 2. Trimenon der Schwangerschaft befunden hatten. Diese Studie war Anlass für viele weitere Untersuchungen, in denen die Befunde teilweise repliziert werden konnten (McGrath u. Murray 1995), in anderen jedoch nicht (Selten et al. 1999). Die Mehrzahl der erzielten Ergebnisse spricht für einen solchen Zusammenhang, allerdings erklären Virusinfekte die Varianz der Erkrankungsbereitschaft wahrscheinlich nur in einem geringen Prozentsatz.

Das 2. ätiopathogenetische Moment, das nunmehr größere Aufmerksamkeit fand, waren Schwangerschafts- und Geburtskomplikationen. Auch hier liegt eine große Zahl von Studien vor, die von Geddes u. Lawrie (1995) in einer Metaanalyse zusammengefasst wurden. Danach ist das Schizophrenierisiko um das Doppelte erhöht, wenn es zu geburtshilflichen Komplikationen kommt. Allerdings ist unklar, ob schwangerschafts- und geburtshilfliche Komplikationen nur dann einen pathogenen Effekt haben, wenn diese bereits auf eine gestörte Hirnentwicklung treffen. Auf eine kürzlich veröffentlichte Studie soll aufgrund der hohen Fallzahl ausführlicher eingegangen werden (Dalman et al. 1999). Mittels des schwedischen Geburts- und Patientenregisters konnten aus über 500 000 Kindern (geboren zwischen 1973 und 1977) 238 spätere Schizophreniefälle (diagnostiziert zwischen 1987 und 1995) identifiziert werden. Ganz unterschiedliche Schwangerschafts- und Geburtskomplikationen erwiesen sich als assoziiert mit einem erhöhten Schizophrenierisiko. Die Präeklampsie, die eine fetale Malnutrition zur Folge hat, war der Indikator mit dem höchsten relativen Risiko (2,5), gefolgt von Vakuum-Extraktionen (relatives Risiko 1,7), die eine Hypoxie unter der Geburt bewirken, und Malformationen (relatives Risiko 2,5). Dass in dieser Studie mehr geburtshilfliche als schwangerschaftsbezogene Komplikationen gefunden wurden, hängt möglicherweise damit zusammen, dass eine relativ früher erkrankte Population untersucht wurde. Nach anderen Studien sind geburtshilfliche Komplikationen mit frühem Erkrankungsbeginn assoziiert.

Der 3. Faktor, der auf die fetale Entwicklung einen Einfluss hat und kürzlich identifiziert wurde, ist die Malnutrition. Diese Feststellung fußt auf einer Studie aus Holland, in der die Auswirkungen der schweren Hungerepidemie untersucht wurden, die durch die deutsche Besetzung Ende 1944 in den Westprovinzen Hollands entstand. Susser et al. (1996) konnten zeigen, dass die Schizophreniemorbidität um das Doppelte erhöht ist, wenn die Konzeption auf dem Maximum der Hungerperiode erfolgte und in das 1. Trimenon der Schwangerschaft fiel. Unklar ist, ob der Kalorienmangel an sich mit dem erhöhten Schizophrenierisiko in Zusammenhang steht, ob der Eiweißmangel hier anzuschuldigen ist oder Vitaminmangelzustände bzw. ein Folsäuredefizit. Sollte die letztere Annahme zutreffen, besteht die Möglichkeit, dass auch unter nicht derart extremen Bedingungen eine Malnutrition das Schizophrenierisiko beeinflussen kann. Hier sind zweifellos weitere Studien erforderlich, die aber aufgrund der methodischen Probleme schwierig durchzuführen sind, da zur genauen Beantwortung Blutproben aus der Zeit der Malnutrition vorliegen müssten. Damit ist insofern die gleiche Problematik wie bezüglich der Virusinfekte gegeben, da nur ein statistischer Zusammenhang zwischen einer Risikoperiode und der späteren Erkrankung geprüft wird, bisher jedoch nicht der Nachweis geführt werden kann, ob tatsächlich im Einzelfall ein nutritiver Mangel bzw. eine Influenza-A2-Infektion bei der Mutter vorgelegen hat.

Wenn es bei Schizophrenien bereits während der Schwangerschaft zu einer Läsion kommt, ist zu erwarten, dass während der Zeitperiode bis zum Ausbruch der Erkrankung die Symptomatik nicht vollständig stumm ist. In früheren Jahrzehnten hat die Persönlichkeit der Patienten hier im Zentrum der Diskussion gestanden, jüngere Untersuchungen zeigen jedoch, dass die Einbußen verschiedene Bereiche betreffen. Als Pionier dieser Art der Forschung kann Barbara Fish (1957) bezeichnet werden, die bereits damals eine so genannte „Pandysmaturation" bei den Kindern schizophrener Mütter nachwies. Diese besteht darin, dass die Kinder eine verzögerte visuell-motorische Entwicklung zeigen, ein abnormes Funktionsprofil (schwierige Aufgaben konnten gelöst werden, leichtere jedoch nicht) und ein verzögertes Skelettwachstum. Diese Auffälligkeiten hatten sich bis zum 2. Lebensjahr zurückgebildet, was auf die normale Hirnplastizität zurückgeführt wurde. Neben ihrer eigenen High-risk-Studie, in der sie diese Pandysmaturation bei Katamnese nach 34 Jahren mit einer Schizophrenie bzw. einer schizotypen Persönlichkeitsstörung assoziiert fanden, reevaluierten Fish et al. (1992) die „Jerusalem Infant Development Study". Aufgrund ihrer Analyse war die Pandysmaturation (oder das neurointegrative Defizit, wie sie es später nannte) nur bei den Kindern schizophrener Eltern nachweisbar, korrelierte mit Geburtstraumen (aber nur in der Gruppe der Schizophrenien) und mit einem geringeren Geburtsgewicht. Die Pandysmaturation zeigte zudem einen Zusammenhang mit motorischen und kognitiven Einbußen im Alter von 10–15 Jahren. Dieser letztgenannte Punkt ist für die Bestätigung dieser „Neurodevelopmental"-Hypothese von besonderer Wichtigkeit. Wenn eine intrauterin eingetretene Läsion leichte Auffälligkeiten bis zur Manifestation der Erkrankung bewirkt, dann sollte eine Korrelation der Auffälligkeiten zu verschiedenen Zeitpunkten bestehen, was nach dieser und weiteren Studien der Fall ist.

Bei gesunden Kindern finden sich zwar zu bestimmten Zeitpunkten ebenfalls Auffälligkeiten, diese sind jedoch bei späteren Untersuchungen meist nicht mehr nachweisbar, sodass hier keine korrelativen Zusammenhänge vorhanden sind.

Weiterhin sind Konzentrationsstörungen vor Erkrankungsbeginn nachweisbar, wie die New Yorker High-risk-Studie von Cornblatt et al. (1992) zeigte. Auch lassen sich motorische Störungen in Form von choreatisch-athetotischen Bewegungsauffälligkeiten nachweisen, was Walker et al. (1996) anhand von Videoaufnahmen später schizophren erkrankter Kinder nachweisen konnte. In der „National Survey of Health and Development"-Studie aus England (Jones et al. 1994), in der sämtliche in einer Woche in England geborenen Kinder über mehrere Jahrzehnte prospektiv nachverfolgt wurden, zeigte sich, dass die später schizophren Erkrankten verzögert laufen lernten (1,2 Monate), Sprachprobleme bis zum 15. Lebensjahr hatten, einen etwas niedrigeren IQ und schlechte Schulleistungen im Alter von 8, 11 und 15 Jahren aufwiesen, im sozialen Kontakt ängstlich waren und lieber allein spielten. Weitere Aufschlüsse ergaben sich aus einer finnischen Studie, in der mittels Gesundheitsregistern die Daten von 408 späteren Patienten und parallelisierten Kontrollen verglichen wurden (Cannon et al. 1999). Die Berechnungen ergaben, dass im Gegensatz zu der genannten englischen Studie die Schulleistungen im Alter von 7–11 Jahren sich zwischen beiden Gruppen nicht unterschieden, was aber nach Auffassung der Autoren auch mit den extrem hohen Leistungsanforderungen in Finnland damals zusammenhängen könnte. Bezüglich Handarbeit und Sport zeigten die später Schizophrenen hingegen deutlich schlechtere Leistungen, was einen Anhalt für eine allgemein schlechtere Koordination darstellt, der sich bereits in den High-risk-Studien ergeben hatte. Die Studie zeigte darüber hinaus, dass die später Schizophrenen weniger häufig auf weiterführende Schulen gehen, selbst wenn sie gleich gute Schulleistungen aufwiesen, was nach Auffassung der Autoren einen Hinweis dafür darstellen könnte, dass mit der schizophrenen Disposition eine Verschlechterung der Entwicklung verbunden sei.

Mit dem hier dargestellten „neurodevelopmental model" der Schizophrenie liegt nach unserer Auffassung zum ersten Mal eine Hypothese mit einer gewissen Schlüssigkeit vor. Dieses Modell beinhaltet eine statische Entwicklungsstörung, lässt allerdings völlig offen, warum es erst in der Adoleszenz oder später zur Manifestation der Erkrankung kommt. Mit dem Modell zudem nicht vereinbar ist, dass sich nach Manifestation bei einem Teil der Patienten neuropsychologische Defizite entwickeln, die nach unserer Einschätzung weit das prämorbide Ausmaß übersteigen. Auch liegen jetzt einzelne bildgebende Untersuchungen vor, die zeigen, dass nach Manifestation der Erkrankung eine Progression der Hirnvolumenminderung eintritt. Diese und weitere Befunde sprechen dafür, dass auch eine degenerative Komponente der Schizophreniepathogenese vorhanden ist (Woods 1998). Diese degenerative Komponente ist mit hoher Wahrscheinlichkeit das Korrelat der Chronifizierung aus klinischer Sicht.

## Funktionelle und morphometrische Befunde bei chronischen Schizophrenien

In diesen Untersuchungen wurden funktionelle magnetresonanztomographische (fMRT) und MRT-Untersuchungen zu der Frage durchgeführt, welche Hirnregionen bei chronischen schizophrenen Patienten für die neuropsychologischen Defizite verantwortlich sind und welche morphologischen Entsprechungen sich bei strukturellen Untersuchungen hierzu ergeben. Die fMRT ist ein relativ neu eingeführtes Verfahren, mit dem der Durchblutungsanstieg während einer kognitiven, sensorischen, motorischen oder anderen Stimulation bestimmt wird. Die Patienten erhalten den Stimulus, während sie im Tomographen liegen. Bei der von uns verwandten kognitiven Stimulation können sie über einen Spiegel auf eine Leinwand sehen, auf die der kognitive Test mittels eines Videoprojektors projiziert wird. Da Desoxyhämoglobin als intrinsisches Kontrastmittel benutzt wird, ist keine Applikation von Radioaktivität notwendig.

Als kognitiven Test haben wir den Wisconsin-Card-Sorting-Test verwandt, bei dem die Probanden Karten nach Form, Farbe oder Anzahl der Symbole auf der Karte sortieren müssen, bis das Zuordnungsprinzip sich ändert, ohne dass der Proband zuvor hierauf hingewiesen wird. Verschiedene Parameter erlauben die kognitive Funktion zu quantifizieren. Dieser Test gilt als relativ spezifisch für Frontalhirnfunktionen, insbesondere für jene des dorsolateralen präfrontalen Kortex. Eine generelle Problematik neuropsychologischer Tests bei Schizophrenien besteht darin, dass die Aufmerksamkeit kontrolliert sein muss, um zu validen Testergebnissen zu kommen. Anderenfalls kann eingewandt werden, dass die nachgewiesenen neuropsychologischen Defizite Folge dieser Aufmerksamkeitsstörungen sind. Deshalb haben wir für die hier präsentierte Auswertung nur die Schizophrenen einbezogen, die hinsichtlich der Testleistung mit den Gesunden vergleichbar waren. Aus Abb. 2.1, die die signifikanten Differenzen zwischen den Werten Schizophrener und Gesunder darstellt, ist ersichtlich, dass es zu einer mangelnden Aktivierung bei Schizophrenen während der Testaufgabe im dorsolateralen präfrontalen Kortex, in anderen frontalen Hirnregionen, im Kaudatum und im Thalamus kommt. Wie man auf der Abbildung weiter sieht, findet sich eine verminderte Desaktivierung im Temporallappenbereich, was darauf hindeutet, dass die Interaktionen zwischen Hirnregionen bei Schizophrenien ebenfalls gestört sein könnten, wie es der Hypothese von Frith et al. (1995) entspricht.

Um die Spezifität der Befunde bezüglich des Wisconsin-Card-Sorting-Tests zu kontrollieren, haben wir weitere kognitive Paradigmen verwandt; zunächst den Continous-Performance-Test, der im Wesentlichen die Aufmerksamkeit, aber in der von uns eingesetzten Version auch das Arbeitsgedächtnis prüft. Dieser Test ist in verschiedenen High-risk-Studien eingesetzt worden und hat eine relativ gute Trennung zwischen später erkrankten Schizophrenen und Gesunden ergeben. Wie aus Tabelle 2.1 ersichtlich, sind die hier minder aktivierten Hirnareale trotz des unterschiedlichen neuropsychologischen Anforderungsprofils den Arealen verminderter Aktivität unter dem Wisconsin-Card-Sorting-Test vergleichbar.

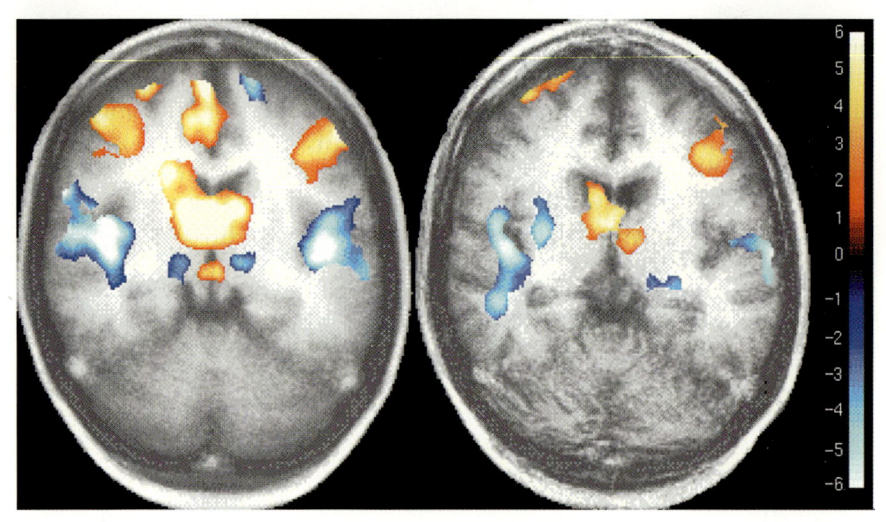

**Abb. 2.1.** Wisconsin-Card-Sorting-Test. Links: Gesunde (n = 26; 17/9); rechts: Schizophrene (n = 8; 4/4). Dargestellt ist das Aktivierungsbild für die Untergruppen der Gesunden und Schizophrenen, die sich durch eine gleichermaßen sehr gute Testleistung auszeichnen. Der Z-Score als Maß für die Stärke der Aktivierungen wurde für positive Aktivierungen in *rot*, für Deaktivierungen in blau dargestellt. Die gesunden Kontrollen aktivieren v. a. Thalamus, rechtes Cingulum und rechten dorsolateralen präfrontalen Kortex. Im Gegensatz dazu aktivieren die Schizophrenen v. a. den linken DLPFC und den Thalamus

**Tabelle 2.1.** Areale verminderter Hirnaktivierung und verminderten Hirnvolumens

| fMRT | WCST | CPT | Zeit-schätzung | Morphometrie |
|---|---|---|---|---|
| DLPFC[a] | + | | + | Präfrontalregion |
| mesiofrontaler Kortex | + | + | + | Gyrus temporalis superior |
| Cingulum | + | + | + | Thalamus |
| Thalamus | + | + | + | Zerebellum |
| Kaudatum | + | + | + | Gyrus lingualis |

[a] Dorsolateraler präfrontaler Kortex.

Als drittes Paradigma diente die Zeitschätzung. Hier haben wir die gleiche Leistung zwischen Schizophrenen und Gesunden dadurch zu sichern versucht, indem bei einer Tonlängenschätzung die individuelle Diskriminationsfähigkeit ermittelt wurde. Hierfür wurde zunächst ein 1000 msec andauernder Vergleichston appliziert, dann der Testton mit einer Dauer von etwa 1400 msec. Der Testton wurde im weiteren Verlauf zunehmend verkürzt, bis die individuelle Wahrnehmungsschwelle des Probanden erreicht war. Schließlich wurde eine Tonlänge gewählt, bei der etwa 75% der Antworten der Probanden richtig waren. Zwischen dem Standardton und dem so definierten Testton erfolgte der Vergleich, den der Proband während der Untersuchung durchzuführen hatte. Die minderaktivierten Hirnregionen bei Schizophrenen sind in Tabelle 2.1 wiedergegeben. Wiederum ist ersichtlich, dass trotz des völlig unterschiedlichen neuropsychologischen Anforderungsprofils die minderaktivierten Hirnregionen in etwa denen entsprechen, die bei Durchführung des WCST und des CPT ebenfalls auffällig waren. Als vorläufige Feststellung kann somit festgehalten werden, dass unabhängig vom neuropsychologischen Anforderungsprofil die gleichen Hirnareale bei Schizophrenen minderaktiviert werden. Offenbar handelt es sich nicht um eine zirkumskripte Störung, sondern verschiedene Hirnareale sind in ihrer Funktionsfähigkeit beeinträchtigt. Möglicherweise wird die verminderte Aktivierung durch eine gesteigerte Aktivität in anderen Hirnarealen kompensiert. Dieser außerordentlich interessante Befund sollte in zukünftigen Studien weiter verfolgt werden.

Um zu klären, ob diese funktionellen Defizite ein Korrelat in strukturellen Alterationen haben, wurde die von Gaser et al. (1999) entwickelte Morphometrie eingesetzt. Hierbei ist es im Vergleich zur konventionellen Volumetrie nicht mehr erforderlich, prädefinierte „regions of interest" manuell zu vermessen. Dieses Verfahren basiert auf den Deformationsfeldern, die entstehen, wenn das so genannte „Objekt-Gehirn" in ein so genanntes Referenzgehirn, wie es in dem Statistikprogramm SPM vorgegeben ist, überführt wird. Aus diesen Deformationsfeldern können mittels eines allgemeinen linearen Modells die Hirnregionen bestimmt werden, die zwischen Schizophrenien und

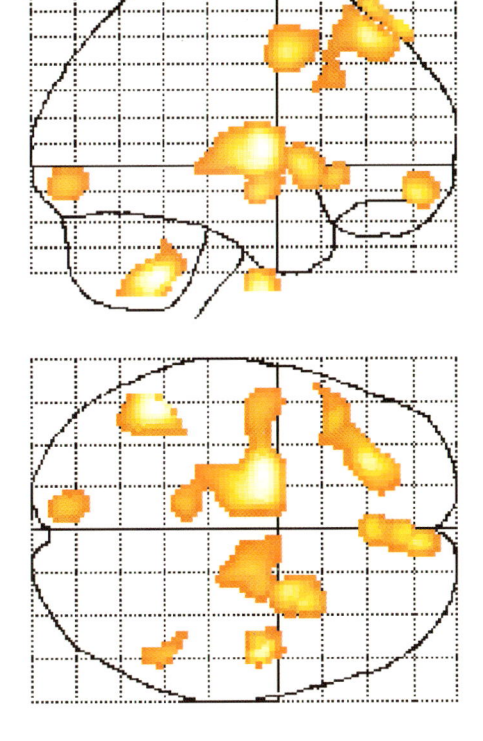

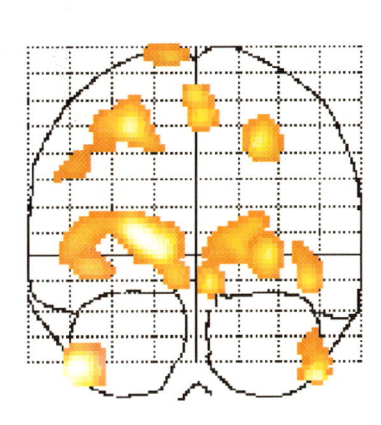

**Abb. 2.2.** Die signifikanten ($p < 0{,}001$) strukturellen Unterschiede zwischen 85 schizophrenen Patienten und 75 gesunden Probanden, dargestellt in einem sog. „glass brain". Diese Darstellung zeigt die jeweils größten Unterschiede in drei orthogonalen Ansichten, um einen Gesamtüberblick zu erhalten

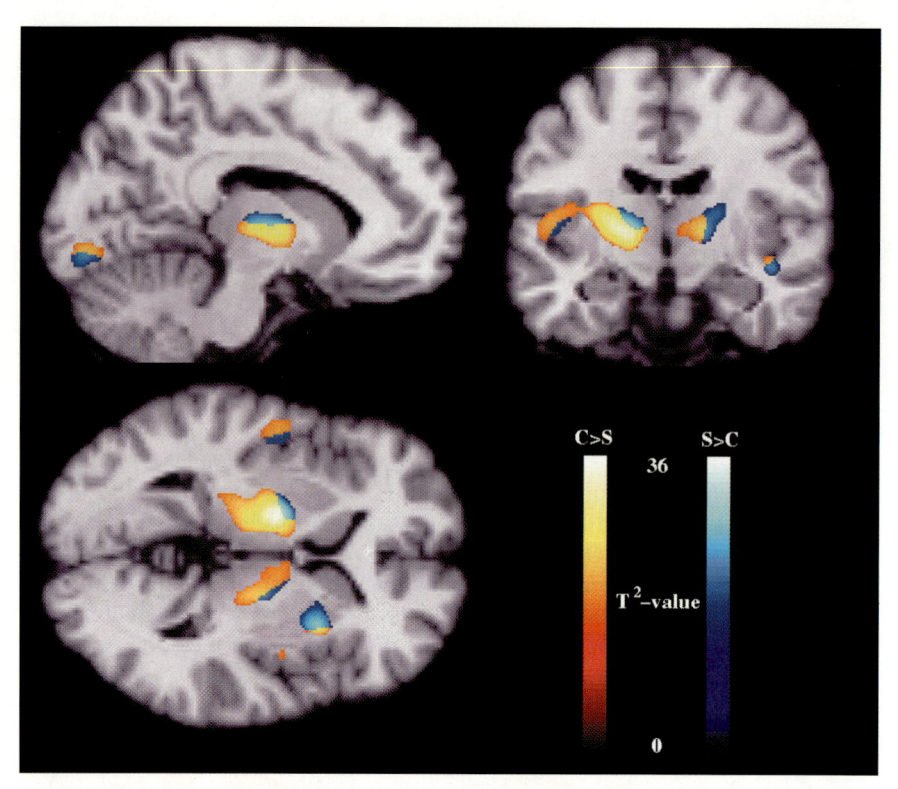

**Abb. 2.3.** Die strukturellen Unterschiede zwischen 85 schizophrenen Patienten und 75 gesunden Kontrollen, dargestellt in drei orthogonalen Schnitten. Gebiete, in denen schizophrene Patienten ein signifikant ($p < 0{,}001$) kleineres Volumen im Vergleich zu Kontrollen aufweisen, sind mit *gelben* bzw. *roten* Farben gekennzeichnet, Gebiete mit Volumenvergrößerungen bei schizophrenen Patienten sind *blau* kodiert

Kontrollen differieren. Wie aus Abb. 2.2 und 2.3 ersichtlich ist, waren die Volumenminderungen bei Schizophrenen nachweisbar im präfrontalen Kortex, im Thalamus, im Gyrus temporalis superior, im Kleinhirn sowie im Gyrus lingualis. Letzterer Befund ist bisher unerklärlich. Eine Volumenvergrößerung fand sich im Bereich des Putamens, was wahrscheinlich auf eine langfristige Neuroleptikagabe zurückzuführen ist.

Es kann somit festgestellt werden, dass die bei der Morphometrie sich ergebenden Hirnvolumenminderungen in etwa den Arealen entsprechen, die bei kognitiver Stimulation einen verminderten Durchblutungsanstieg aufweisen. Deutlich ist ferner, dass verschiedene Hirnregionen bei der Schizophrenie betroffen sind und dass es sich offenbar um eine systemische Erkrankung handelt. Die wesentlichen Hirnbereiche scheinen der präfrontale Kortex, der Thalamus, der Gyrus temporalis superior sowie das Kleinhirn zu sein. Diese Befundkonstellation ist in gewisser Übereinstimmung mit dem Modell der kognitiven Dysmetrie, wie es von Andreasen et al. (1998) kürzlich formuliert wurde. In diesem Modell wird versucht, die Vielfältigkeit schizophrener

Symptome anhand der gestörten Konnektivität zwischen präfrontalem, thalamischem und zerebellärem „Knoten" zu erklären, wobei allerdings die kognitive Störung innerhalb der schizophrenen Symptomatologie stark betont wird und die zeitliche Sequenzierung, Verarbeitung und Koordination der Information als fundamentale Störung gesehen wird. Die wesentlichen Funktionen, die bei Schizophrenien beeinträchtigt sein können, sind bezüglich der Präfrontalregion die Exekutiv- und Entscheidungsfunktionen, bezüglich des Thalamus das sensorische „gating" sowie die Modulationen eintreffender sensorischer und motorischer Reize und bezüglich des Zerebellums insbesondere die parallele Informationsverarbeitung.

## Schlussfolgerung

Die hirnmorphologischen und die hirnfunktionellen Befunde, die mit der Chronifizierung von Schizophrenien im Zusammenhang stehen, sind bisher nicht sicher indentifiziert. Dies ist im Wesentlichen eine Folge der Komplexität der Erkrankungen. Das „neurodevelopmental model" gilt wahrscheinlich nur für einen Teil der Schizophreniefälle; besonders zu den spät sich manifestierenden Erkrankungen liegen bisher keine Befunde vor. Damit muss von einer erheblichen Heterogenität ausgegangen werden. Bei den Fällen, für die das „neurodevelopmental model" Gültigkeit hat, ist wahrscheinlich, dass die mittels bildgebender Verfahren nachweisbaren Alterationen zumindest teilweise intrauterin entstehen. In jedem Fall sind sie bei Ersterkrankung nachweisbar. Ob nach der Manifestation eine weitere Progression eintritt und welche Areale strukturell und funktionell betroffen sind, ist bisher unklar. Die von uns vorgelegten Befunde sind an Patienten mit chronischen Schizophrenien erhoben worden. Dennoch können wir nicht mit Sicherheit annehmen, dass sie für die Chronifizierung verantwortlich sind, da der Zeitpunkt der Entstehung nicht definiert werden kann. Zur Klärung sind High-risk-Studien erforderlich, in denen spätere Patienten noch vor Manifestation untersucht, die Befunde bei der Ersterkrankung festgehalten und die Veränderungen nach Chronifizierung mit den Vorbefunden verglichen werden.

## Literatur

Andreasen NC, Paradiso S, O'Leary DS (1998) „Cognitive Dysmetria" as an integrative theory of schizohrenia: a dysfunction in cortical-subcortical-cerebellar circuitry? Schizophrenia Bulletin 24:203–218

Cannon M, Jones P, Huttunen MO, Tanskanen A, Huttunen T, Rabe-Hesketh S, Murray R (1999) School performance in Finnish children and later development of schizophrenia. Arch Gen Psychiatry 56:457–463

Cornblatt BA, Lenzenweger MF, Dworkin RH, Erlenmeyer-Kimling L (1992) Childhood attentional dysfunctions predict social deficits in unaffect adults at risk for schizophrenia. British Journal of Psychiatry 161:59–64

Dalmann C, Allebeck P, Cullberg J, Grunewald C, Köster M (1999) Obstetric complications and the risk of schizophrenia. Arch Gen Psychiatry 56:234–240

Falkai P, Bogerts B (1995) The neuropathology of schizophrenia. In: Hirsch SR, Weinberger DR (eds). Schizophrenie. Blackwell Science, Oxford

Fish B (1957) The detection of schizophrenia in infancy. J Nerv Ment Dis 125:1–24
Fish B, Marcus J, Hans SL, Auerbach JG, Perdue S (1992) Infants at risk for schizophrenia: sequelae of a generic neurointegrative defect. Arch Gen Psychiatry 49:221-235
Frith CD, Friston KJ, Herold S, Silbersweig D, Fletcher P, Cahill C, Dolan RJ, Frackowiak RSJ, Liddle PF (1995) Regional brain activity in chronic schizophrenic patients during the performance of a verbal fluency task. Br J Psychiatry 167:343–349
Gaser C, Volz HP, Kiebel S, Riehemann S, Sauer H (1999) Detecting structural changes in whole brain based on nonlinear deformations – application to schizophrenia research. NeuroImage 10:107–113
Geddes JR, Lawrie SM (1995) Obstetric complications and schizophrenia: A meta-analysis. British Journal of Psychiatry 167:786–793
Häger F, Volz HP, Gaser C, Mentzel HJ, Kaiser WA, Sauer H (1998) Challenging the anterior attentional system with a continuous performance task – a functional magnetic resonance approach. European Archives of Psychiatry 248:161–170
Jones P, Rodgers B, Murray R, Marmot M (1994) Child developmental risk factors for adult schizophrenia in the British 1946 birth cohort. Lancet 344:1398–1402
McGrath J, Murray R (1995) Risk factors for schizophrenia: from conception to birth. In: Hirsch SR, Weinberger DR (eds) Schizophrenia. Blackwell Scienc, Oxford
Mednick SA, Machon RA, Huttunen MO, Bonett D (1988) Adult schizophrenia following prenatal exposure to an influenza epidemic. Arch Gen Psychiatry 45:189–192
Selten JP, Brown AS, Moons KGM, Slaets JPJ, Susser ES, Kahn RS (1999) Prenatal exposure to the 1957 influenza pandemic and non-affective psychosis in the netherlands. Schizophrenia Research 38:85–91
Susser E, Neugebauer R, Hock HW, Brown AS, Lin S, Labovitz D, Groman JM (1996) Schizophrenia after prenatal famine. Arch Gen Psychiatry 53:25–31
Volz HP, Gaser C, Häger F, Rzanny R, Mentzel HJ, Kreitschmann-Andermahr I, Kaiser WA, Sauer H (1997) Brain activation during cognitive stimulation with the Wisconsin Card Sorting Test – a functional MRI study on healthy volunteers and schizophrenics. Psychiatry Research: Neuroimaging Section 75:145–157
Volz HP, Gaser C, Häger F, Rzanny R, Pönisch J, Mentzel HJ, Kaiser WA, Sauer H (1999) Decreased frontal activation in schizophrenics during stimulation with the Continous Performance Test – a functional magnetic resonance imaging study. Eur Psychiatry 14:17–24
Walker EF, Lewine RRJ, Neumann C (1996) Childhood behavioral characteristics and adult brain morphology in schizophrenia. Schizophrenia Research 22:93–101
Woods BT (1998) Is schizophrenia a progressive neurodevelopmental disorder? Toward a unitary pathogenetic mechanism. Am J Psychiatry 155:1661–1670

## Diskussion

PHILIPP: Sie haben ausgeführt, dass eine frühkindliche Schädigung der Hirnentwicklung ein allgemeiner Risikofaktor für eine spätere psychische Erkrankung ist, allerdings nicht unbedingt für eine Schizophrenie. Wie gesichert ist die Spezifität?

SAUER: Gesichert ist noch nichts. Wir können bisher lediglich sagen, dass das Ausmaß der hirnstrukturellen Veränderungen bei Schizophrenien offenbar größer ist als bei affektiven Erkrankungen. Auch bei affektiven Erkrankungen sind zwar gewisse Atrophien im frontalen Bereich nachweisbar, aber das ist längst nicht so gut untersucht. Nachdem deutlich wurde, dass der Schizophrenie eine Entwicklungsstörung in der prämorbiden Verlaufsstrecke zugrunde liegen könnte, lag es nahe, diesen Aspekt auch bei affektiven Erkrankungen zu untersuchen. Interessanterweise hat sich dabei Ähnliches gezeigt. Auch hier gibt es Schulschwierigkeiten und kognitive Beeinträchtigungen, wenn auch nicht so ausgeprägt. Wirklich weiterführende Erkenntnisse sind in diesem Zusammenhang am ehesten von der Neuropathologie zu erwarten. Die Neuropathologie affektiver Erkrankungen steckt aber noch in den Kinderschuhen, sie ist praktisch nicht existent.

HUBER: Lange Zeit war man der Ansicht, die Ventrikelveränderungen seien statisch und nicht fortschreitend. Neue Studien zeigen jetzt, dass sie anscheinend doch fortschreiten. Auch der Thalamus ist offenbar betroffen. Das sind ganz wichtige Befunde, denn sie sprechen eher gegen die Vermutung, dass alle Schizophrenien Folge einer Entwicklungsstörung sind.
Sauer: Ich bin völlig Ihrer Meinung. Das gilt auch für die Spätschizophrenien. Niemand weiß, ob bei einer Spätschizophrenie, die sich erst im 50. oder 60. Lebensjahr manifestiert, die genannten Veränderungen tatsächlich bestehen. Dazu liegen noch keine Untersuchungen vor.

AUDITORIUM: Gibt es Studien, in denen versucht wurde, bestimmte Defizite unter dem Aspekt der Chronizität mit dem Verlauf zu korrelieren?

SAUER: Solche Untersuchungen gibt es. Beispielsweise hat eine Studie aus Iowa gezeigt, dass eine schlechte prämorbide Anpassung mit hoher Wahrscheinlichkeit einen schlechten Verlauf voraussagt. Bei solchen Untersuchungen stellt sich aber immer die Frage, ob es sich wirklich um unabhängige Variablen handelt. Sagt der bisherige Verlauf den späteren Verlauf voraus? Diese Dinge hängen möglicherweise sehr eng zusammen, sodass man nicht mehr von einem echten Prädiktor sprechen kann.

BECKER: Gibt es Anhaltspunkte dafür, dass die geschilderten pathogenetischen Faktoren außer der Vulnerabilität für schizophrenes Kranksein auch noch andere Parameter modulieren?

SAUER: Dafür gibt es keine entsprechenden Hinweise. Beispielsweise sah es bei den Geburtstraumen erst so aus, als ob Blutungen in der Schwangerschaft das entscheidende Kriterium wären. Aber je genauer man später untersuchte, desto mehr pathogenetisch relevante Faktoren kamen zum Vorschein. Vermutlich ist also kein spezifischer Faktor die Ursache, sondern möglicherweise ein beliebiger, der aber – und das ist entscheidend – auf ein nicht ausreichend gereiftes Hirn trifft. Diese Vorstellung impliziert nicht notwendigerweise Spezifität, sondern nur eine unspezifische Belastung während einer besonders vulnerablen Entwicklungsphase.
Wir müssen uns aber offen halten für die Möglichkeit, dass Spezifität möglicherweise doch eine gewisse Rolle spielt. Dafür könnte zumindest die Histologie sprechen, die doch etwas anders aussieht als bei geistiger Behinderung, affektiven Psychosen oder vielen unspezifischen Belastungsfaktoren.

KAPITEL 3

# Neuromodulation und Neuroplastizität: Neurobiologische Prinzipien in der psychiatrischen Therapie

M. Spitzer

## Einleitung

Neuromodulation bezeichnet – im Gegensatz zur raschen, punktgenauen und ionenkanalgekoppelten Neurotransmission – vergleichsweise langsame, globale und in der Regel G-Protein-gekoppelte Prozesse, die globale Parameter der zentralnervösen Informationsverarbeitung verändern. Psychiatrisch relevante Neuromodulatoren sind u. a. Dopamin, Noradrenalin und Serotonin. Änderungen von Neuromodulationssystemen gehen mit subjektiven Veränderungen von Motivation, Affekt und Aufmerksamkeit einher.

Unter Neuroplastizität versteht man die zeitlebens vorhandene Eigenschaft des Gehirns zur Anpassung an sich ändernde Umweltbedingungen. Wer beispielsweise das Gitarren- oder Geigespiel erlernt und mit den Fingern der linken Hand sehr viel „Tastarbeit" leistet, in dessen Gehirn wird diesen Fingern mehr Platz zugewiesen. Man muss davon ausgehen, dass solche Vorgänge bei allen Lernvorgängen stattfinden.

Im Tierversuch konnte die Bedeutung motivationaler, attentiver und emotionaler Faktoren für den Prozess der Neuroplastizität nachgewiesen werden. Neuromodulation und Neuroplastizität sind nicht unabhängig voneinander Vielmehr beeinflusst der Neuromodulationszustand des ZNS dessen Fähigkeit zur Aufnahme bzw. Entwicklung neuer Lerninhalte bzw. Reaktionsbereitschaften.

Am Beispiel der Therapie schizophrener Patienten mit formalen und inhaltlichen Denkstörungen werden diese Prinzipien verdeutlicht, die insgesamt die Bedeutung der Integration von biologischen und psychologischen Therapieverfahren aufzeigen.

## Neuronale Netzwerke

Vor etwa einhundert Jahren wurde entdeckt, dass es einzelne Nervenzellen, Neuronen, sind, die im Gehirn Arbeit leisten, sodass wir fühlen, uns bewegen, sehen, tasten oder denken. Wie geschieht das? Zunächst kam man in dieser Frage nicht weiter, denn es fehlte ein wesentlicher Begriff zur Beschreibung dessen, was Nervenzellen tun. Dieser Begriff, der der Information, wurde erst in den 40er Jahren in die Neurowissenschaft eingeführt und erwies sich in der Folge als ungeheuer fruchtbar (zur Geschichte vgl. Spitzer 1999).

Um herauszufinden, wie Neuronen Information verarbeiten, ist es zunächst notwendig, von den Milliarden Nervenzellen abzusehen und sich auf kleine Systeme zu konzentrieren, an denen sich modellhaft die Prinzipien studieren lassen, die dann auch für große Systeme gelten. Um zu verdeutlichen, dass dieses Vorgehen mit ungutem Reduktionismus nichts gemein hat, sondern zur Vorgehensweise von Wissenschaft überhaupt notwendig gehört, habe ich an anderer Stelle folgendes Beispiel angeführt:

„Wer die Fallgesetze entdecken oder verstehen will, der muss zunächst einmal von z. B. der Farbe der Gegenstände oder vom Luftwiderstand absehen. Er wird damit praktisch von jedem auf der Erde in der freien Natur beobachtbaren tatsächlichen Fall abstrahieren und die Verhältnisse damit erheblich vereinfachen. Sind die Prinzipien im Vakuum erst einmal geklärt, erlauben sie dann unter Hinzuziehung weiterer Prinzipien auch ein Verständnis des Falls von Blättern oder Flugzeugen. Anders gewendet: Es wäre falsch gewesen, angesichts eines Laubwaldes im Herbstwind einen Verstehensversuch aufgrund der Komplexität des Sachverhaltes von vornherein aufzugeben. Man ist auch hier leicht geneigt zu sagen: ‚Das Zusammenspiel der Hunderttausende von Blättern werden wir nie verstehen.' Man hat damit zugleich Recht und Unrecht. Einerseits hat die Physik die wirbelnden Blätter prinzipiell im Griff, d. h. der Vorgang kann als Spezialfall einer kleinen Anzahl allgemeiner Prinzipien aufgefasst werden. Mit anderen Worten: Man braucht weder eine ‚lebendigmachende Kraft des Windes' noch einen ‚den Blättern innewohnenden Hang zum Tanzen' anzunehmen, um den Vorgang zu verstehen. Andererseits ist zu beachten, dass dieses prinzipielle Verständnis weder voraussetzt noch zur Folge hat, dass ein Physiker tatsächlich die Flugbahn jedes einzelnen Blattes beschreibt oder je beschrieben hat" (Spitzer 1996, S. 1f).

Das Naturgesetz, das fallende Gegenstände beschreibt, sagt nichts über Farbe oder Form des fallenden Gegenstandes. Auch geht es beim Fallgesetz nicht um den Luftwiderstand, weswegen es einerseits für reale Vorgänge nur näherungsweise gilt, aber andererseits so allgemein ist, dass man auch vorhersagen kann, was auf dem Mond geschieht. Wissenschaftler müssen die Vielfalt der Einflussfaktoren, die unsere Welt so vielgestaltig machen, auf das für die jeweilige Betrachtung Wesentliche reduzieren. Das heißt, sie müssen vereinfachen und sie müssen die Komplexität der Wirklichkeit in Modellen vermindern.

Es ist daher nicht ungewöhnlich, in der Hirnforschung nicht 20 Milliarden Neuronen zu betrachten, sondern zunächst vielleicht nur eines. Untersuchungen an einzelnen Neuronen können jedoch nicht die Prinzipien zutage fördern, die dem Zusammenspiel von Neuronen in Systemen zugrundeliegen. Hierfür benötigt man Modelle von neuronalen Netzwerken, in denen einzelne Neuronen auf ihre wichtigsten Funktionsprinzipien mathematisch reduziert sind, sodass sich untersuchen lässt, zu welchen Interaktionen solche idealisierten Neuronen fähig sind.

In Computersimulationen von Netzwerkmodellen, deren Verschaltungsprinzipien einige für den Kortex bekannte Prinzipien nachbilden, konnte beispielsweise gezeigt werden, wie allein durch Regelmäßigkeiten im Input (d.h.

in der „Erfahrung" des Netzwerks), spontan Landkarten gebildet werden, in denen das Wesentliche des Input gespeichert wird. Ähnliche Inputmuster werden dabei auf benachbarten Orten gespeichert und häufige Muster bekommen mehr Platz. Solche Karten entstehen ohne äußeres Zutun – sieht man einmal vom Input ab –, ohne äußeres Ordnen oder gar einen äußeren Ordner. Die Lebenserfahrung des Organismus genügt vielmehr, um solche Karten hervorzubringen.

Kortikale Karten sind für die Bereiche des Tastsinns der Körperoberfläche und der Bewegungssteuerung seit Jahrzehnten bekannt. Seit den systematischen Reizversuchen von Förster und später insbesondere von Penfield (Förster u. Penfield 1930; Penfield u. Perot 1963) ist bekannt, dass diese Repräsentanzen Kartenstruktur aufweisen können. Durch die didaktisch geschickte Aufbereitung seiner Ergebnisse in Form eines über den Kortex abgebildeten Humunkulus erreichten die Zeichnungen landkartenförmiger Repräsentationen der Körperoberfläche im somatosensorischen und motorischen Kortex weltweite Bekanntheit und fehlen in keinem Lehrbuch der Neurologie oder Neurowissenschaft.

Neben somatosensorischen und motorischen Karten sind beim Menschen auch retinotope und tonotope Karten bekannt. Man kann aufgrund der homogenen Struktur des Neokortex davon ausgehen, dass auch diejenigen kortikalen Areale, für die noch keine Landkartenstruktur nachgewiesen werden konnte, eine solche aufweisen. Dividiert man die Größe des gesamten Neokortex durch die durchschnittliche Größe der bekannten kortikalen Karten, so ergibt sich, dass der Neokortex aus mehreren hundert solcher Landkarten zusammengesetzt sein muss.

## Neuromodulation

Spricht man von rascher punktgenauer Informationsübertragung zwischen Neuronen, so ist die Rede von ionenkanalgekoppelter Neurotransmission. Im Gegensatz hierzu handelt es sich bei der Neuromodulation um vergleichsweise langsame, verteilte und in der Regel G-Protein-gekoppelte Prozesse, die globale Parameter der zentralnervösen Informationsverarbeitung verändern.

Neuromodulation bewirken die Feinabstimmung allgemeiner Parameter der Informationsverarbeitung im Hinblick auf die jeweiligen Anforderungen der Umwelt. Es spricht vieles dafür, dass Neuromodulatoren neben dem allgemeinen Aktivierungsniveau auch die Gewichtung von „Bottom-up-" und „Top-down-Prozessen" sowie einen weiteren wesentlichen Parameter der Informationsverarbeitung, den so genannten Signal-Rausch-Abstand (vgl. Cohen u. Servan-Schreiber 1992), beeinflussen. Unter Bedingungen von entspannter Wachheit und Angstfreiheit erleichtert entsprechende Neuromodulation subjektiv das freie Assoziieren. Wir haben Hinweise darauf, dass das dopaminerge System hierbei einen eher geringen Tonus aufweist. Wird er artefiziell im Experiment erhöht, so nimmt die Verfügbarkeit entfernt liegender Assoziationen messbar ab, wie wir experimentell nachweisen konnten (Kischka et al. 1996). Dies ist physiologisch unter unmittelbar drohender Gefahr der Fall, da lange „kreative" Überlegungen unter derartigen Umständen Ausdruck schlechter Anpassung wären. Das unter solchen Umständen geforderte rasche Handeln fordert den Rückgriff auf gelernte und bewährte Verhaltenssequenzen, die dann rasch abgespult werden können. Die Bedingungen von Angst und Stress schließen mithin Kreativität und Einfallsreichtum aus, was einerseits phylogenetisch sinnvoll erscheint, sich jedoch andererseits beim modernen Zivilisationsmenschen z. B. im Rahmen von Prüfungssituationen ungünstig auswirken kann.

Man kann zudem davon ausgehen, dass eine bestimmte neuromodulatorische Grundausstattung, die für das Temperament eines Menschen zumindest mitbestimmend ist (Cloninger 1987), angeboren ist. Interindividuelle Unterschiede im Vorhandensein der verschiedenen Neuromodulatoren bzw. Rezeptoren und Rezeptor-Subtypen legen damit den Grundstein für Verhaltensdispositionen und Reaktionsweisen. Zudem ist diese Ausstattung mit einem bestimmten Set von Neuromodulatoren selbst erfahrungsabhängig. Der Bezugsrahmen der Neuromodulation liefert damit nicht nur den Hintergrund der Therapie akuter Psychosen, sondern eröffnet auch die Möglichkeit des therapeutischen Zugangs zu Temperament und Charakter via Pharmako- und Psychotherapie.

## Neuroplastizität

Wie gerade die Forschungsergebnisse der jüngsten Zeit klar anzeigen, ist das Gehirn in mehrfacher Hinsicht nicht statisch, sondern dynamisch und passt sich dauernd den Anforderungen der Umwelt an. Man spricht von Neuroplastizität. Diese besteht vor allem darin, dass die Verbindungen zwischen Nervenzellen erfahrungsabhängig beständig neu geknüpft werden (synaptische Plastizität). Das Zentralnervensystem (ZNS) bildet und beinhaltet neuronale Repräsentanzen von Aspekten der Außenwelt. Der Kortex als mit Abstand größter Teil des ZNS ist der wesentliche Ort dieser Repräsentanzen. Wie Forschungsergebnisse insbesondere der vergangenen ca. 15 Jahre eindrucksvoll nachweisen konnten, baut das Gehirn in Abhängigkeit vom zu verarbeitenden Input diese Repräsentanzen ständig um, d. h. es werden neue neuronale Verbindungen geknüpft, um Eingangssignale besser verarbeiten zu können.

Entsprechend sind die oben beschriebenen funktionsspezifischen kortikalen Areale auch als plastische Karten zu verstehen (kortikale Plastizität). Lernt ein Mensch beispielsweise Blindenschrift (Braille), so vergrößert sich das kortikale Areal, das für die Fingerkuppe seines rechten Zeigefingers zuständig ist (Pascual-Leone u. Torres 1993), lernt er das Geigenspiel, so vergrößert sich die Repräsentation seiner linken Hand (Elbert et al. 1995). Wird ein künstliches Innenohr implantiert, organisiert sich die akustische Sprachverarbeitung aufgrund der völlig neuen Eingangssignale (zeitliche Inputmuster) grundlegend um: Nach der Operation wird zunächst nur unangenehmes Rumpeln gehört, wohingegen innerhalb etwa eines Jahres die Mehrzahl der

Patienten ein Telefongespräch führen kann, d. h. Sprache verstehen kann, ohne von den Lippen zu lesen.

Computersimulationen neuronaler Netzwerke machen verständlich, wie synaptische Plastizität und kortikale Plastizität in neuroinformatischer Sicht zusammenhängen (Übersicht bei Spitzer 1996). Aber auch in neurobiologischer Hinsicht mehren sich die Arbeiten, die hier einen wesentlichen Zusammenhang sehen (Merzenich 1998).

Aufgrund der uniformen Struktur des Neokortex (Nauta 1986) ist davon auszugehen, dass Neuroplastizität auch bei höheren geistigen Leistungen auftritt, bis hin zu Sprache und Denken. Damit ist sie auch für den Bereich der Psychiatrie und Psychotherapie von enormer praktischer Relevanz. Das menschliche Gehirn passt sich den von ihm verarbeiteten Informationen beständig an. In psychotherapeutischer Hinsicht heißt dies, dass jede Form glückender Psychotherapie zu Veränderungen im Zentralnervensystem führt, die entweder bereits jetzt nachweisbar sind oder in nicht allzu ferner Zukunft messbar sein werden. Da Neuroplastizität „von der Wiege bis zur Bahre" vorliegt – wenn auch an Stärke abnimmt (vgl. Spitzer 1996, 1999) –, mahnt dieser Sachverhalt zu einem vernünftigen Umgang mit uns und unseren Erfahrungen.

## Neuromodulation und Psychiatrie

Akute psychiatrische Krankheitsbilder lassen sich als Ausdruck gestörter Neuromodulation verstehen. Es sind globale Parameter der Informationsverarbeitung fehlreguliert, der Signal-Rausch-Abstand, die Balance zwischen Bottom-up- und Top-down-Prozessen, der Grad der allgemeinen Aktivierung oder Ähnliches. Subjektiv werden solche Zustände der dysregulierten Informationsverarbeitung je nach System als Unfähigkeit zu Konzentration und klarem Denken, als Halluzinationen oder als depressive Antriebshemmung erlebt. Auch Misstrauen und paranoide Bereitschaft, Zwangsdenken und frei flottierende Angst bilden in dieser Sicht die subjektive Seite pathologischer Neuromodulationsprozesse.

Psychopharmaka wirken, indem sie dysregulierte Neuromodulation wieder normalisieren. Dies geschieht meist mit Zeitkonstanten von Tagen und Wochen, also relativ rasch. In diesem Zeitraum bessern sich eine Depression oder eine akute Psychose. Ist der akute gestörte Erlebnisvollzug erst einmal wieder normalisiert, ist die psychiatrische Therapie jedoch keineswegs zu Ende. Im Gegenteil! Eine normalisierte Neuromodulation ermöglicht in aller Regel erst, dass mit dem Patienten psychologische Therapieverfahren durchgeführt werden können. Wer tief depressiv ist, kann seine Probleme ebenso wenig lösen wie jemand in der Psychose seine Beziehungsschwierigkeiten bearbeiten kann.

## Neuroplastizität und Psychiatrie

Im Hinblick auf diese sich an die Akuttherapie anschließenden psychologischen Maßnahmen – sie reichen von einer klaren Tagesstruktur über verschiedene Co-Therapien wie Ergo-, Musik-, Sport- oder Maltherapie bis hin zu spezifischen psychotherapeutischen Interventionen – ist der Bezugsrahmen der Neuroplastizität von großer Bedeutung.

Wir wissen heute bereits, dass Motivation, Affektivität und Aufmerksamkeit wesentliche Faktoren sind, die die Veränderung kortikaler Karten beeinflussen. Im Tierversuch wurde beispielsweise gezeigt, dass es bei fehlender Motivation trotz gleichem Input nicht zu entsprechenden plastischen Veränderungen des Kortex kommt. Beim Menschen wurde gezeigt, dass selektive Aufmerksamkeit die Aktivität in genau den kortikalen Bereichen verstärkt, die für die jeweilige Informationsverarbeitung zuständig sind: Achte ich also beispielsweise auf die Farbe eines Gegenstandes, so wird das Farbareal besonders aktiviert; achte ich auf dessen Bewegung, aktiviere ich das für die Verarbeitung von Bewegung zuständige Areal. Es ist weiterhin der Nachweis gelungen, dass die aufmerksamkeitsbedingte Aktivierung in genau der Größenordnung liegt, von der auch gezeigt werden konnte, dass sie für das zusätzliche Einspeichern von Information notwendig ist.

Aus dieser Sicht ist es von größter Bedeutung, dass psychiatrische Patienten die richtigen Co-Therapien erhalten, d.h. solche, bei denen sie motiviert und aufmerksam bei der Sache sind. Wichtig ist auch, dass die Medikation mit attentiven und motivationalen Prozessen nicht interferiert, weswegen in der Behandlung schizophrener Patienten gerade atypische Neuroleptika vorzuziehen sind.

## Literatur

Cloninger CR (1987) A systematic method for clinical description and classification of personality variants. A proposal. Arch Gen Psychiatry 44(6):573–588
Cohen JD, Servan-Schreiber D (1992) Context, cortex, and dopamine: a connectionist approach to behavior and biology in schizophrenia. Psychol Rev 99(1):45–77
Elbert T, Pantev C, Wienbruch C, Rockstroh B, Taub E (1995) Increased cortical representation of the fingers of the left hand in string players. Science 270(5234):305–307
Förster O (1929) Beiträge zur Pathophysiologie der Sehbahn und der Sehsphäre. J Psychol Neurol 39:463–485
Kischka U, Kammer T, Maier S, Weisbrod M, Thimm M, Spitzer M (1996) Dopaminergic modulation of semantic network activation. Neuropsychologia 34(11):1107–1113
Nauta WJH, Freitag M (1986) Fundamental neuroanatomy. Freeman, New York Oxford, p 504
Pascual-Leone A, Torres F (1993) Plasticity of the sensorimotor cortex representation of the reading finger in Braille readers. Brain 116:39–52
Penfield W, Perot P (1963) The brain's record of auditory and visual experience. Brain 86:595–696
Spitzer M (1996) Geist im Netz. Spectrum-Verlag, Heidelberg
Spitzer M (1999) Zur Bewertung der Neuroplastizität cortikaler Karten für die Therapie Schiz. Störungen. Fortschr Neurol Psychiat 2:53–57

## Diskussion

SAUER: Das Modell neuronaler Netze ist sicher ein faszinierender Ansatz. Seine Anwendung auf die Schizophrenie stößt aber möglicherweise auf das Problem, dass es nicht nur um Verschaltungsstärken geht, sondern dass irgendwo schlicht Defekte bestehen und bestimmte Verschaltungen nicht mehr möglich sind und auch nicht mehr möglich werden.

SPITZER: Gerade bei schizophrenen Patienten bestehen offenbar Defizite in den Top-Down-Prozessen, es fehlt an Strukturierungs- und Gestaltbildungsmechanismen. Diese Defizite sind aber nur zum Teil strukturell bedingt. Meiner Ansicht nach sind sie zum größten Teil funktionell im Sinne von Working-memory-Defiziten oder anderen frontalen Defiziten. Dafür spricht die Tatsache, dass es immer wieder vorkommt, dass chronische Patienten nach Therapieumstellung oder auch spontan remittieren. Das heißt, die Maschinerie ist wohl vorhanden, sie ist bloß nicht angeworfen.
Ich halte es darum für aussichtsreich, Netzwerkmodelle auf die Schizophrenie anzuwenden. Beispielsweise untersuchen wir zurzeit, ob sich die Hypofrontalität bei einer bestimmten „working memory task" – messbar im funktionellen Kernspin – auf den Reha-Erfolg auswirkt. Wir versuchen also, funktionelle Bildgebung und Klinik zusammenzubringen, was bislang kaum gemacht wird.
Mit den geschilderten internen „Landkarten" lässt sich aber noch mehr anfangen: Man kann zum Beispiel bei Patienten mit chronischem Stimmenhören sichtbar machen, wo sie Sprache „produzieren", d.h. wo ihr sprachbezogenes „working memory" liegt. Wir haben dazu ein TNS-Gerät mit einer neurochirurgischen Navigationsvorrichtung kombiniert. Damit können wir genau diese Punkte mit der TNS-Spule ansteuern und die Stimmen buchstäblich „abschalten". Werden geeignete Stimulationsparameter gewählt, dann ändert sich die Aktivität des betreffenden kortikalen Areals auch längerfristig. Wir können somit auf diesen Landkarten ganz bestimmte Punkte anfahren und deren Aktivität nichtmedikamentös hinauf- und herunterregeln.
Wir beginnen gerade damit, das Potenzial funktioneller Kernspinuntersuchungen auszuschöpfen, wir stehen erst am Anfang. Uns fehlt dringend ein Konzept der Hirnfunktion, das es ermöglicht, die vielen existierenden Befunde zu integrieren. Ich denke, die neuronalen Netzwerke sind ein solches Konzept.

SCHREIBE: Wenn man das zuletzt vorgestellte Experiment anstatt des Betablockers mit einer belohnenden Substanz wie Nikotin, Alkohol oder Haschisch durchführt, lernen die Patienten dann besser? Im Prinzip versucht man ja, Substanzen zu finden, die diese Wirkung nicht zeigen. Welche Konsequenzen hätte das für die Therapie?

SPITZER: Bei Netzwerkmodellen gibt es eine so genannte Lernkonstante, die bestimmt, wie stark ein gegebener Stimulus die Stärke des synaptischen Signals verändert. Die Lernkonstante beschreibt somit das Ausmaß der synaptischen Plastizität, mit der erfahrungsabhängig eine Reaktion ausgelöst wird. Im Primatengehirn wird diese Lernkonstante vornehmlich durch Azetylcholin geregelt. Das Anheben des cholinergen Tonus hat daher eine Verbesserung der Lernkonstante zur Folge, ohne dass damit eine belohnende Wirkung verbunden ist.

Daraus ergibt sich die nahe liegende Überlegung, ob man in der Psychiatrie bei jeglicher Form der psychologischen Intervention, beispielsweise bei einer Verhaltenstherapie, nicht zusätzlich einen Azetylcholinesterasehemmer wie Donepezil zur Verbesserung der kognitiven Funktion einsetzen sollte. Tiere lernen dadurch in der Tat besser, auch Alzheimer-Patienten zeigen eine gewisse klinische Besserung. Wir sind zurzeit mit Vorarbeiten für eine Doppelblindstudie beschäftigt, in der wir dieser Frage nachgehen wollen.

ULMAR: Wo liegen Ihrer Ansicht nach die Grenzen der therapeutischen Chancen, die sich aus diesem Modell eventuell ergeben, und wie beurteilen Sie das Potenzial dieses Modells unter dem Blickwinkel der Differenzierung zwischen State- und Trait-Symptomen?

SPITZER: Die Begriffe „State" und „Trait" lassen sich meiner Meinung nach nicht besonders gut auf Neuromodulation und Neuroplastizität anwenden. Im Gehirn gibt es eine ganze Reihe von Systemen, die nicht der Informationsverarbeitung dienen. Insgesamt sind weniger als ein Prozent der zerebralen Nervenzellen darin involviert. Kein Mensch denkt mit Dopamin oder Serotonin oder Azetylcholin oder Noradrenalin, weil das keine punktgenauen Verbindungen ergibt und viel zu lange dauern würde. Diese Substanzen regeln die Informationsverarbeitung ganz generell. Man vermutet aufgrund experimenteller Daten, dass sie den Signal-Rausch-Abstand vergrößern, sozusagen die Schärfe der Verarbeitung verbessern. Es ist wie bei einem Fernseher: Wenn man Helligkeit und Kontrast den Lichtverhältnissen der Umgebung anpasst, werden auch nicht nur einzelne Bildpunkte verändert, sondern der gesamte Pegel, ganz global. Genau das machen Neuromodulatoren – sie optimieren quasi die Art der zentralnervösen Informationsverarbeitung abhängig von den jeweiligen Umweltbedingungen.

Das Neuromodulations-Setup macht den Trait aus, die persönlichen Eigenschaften, den Charakter. Er ist vererbt, aus ihm entwickelt sich im Laufe des Lebens die Persönlichkeit. Dabei besteht natürlich auch die Möglichkeit, dass diese Neuromodulationssysteme entgleisen. Das führt dann zum akuten State, den wir durch Psychopharmaka zu beeinflussen versuchen, um die Neuromodulationszustände wieder zu normalisieren. Die während des akuten State erfahrenen Veränderungen werden gespeichert, wodurch die internen Landkarten infolge der Neuroplastizität deformiert werden. Daran knüpft sich die Hoffnung, dass neue Erfahrungen im Rahmen einer Psychotherapie unter korrigierter Biochemie diese Deformationen möglicherweise wieder beseitigen und die Neuromodulationssysteme wieder ins rechte Gleis bringen können.

ULMAR: Sehen Sie im Rahmen dieses Konzepts Unterschiede zwischen den verschiedenen schizophrenen Unterformen, beispielsweise einem Hebephrenen und einem paranoid Schizophrenen?

SPITZER: Natürlich gibt es Subgruppen der Schizophrenie, die sich unterschiedlich darstellen. Mein Punkt ist, dass die Konzepte der Neuromodulation und Neuroplastizität es erstmals ermöglichen, unsere ätiopathogenetischen Überlegungen zur Krankheit – klinische Symptomatik einerseits und neurobiochemische Befunde andererseits – auf schlüssige Weise zusammenzubringen. Das Gleiche gilt für die Therapie: Hier intervenieren sie medikamentös, dort psychotherapeutisch. Mit dem Modell der neuronalen Netzwerke lässt sich beides vereinigen. Deswegen halte ich es für unverzichtbar.

SIPPEL: Im Zusammenhang mit der Emotionalität schizophrener Patienten geht das Anhedonie-Konzept davon aus, dass sie positive Erfahrungen möglicherweise nicht positiv verarbeiten oder primär nicht als solche erleben können. Lässt sich diese Vorstellung in das von Ihnen vorgestellte Modell integrieren, indem beispielsweise bestimmte Verstärkersysteme nicht eingeschaltet werden können oder negative Erfahrungen der Psychose besonders stark im Gedächtnis haften bleiben? Inwiefern hätte dadurch die Art des emotionalen Klimas während einer Therapie eine korrektive Bedeutung?

SPITZER: Man weiß, dass ein mittleres Niveau an „expressed emotions" günstiger ist als ein sehr hohes oder sehr niedriges. Die Umgebungsbedingungen auf „chronischen" Stationen sind für chronifizierte Patienten sicherlich auch eher ungünstig, weil Aktivation und Motivation weitgehend fehlen. Ich gehe davon aus, dass sich Ihre Überlegungen in das Modell einfügen. Gezielte Untersuchungen sind mir dazu allerdings nicht bekannt. Natürlich besteht ein motivierendes, stimulierendes Umfeld nicht nur aus Farben und Tönen, es bezieht seine Wirkung vor allem aus den Menschen, aus Interaktion und Kommunikation. Daher hängt der Erfolg einer Reha-Station letztlich vom Team ab.

HUBER: Welche therapeutischen Konsequenzen haben Sie aus Ihrem Modell für die Behandlung schizophrener Patienten gezogen?

SPITZER: Neue Patienten bekommen bei uns möglichst ein Atypikum, weil Atypika die Kognition weniger beeinträchtigen als typische Neuroleptika. Wir haben versucht, Atypika auch bei chronisch produktiven Schizophrenen zu verwenden, aber das ist problematisch, weil die neuroleptische Potenz der neueren Atypika nicht ausreicht. Deswegen setzen wir bei chronisch produktiver Schizophrenie in der Regel typische Neuroleptika ein. Ich habe bei solchen Patienten zwar auch schon mit Clozapin Erfolge gesehen, allerdings erst nach sehr hohen Dosen. Für ganz wichtig halte ich den konsequenten Einsatz der psychologischen Interventionsmethoden, sobald die Patienten ausreichend kooperativ sind, weil nur dann der Chronizität wirklich Einhalt geboten werden kann.

KAPITEL 4

# Psychopharmakologische Langzeittherapie der Schizophrenie: Wie ist der neueste Stand der wissenschaftlichen Erkenntnis?

M. DOSE

Bis Anfang der 90er Jahre bestand weder auf nationaler noch auf internationaler Ebene ein Konsens über die psychopharmakologische Langzeitbehandlung schizophrener Psychosen (Kissling 1988). Deutsche Lehrbücher der Psychiatrie und Psychopharmakotherapie (Tabelle 4.1) gaben zur Langzeitbehandlung schizophrener Psychosen Empfehlungen ab, die von „Es kann keine Regel aufgestellt werden" (Tölle 1991) bis zur Fortsetzung einer neuroleptischen Rezidivprophylaxe „wenigstens über einen Zeitraum von 5 Jahren" (Möller 1992) reichten.

**„Guidelines for Neuroleptic Relapse Prevention in Schizophrenia" – ein erster Versuch zur Konsensbildung**

Vor diesem Hintergrund unternahm Kissling (1991) einen ersten Versuch, gemeinsam mit einer Gruppe von Klinikern einen Konsens zur Frage der neuroleptischen Rezidivprophylaxe bei schizophrenen Psychosen zu formulieren. Eine Zusammenfassung zu diesem Zeitpunkt vorliegender Plazebo-kontrollierter 1-Jahresstudien ergab eine durchschnittliche Rückfallrate von 75% unter Plazebo gegenüber 15% unter neuroleptischer Behandlung (Troshinsky et al. 1962; Leff u. Wing 1971; Hogarty et al. 1974; Chien 1975; Rifkin et al. 1977; Müller 1982). Nachdem nach einer psychotischen Episode mit hoher Wahrscheinlichkeit weniger als 10% der Betroffenen ohne neuroleptische Rezidivprophylaxe keinen Rückfall erleiden würden (Gmür u. Tschopp 1988; Müller 1982; Shepherd et al. 1989) und es nicht möglich sei, die kleine Gruppe der nicht Rückfallgefährdeten zu identifizieren, wurde eine Rezidivprophylaxe grundsätzlich für alle Patienten mit schizophrenen Psychosen empfohlen (Kissling 1991). Eine Ausnahme wurde unter einigen Bedingungen für möglich gehalten (s. Übersicht).

**Ausnahmen von genereller Empfehlung einer Rezidivprophylaxe**
- Unerwünschte Nebenwirkungen der Medikation überwiegen mögliche Konsequenzen eines Rückfalles
- Seltene Fälle nur milder psychotischer Episoden
- Geringer Sicherheitsgrad der Diagnose einer schizophrenen Psychose.

**Tabelle 4.1.** Empfehlungen zur Rezidivprophylaxe in deutschen Standardwerken zur Psychiatrie Anfang der 90er Jahre

| Autor/en | Buchtitel, Seite | Verlag, Erscheinungsjahr | Therapie-Empfehlung |
|---|---|---|---|
| Benkert, Hippius | Psychiatrische Pharmakotherapie, S. 157–158 | Springer 1986 | Ersterkrankung: 3 Monate Erhaltungsdosis nach vollständiger Remission. Nach Rezidiv: Langzeitmedikation für 1–2 Jahre |
| Huber | Psychiatrie, S. 301 | Schattauer 1987 | „Die erforderliche Behandlungsdauer ist sehr verschieden. Bei psychotischer Erst-, gelegentlich auch Zweitmanifestation wird man bei guter Remission der Psychose … nach 3 bis 15 Monaten die Behandlung beenden und von einer Langzeitbehandlung absehen können". |
| Faust, Baumhauer | Psychopharmaka S. 97–101 | ecomed 1990 | „Nach erstmaliger Manifestation bzw. langen symptomfreien Intervallen über mehrere Jahre ohne Neuroleptikaschutz kann, aber muss nicht eine neuroleptische Rezidivprophylaxe erfolgen." |
| Tölle | Psychiatrie, S. 227 | Springer 1991 | „Wie lange die neuroleptische Langzeitmedikation dauern soll, hängt in so hohem Maße von individuellen Gegebenheiten ab, dass keine Regel aufgestellt werden kann." |
| Möller | Neuropsychopharmaka, Band 4 (Neuroleptika) S. 153–168 | Springer (Wien, New York) 1992 | „Eine traditionelle Indikationsstellung der Neuroleptika-Rezidivprophylaxe geht in die Richtung, die Rezidivprophylaxe nur für Patienten eines gewissen Chronizitätsgrades, z. B. Vorliegen eines Rezidivs … vorzusehen. … Studien sollten Anlass geben, die bisherige Indikationspraxis zu überdenken, zumindest wenn an der Diagnose … kein Zweifel besteht." |

Als Dauer der rezidivprophylaktischen Behandlung wurde, vom Zeitpunkt der bestmöglichen Remission positiver Symptome wie Halluzinationen, Wahnvorstellungen und Denkstörungen an gerechnet, ein 1- bis 2-Jahreszeitraum nach Ersterkrankung an einer schizophrenen Psychose empfohlen. Die Begrenzung auf 2 Jahre wurde mit dem Mangel kontrollierter Studien über einen längeren Zeitraum begründet, jedoch wurde empfohlen, die Patienten auf das auch über den 2-Jahreszeitraum bestehende Rückfallrisiko hinzuweisen.

Für Patienten mit zwei oder mehr Episoden einer schizophrenen Psychose wurde eine Dauerbehandlung für mindestens 5 Jahre empfohlen. Patienten mit Suizidversuchen in der Vorgeschichte bzw. gewalttätigem, aggressivem Verhalten sollten länger als 5 Jahre behandelt werden, möglicherweise unbe-

**Tabelle 4.2.** Empfohlene prophylaktische Mindestdosierung und Applikationsart. (Nach Kissling 1991)

| Medikament | Empfohlene Mindestdosis | Verabreichung |
|---|---|---|
| Fluphenazin-Decanoat | 6,5–12,5 mg | 14-tägig i.m. (Depot) |
| Flupentixol-Decanoat | 20 mg | 14-tägig i.m. (Depot) |
| Haloperidol-Decanoat | 50–60 mg | 4-wöchentlich i.m. (Depot) |
| Haloperidol | 2,5 mg | Täglich (oral) |

grenzt (Kissling 1991). Begründet wurde dies mit dem Ergebnis prospektiver, Plazebo-kontrollierter Studien (Müller 1982) und Absetzstudien (Hogarty et al. 1974) die auch nach einem Maximum von 5 symptomfreien Jahren unter neuroleptischer Behandlung eine bis zu 75%ige Rückfallrate im Jahr nach Aussetzen der Medikation zeigten. Die 5-Jahres-Grenze wurde damit begründet, dass kontrollierte Studien über diesen Zeitrahmen hinaus fehlten. Es wurde jedoch darauf verwiesen, dass das Rückfallrisiko auch nach dem 5-Jahres-Zeitraum hoch bleibe und die Frage einer Fortsetzung der Rezidivprophylaxe mit den Patienten und ihren Familien erörtert werden sollte.

### Dosierung, Dosisreduktion, Darreichungsform und Depot-Medikamente

Bezüglich der Dosierung der rezidivprophylaktischen Medikation wurde vorgeschlagen, die neuroleptische Dosis nach maximaler Besserung der akutpsychotischen Symptome nicht zu reduzieren, sondern während einer Stabilisierungsphase von 3–6 Monaten beizubehalten. Eine Äquivalenzdosis zu 5–15 mg Haloperidol (Baldessarini et al. 1988) wurde empfohlen, die am Ende der Stabilisierungsphase alle 6 Monate um ca. 20% bis zur noch wirksamen prophylaktischen Mindestdosis (Tabelle 4.2) reduziert werden könne.

Obwohl eine orale Medikation wegen der flexibleren Steuerbarkeit als grundsätzlich (für kooperative Patienten) günstiger anzusehen sei, verweisen die „Guidelines" auf unter Routinebehandlungsbedingungen bessere Compliance und niedrigere Rückfallraten (Davis 1988) unter einer Depot-Medikation. Deren Dosis könne entweder durch Streckung des Intervalls zwischen den Injektionen sowie durch Dosisreduktion bei konstantem Applikationsintervall angepasst werden. Im Fall eines Rückfalles während der Dauerbehandlung wird eine Dosiserhöhung bis zur erneuten Stabilisierung empfohlen. Gleichzeitig wird bei milder Exazerbation persistierender psychotischer Symptome eine abwartende Haltung empfohlen, da diese teilweise ohne Medikamentenänderung remittierten und nur geringe Auswirkungen auf die soziale Integration der Betroffenen hätten (Marder et al. 1987; Hogarty et al. 1988).

Von der Anwendung alternativer therapeutischer Strategien (Unterschreiten der empfohlenen Mindestdosierung, intermittierende Behandlung) wurde zumindest für die Mehrzahl der Betroffenen auf Grund des erhöhten Rückfallrisikos abgeraten.

## Nebenwirkungen und Begleitmedikation

Zur Behandlung extrapyramidaler Nebenwirkungen wird auf die Möglichkeiten der Dosisreduktion, des Wechsels des Neuroleptikums und der Anticholinergika hingewiesen, wobei auf die „Maskierung" extrapyramidaler Nebenwirkungen wie Akathisie durch Ängstlichkeit/Reizbarkeit (van Putten et al. 1974) oder Akinese durch Aspontaneität, verringerte Kommunikation und Apathie (Rifkin et al. 1975) hingewiesen wird. Für den Fall, dass depressive Syndrome Ausdruck neuroleptischer Nebenwirkungen sind, werden Dosisreduktion bzw. ein Behandlungsversuch mit Anticholinergika empfohlen, bei persistierender Depression Antidepressiva.

Im Fall des Auftretens tardiver Dyskinesien (deren Gesamtprävalenz mit 20% angegeben wird, wobei betont wird, nur 10% seien mäßiger bis schwerer Ausprägung) wird die Abwägung des Rückfallrisikos gegenüber den Vorteilen des Absetzens der Medikation unter Verweis darauf empfohlen, dass bei Patienten, bei denen eine Erhaltungsdosis abgesetzt wurde, bis zu 25% mehr Medikation erforderlich war, als bei denen, die mit der Erhaltungsdosis fortfuhren (Johnson 1984).

## Weitere Therapiemöglichkeiten

Unter Verweis auf Studien, die eine Verbesserung der Rückfallprophylaxe durch psychosoziale Therapien zeigten (Goldstein et al. 1978; Schooler u. Keith 1990), wird die Kombination verschiedener therapeutischer Strategien (ohne Nennung spezifischer Therapieformen) empfohlen.

## Kritisches zur deutschen Rezeption der „Guidelines"

Die „Umwandlung" der von den Autoren ursprünglich als „im Geist der Debatte und Diskussion" angebotenen „Guidelines" (Kissling et al. 1991) von denen „nicht wirklich behauptet werden [könne], dass sie einen wirklichen Konsensus darstellen" und die „keine höhere Autorität" anstrebten zu „Behandlungsrichtlinien" und „präzisen Behandlungsstandards" in einer deutschen Publikation (Kissling 1993) wurde u.a. vom Autor (Dose 1996) kritisiert. Dabei wurde in Übereinstimmung mit der Auffassung der Bundesärztekammer (Klinkhammer 1995) zugrundegelegt, dass „Leitlinien" im Sinne der Qualitätssicherung diagnostische und/oder therapeutische Standards begründen, die einen höheren Grad an Verbindlichkeit erzeugen als „Empfehlungen" von (nicht von entsprechenden Fachgesellschaften beauftragten) Expertengremien mehr oder weniger willkürlicher Zusammensetzung. In Anlehnung an Vorschläge zur Erarbeitung von Richtlinien durch Konsensuskonferenzen (Selbmann 1992) wurde gefordert, die Neutralität der vorbereitenden und organisierenden Institution durch einschlägige Fachgesellschaften, z.B. die Deutsche Gesellschaft für Psychiatrie, Psychotherapie und Nervenheilkunde (DGPPN), zu gewährleisten. Das 1993 gegründete Referat „Qualitätssicherung" der DGPPN übernahm in der Folgezeit die Entwicklung von „Praxisleitlinien in Psychiatrie und Psychotherapie", die mit der Herausgabe der „Behandlungsleitlinie Schizophrenie" (Gaebel u. Falkai 1998) ihren ersten publizierten Niederschlag gefunden haben. Nach dem Vorwort der Herausgeber beruhen die Praxisleitlinien auf „empirischer Evidenz und Expertenkonsens und sollen dem praktisch Tätigen dazu dienen, Diagnostik und Therapie nach den gültigen Regeln der Kunst zu gestalten". Dabei soll beachtet werden, „dass ärztliche Standards keine rigiden Vorschläge sind, sondern ihre Grenze an der ärztlichen Ermessens- und Therapiefreiheit finden, durch Risiko-/Nutzen- und Kostenabwägungen zu relativieren sowie im Behandlungsverlauf wechselnden Erfordernissen anzupassen sind". Demgegenüber hatte Kissling (1994) eher dirigistische Vorschläge zur „Beseitigung struktureller Hindernisse" auf Seiten der Ärzte (routinemäßige Erfassung von Verschreibungsgewohnheiten und Behandlungsergebnissen, Schaffung finanzieller Anreize zur Durchführung möglichst wirksamer Prophylaxeprogramme) gemacht.

Entsprechend der Spannweite zwischen „kurzfristiger Leitlinienerstellung" durch Expertengruppen und der für die mittelfristige Entwicklung detaillierter Leitlinien entwickelten, formalisierten Techniken der Konsensus- bzw. Delphikonferenzen wurde bei der Entwicklung der „Behandlungsleitlinie Schizophrenie" ein Mittelweg eingeschlagen, bei dem einzelne Experten des Referates „Qualitätssicherung" einen Entwurf erarbeiteten, der einer deutschen Expertengruppe (18 Mitglieder; darunter überwiegend Vorstandsmitglieder der DGPPN bzw. des Berufsverbandes Deutscher Nervenärzte/BVDN) zur Revision vorgelegt wurde. Deren überarbeitete Version wurde anlässlich eines DGPPN-Kongress von einer Ad-hoc-Gruppe intensiv beraten und die daraus entstandenen Vorschläge wurden erneut von der Expertengruppe überarbeitet. Die veröffentlichte „Behandlungsleitlinie Schizophrenie" stellt das vom Vorstand der DGPPN verabschiedete Ergebnis dieser Überarbeitung dar.

## Langzeitbehandlung schizophrener Psychosen nach der „Behandlungsleitlinie Schizophrenie" der DGPPN

Bereits die Einleitung der „Langversion" der Behandlungsleitlinie stellt heraus, dass rund 20% der schizophrenen Ersterkrankungen ohne Rückfall ausheilen, bei der Mehrzahl der Fälle jedoch der rezidivierende Verlauf mit psychotischen Episoden im Vordergrund steht. In den Intervallen fänden sich chronische Symptome und Behinderungen in sehr unterschiedlichem Ausmaß. Nach mehr oder weniger akutem Krankheitsbeginn komme es unter Therapie zu einem Abklingen der ersten Krankheitsepisode mit unterschiedlicher Remissionsqualität; danach könnten – abhängig von der Konsequenz der weiteren Therapie – mit unterschiedlich langem interepisodischem Intervall wiederholt akute Episoden auftreten. Für die Langzeitprognose seien eine Reihe von Merkmalen als günstige Prädiktoren gesichert (s. Übersicht), erklärten aber nur einen Teil der Verlaufsvararianz. Psychophysisch belastende

Faktoren (Stressoren) oder sozial belastende Konstellationen, z. B. ein negatives emotionales Klima in Familien („expressed-emotions"-Konzept) könnten den weiteren Verlauf der Erkrankung beeinflussen und bildeten deshalb eigene Zielvariablen therapeutischer Interventionen.

**Günstige Prädiktoren der Langzeitprognose**
- Weibliches Geschlecht
- Gutes prämorbides Funktionsniveau
- Höhere Intelligenz
- Ehe bzw. stabile Partnerschaft
- Akuter Krankheitsbeginn mit auslösenden Faktoren
- Seltenere Krankheitsepisoden bzw. stationäre Behandlungen in der Vergangenheit
- Fehlende Affektverflachung
- Behandlungsakzeptanz
- Gutes Ansprechen auf Therapie

Da sich die primäre Prävention schizophrener Psychosen noch in der Erprobung befinde, stünden neben der Akutbehandlung von Ersterkrankungen und Rezidiven die sekundäre Prävention (Rückfallprophylaxe) und die tertiäre Prävention (soziale Wiedereingliederung, Vermeidung der Chronifizierung) im Vordergrund. Als behandlungsrelevante Phasen werden die akute Phase, die postakute Stabilisierungsphase und die stabile (partielle) Remissionsphase genannt, wobei die Rezidivprophylaxe der Remissionsphase zugeordnet wird.

Zur rezidivprophylaktischen Wirkung antipsychotischer Substanzen wird ausgeführt, diese sei unter kontrollierten Bedingungen bis zu 5 Jahre, kasuistisch über Jahrzehnte gesichert. Entsprechend „klinischer Leitlinien" (Lehmann et al. 1998) wird nach Erstmanifestation eine niedrigdosierte Erhaltungstherapie mit 300–600 Chlorpromazineinheiten für mindestens 1–2 Jahre, nach 2 oder mehr Manifestationen für mindestens 4–5 Jahre, bzw. unbegrenzt empfohlen.

### „Praxisleitlinie" der American Psychiatric Association (APA)

Unter ausdrücklicher Abgrenzung von „Behandlungsstandards" hat die American Psychiatric Association (APA) im April 1997 (APA 1997) eine „Praxisleitlinie zur Behandlung von Patienten mit Schizophrenie" (Practice Guideline for the Treatment of Patients With Schizophrenia) herausgegeben. Die Erarbeitung dieser Praxisleitlinie wurde von einem Steuerungskomitee für Praxisleitlinien supervidiert und umfasste

- den Entwurf einer Arbeitsgruppe von Psychiatern mit klinischer und Forschungserfahrung,
- eine Literaturübersicht (erstellt mittels Literaturrecherche durch MEDLINE, PsycLIT und MEDLARS nach unterschiedlichen Stichworten),
- die Überarbeitung der Entwürfe unter Einbeziehung von 15 Fachgesellschaften und 90 individuellen Stellungnahmen und
- die Verabschiedung der Praxisleitlinie durch die APA-Versammlung und ihre Beiräte (Board of Trustees).

Eine Revision der „Praxisleitlinie" in 3- bis 5-Jahresintervallen ist vorgesehen. Im Rahmen der „Praxisleitlinie" sind die gegebenen Empfehlungen entsprechend ihrer durch wissenschaftliche Untersuchungen gestützten Aussagekraft von I–III kodiert, je nachdem ob die Empfehlung gestützt auf substantielle (I), mäßige (II) oder nur bezogen auf den Einzelfall klinische Erfahrung (III) gegeben werden kann. Analog zur „Behandlungsleitlinie Schizophrenie" wird die Behandlung unterteilt in die „Akutphase", die „Stabilisierungsphase" (postakute Stabilisierungsphase der DGPPN-Leitlinie) und die „stabile Phase" (Remissionsphase der DGPPN-Leitlinie). Als Therapieziele der „stabilen Phase" werden die Erhaltung bzw. Verbesserung des Funktionsniveaus und der Lebensqualität der Patienten, die wirksame Behandlung prodromaler und/oder schizophrener Symptome und die fortgesetzte Überprüfung unerwünschter Behandlungseffekte genannt.

## Pharmakologische Langzeitbehandlung schizophrener Psychosen

Für die pharmakologische Langzeitbehandlung wird die rezidivprophylaktische Wirkung konventioneller Antipsychotika mit I eingeschätzt, mangels angemessener Studien die von Risperidon mit II und die neuerer Medikamente wie Olanzapin mit III bewertet, obwohl von ihrer Wirkung auf akute Episoden auch auf ihre Wirksamkeit in der stabilen Phase geschlossen werden könne. Der Langzeit-Behandlungsplan während der stabilen Phase solle Nebenwirkungen gegen das Risiko eines Rückfalles abwägen. Dosierungen zwischen 300–600 Chlorpromazin-Äquivalenten pro Tag brächten wahrscheinlich Vorteile mit Hinblick auf verbesserte Compliance, subjektive Befindlichkeit und soziale Intergration, möglicherweise jedoch ein erhöhtes Rückfallrisiko und häufigere Exazerbation schizophrener Symptome. Für viele Patienten seien Depot-Präparate gegenüber oraler Medikation vorzuziehen, wobei die neueren Substanzen nicht in Depot-Form verfügbar, jedoch für Patienten mit extrapyramidalen Nebenwirkungen unter konventioneller Medikation und entsprechender Compliance nützlich seien. Bei stabilen Patienten ohne positive Symptome wird eine stufenweise Reduktion der Medikation auf 1/5 der herkömmlichen Erhaltungsdosis empfohlen, solange der Zustand stabil bleibt. Eine jährliche Überprüfung der Notwendigkeit der antipsychotischen Erhaltungstherapie und -dosis wird empfohlen. Im Einzelfall (III) könne bei Patienten nach einer Episode positiver Symptome und Symptomfreiheit während der Erhaltungstherapie im folgenden Jahr ein medikamentenfreier Behandlungsversuch gemacht werden. Bei Patienten mit multiplen Episoden wird eine Behandlung von mindestens 5 Jahren, möglicherweise unbegrenzt empfohlen. Eine unbegrenzte medikamentöse Behandlung sollte für Patienten mit schweren Suizidversuchen bzw. aggressivem Verhalten in der Vorgeschichte erwogen werden (III). Im Fall der Entscheidung, die antipsychotische Medikation abzusetzen, sollten zusätzliche Vorsichtsmaßnahmen die langsame, stufenweise Reduktion der Medikation über Monate, häufigere Visiten und die Anwendung von Frühinterventionsstrategien umfassen. In diesem Zusammenhang sollten Patienten und Angehörige über Frühwarnzeichen und Handlungsstrategien für den Fall ihres Auftretens aufgeklärt sein.

**Tabelle 4.3.** Gebräuchliche antipsychotische Medikamente. (Modifiziert nach der „Praxisleitlinie" der APA)

| Medikament | Therapeutisch äquivalente orale Tagesdosis [mg] | Extrapyramidale Nebenwirkungen |
|---|---|---|
| Konventionelle Antipsychotika | | |
| Fluphenazin | 2 | +++ |
| Perphenazin | 10 | ++/+++ |
| Chlorpromazin | 100 | ++ |
| Thioridazin | 100 | + |
| Haloperidol | 2 | +++ |
| Neue Antipsychotika | | |
| Clozapin | 50 | 0? |
| Risperidon | 1–2 | + |
| Olanzapin | 2–3? | 0–+? |

Im Rahmen der als essentiell angesehenen pharmakologischen Behandlung von Patienten mit Schizophrenie werden „antipsychotische" Medikamente (zu denen neben den herkömmlichen, als „Neuroleptika" bezeichneten Medikamenten auch Clozapin und Risperidon als „atypische Antipsychotika" gezählt werden) als grundlegende Behandlung (Tabelle 4.3) – ergänzt um stimmungsstabilisierende („mood stabilizers") – und andere, adjunktive Medikamente genannt. Zur Langzeitwirkung wird darauf verwiesen, dass diese entweder entsprechend der Zahl der Rückfall- oder Wiederaufnahmeraten gemessen werden kann, wobei die stationären Wiederaufnahmeraten (1–10% pro Monat) als konservativere Schätzung gegenüber dem Wiederauftreten psychotischer Symptome (5–20% pro Monat) dargestellt wird.

## Medikation während der „stabilen Phase"

Es wird darauf verwiesen, dass die Rückfallrate stabilisierter Patienten unter Plazebo bzw. fortgesetzter Medikation in einer großen Zahl von Studien untersucht wurde (Davis 1975; Kane 1990) und dass dabei 30% der medikamentös Behandelten vs. 65% der Plazebo-Patienten einen Rückfall erlitten, wobei allerdings selbst unter kontrollierter (Depot-) Medikation (Schooler et al. 1980) die Rückfallrate 24% innerhalb eines Jahres betrug. Bei ambulanten Patienten, die unter antipsychotischer Medikation 2–3 Jahre rückfallfrei geblieben waren und für die auf Grund ihrer Stabilität von einem geringen Rückfallrisiko ausgegangen wurde, ergab sich innerhalb eines Jahres nach dem Absetzen der Medikation eine Rückfallrate von 65% (Hogarty et al. 1976). Zu einem ähnlichen Ergebnis (75% Rückfälle innerhalb 6–24 Monaten) kam Kane (1990) bei der Analyse von Untersuchungen zum Absetzen der Medikation bei stabilisierten Patienten. Bezüglich des Einsatzes antipsychotischer Medikamente nach einer ersten psychotischen Episode wird auf Doppelblind-Studien verwiesen, die eine Rückfallgefahr bei 40–60% unbehandelter Patienten im Jahr nach der ersten psychotischen Episode ergaben (Kane et al. 1982; Crow et al. 1986). Breiten Raum nimmt die Darstellung möglicher Nebenwirkungen der antipsychotischen Medikation ein, wobei die extrapyramidalen Nebenwirkungen als die am stärksten beeinträchtigenden genannt werden (Ayd 1961; Casey 1991), von denen näherungsweise 60% aller Patienten unter Akutbehandlung betroffen seien (Chakos et al. 1992).

**Dosierung während der „stabilen Phase"**

In Anlehnung an die Ergebnisse der „Konsensus-Konferenz", die zu den „Guidelines for Neuroleptic Relapse Prevention in Schizophrenia" (Kissling 1991) führten, wird für die Langzeitprophylaxe eine orale Mindestdosis entsprechend 2,5 mg/d Fluphenazin oder Haloperidol bzw. 50 mg Haloperidol-Dekanoat alle 4 Wochen oder 5 mg Fluphenazin-Dekanoat alle 2 Wochen empfohlen. Diese Dosierungen sollten durch schrittweise (ca. 20%) Reduktion der antipsychotischen Medikation in 6-Monatsabständen erreicht werden. Mit Bezug auf eine Zusammenfassung von 33 randomisierten Studien (Baldessarini et al. 1988) wird herausgestellt, dass sich beim Vergleich hoher Dosierungen von Neuroleptika (im Mittel 5200 mg/d CPZ-Äquivalente) mit niedrigen (im Mittel 400 mg/d CPZ-Äquivalente) bei 2/3 der Untersuchungen eine günstigere Wirkung der niedrigen Dosierung ergeben habe und dass die höheren Dosierungen bei 95% der Studien zu stärkeren neurologischen Nebenwirkungen geführt hätten. Zu Möglichkeiten der intermittierenden („targeted") Medikation bzw. Behandlung mit der niedrigst möglichen Dosierung (insbesondere mit Hinblick auf das Risiko tardiver Dyskinesien) wird auf unterschiedliche Erfahrungen hingewiesen. Danach mussten in einer Studie (Carpenter et al. 1987) jeweils ungefähr die Hälfte sowohl einer Gruppe intermittierend wie dauerhaft behandelter Patienten innerhalb eines 2-Jahreszeitraumes erneut stationär aufgenommen werden; auch in der Untersuchung von Hertz et al. (1991) ergaben sich innerhalb eines 2-Jahreszeitraumes keine signifikanten Unterschiede zwischen dem Wiederauftreten psychotischer Symptome bei intermittierender vs. Dauerbehandlung, während die Gruppe um Jolley (1989) signifikante Unterschiede zugunsten der Dauerbehandlung (bei 30% der intermittierend behandelten Patienten vs. 7% der dauerhaft behandelten Patienten kam es zum Wiederauftreten psychotischer Symptome) berichtete. Da jedoch 70% der Rückfälle sich durch dysphorische und neurotische Symptome ankündigten, sprechen sich die Autoren (Jolley et al. 1989) für die Möglichkeit der intermittierenden Behandlung zumindest bei solchen Patienten aus, deren Rückfälle sich schrittweise entwickelten und die sich durch Einsicht und Compliance auszeichneten.

Die vorliegenden Studien zur Möglichkeit einer Niedrigdosierung z.B. von Fluphenazin-Dekanoat (Kane et al. 1983, 1986; Marder et al. 1987; Hogarty et al. 1988) werden dahingehend zusammengefasst, dass sich Dosierungen von 5–10 mg Fluphenazin-Dekanoat alle 2 Wochen als genauso klinisch wirksam wie 25–50 mg alle 2 Wochen erwiesen hätten, sodass – besonders mit Hinblick auf das günstigere Nebenwirkungsprofil – niedrigere Dosierungen zu bevorzugen seien.

Bezüglich des Einsatzes atypischer bzw. neuentwickelter Neuroleptika wird darauf verwiesen, dass es für Clozapin einige Hinweise auf seine Wirksamkeit während der „stabilen Phase" gibt (Meltzer et al. 1990; Breier et al. 1993), dass aber diesbezügliche Studien auf Clozapin-Responder beschränkt blieben und keine Vergleichsmedikation beinhalteten. Zu Risperidon, Olanzapin, Sertindol und Quetiapin lagen keine Daten zur Rückfallprophylaxe während der „stabilen Phase" vor.

## Behandlungsempfehlungen des PORT-Teams

Mit Unterstützung der „Agency for Health Care Policy and Research" und des „National Institute of Mental Health" entwickelte ein „Patient Outcome Research Team" (PORT) ab 1992 Empfehlungen zur Schizophreniebehandlung, die 1998 (Lehman et al. 1998) veröffentlicht wurden. PORT setzt sich aus Mitarbeitern zweier klinischer Einrichtungen (des University of Maryland Center for Mental Health und des Maryland Psychiatric Research Center at the University of Maryland) sowie des „Center for Research on Services for Severe Mental Illness" an der Johns Hopkins Universität und der Universität von Maryland zusammen. Die Behandlungsempfehlungen des PORT beruhen auf kritischer Durchsicht der wissenschaftlichen Literatur und sind jeweils bezüglich der wissenschaftlichen Evidenz den Kategorien A (gute, durch wissenschaftliche Forschung gestützte Evidenz, die durch Expertenmeinung gestützt wird), B (mittlere, forschungsgestützte Evidenz, gestützt durch ausreichende Expertenmeinung) und C (Empfehlung beruht hauptsächlich auf Expertenmeinung, weniger auf wissenschaftlicher Evidenz, ist aber durch klinische Erfahrung belegt) zugeordnet. Als Zweck wird die Entwicklung von Behandlungsempfehlungen auf der Grundlage wissenschaftlicher Evidenz mit dem Ziel angeführt, die Qualität, aber auch Kosteneffizienz der Behandlung von Menschen mit der Diagnose Schizophrenie zu verbessern. Es wird darauf hingewiesen, dass die Konzentration auf (durch kontrollierte Studien belegte) wissenschaftliche Evidenz zu einem „Übergewicht" der Empfehlungen bezüglich psychopharmakologischer Behandlungsstrategien gegenüber anderen psychosozialen Therapien führt, was keine Unterschätzung dieser Behandlungsmöglichkeiten bedeute.

Entwürfe dieser Empfehlungen sind nach Angaben der Autoren an (nicht genannte) Experten verschickt worden mit der Bitte, ihre Übereinstimmung mit den Empfehlungen auf der Basis ihrer Literaturkenntnisse einzuschätzen und ggf. die Literatur zu benennen, die zu einer Überprüfung der ausgesprochenen Empfehlungen Anlass geben könnten. Eine entsprechende Änderung der ausgesprochenen Empfehlungen wurde nur vorgenommen, wenn der jeweilige Expertenvorschlag durch entsprechend publizierte Daten belegt werden konnte. Ausschließliche „Meinungen" von Experten (ohne entsprechende Literaturdaten) fanden keine Berücksichtigung.

## PORT-Empfehlungen zur Erhaltungstherapie bei Schizophrenie

Nach Besserung akuter Symptome unter antipsychotischer Medikation soll diese Medikation zur Verringerung des Rückfallrisikos bzw. bei einer Verschlechterung positiver Symptome mindestens 1 Jahr fortgesetzt werden. Zur Begründung werden mehr als 30 klinische Studien zur Verringerung des Rückfallrisikos mit einer durchschnittlichen Rückfallrate von 20–25% unter Medikation vs. 55% unter Plazebo (Dixon et al. 1995) mit einem „level of evidence" A genannt, während der Wert einer Erhaltungstherapie über ein Jahr hinaus nicht ausreichend untersucht sei. Bezüglich der Dosierung wird für orale oder Depot-Medikation ein Bereich von 300–600 CPZ-Äquivalenten empfohlen. Sollte die initiale Dosierung zur Behandlung akuter Symptome höher gewesen sein, wird eine 10%-Reduktion der Medikation alle 6 Wochen bis zum Auftreten von Frühsymptomen eines Rückfalles bzw. zum Erreichen der empfohlenen Dosierung angeraten. Die Erhaltungsdosis sollte die Dosierung, die zur Symptomkontrolle eingesetzt wurde, mit Ausnahme von Einzelfällen nicht überschreiten. Die eingesetzte Dosierung und Notwendigkeit einer Erhaltungsmedikation sollen fortlaufend hinsichtlich ihrer Notwendigkeit überprüft werden. Bei Patienten, die vor der Einleitung einer antipsychotischen Medikation lediglich eine Episode positiver Symptome hatten und während der einjährigen Erhaltungstherapie keine positiven Symptome aufwiesen, soll unter der Voraussetzung, dass sie über das Rückfallrisiko aufgeklärt sind und ihre Zustimmung erteilt haben, eine Behandlung ohne Medikation versucht werden. Patienten mit mehr als einer vorhergegangenen Episode sollten auch bei guter Symptomkontrolle während des vorausgehenden Jahres die Behandlung fortsetzen, vorausgesetzt es treten keine inakzeptablen Nebenwirkungen oder Kontraindikationen einer fortgesetzten Behandlung auf. Bei einer Erhaltungsdosis von mehr als 600 CPZ-Äquivalenten sollte ein Reduktionsversuch entsprechend der Empfehlung zur Medikamentenreduktion (10% alle 6 Wochen) erwogen werden. Die wissenschaftliche Unterlegung dieser Empfehlung wird mit C beurteilt, da es zur Langzeitbehandlung der Schizophrenie keine ausreichenden Untersuchungen gebe. Von einer routinemäßigen intermittierenden medikamentösen Behandlung wird wegen des erhöhten Rückfallrisikos bzw. möglicher symptomatischer Verschlechterung abgeraten. Diese Behandlungsstrategie wird für Patienten empfohlen, die eine Dauerbehandlung ablehnen oder bei denen entsprechende Kontraindikationen bestehen. Für Patienten, die bezüglich einer oralen Medikation keine ausreichende Compliance aufweisen oder sie ohnedies bevorzugen, wird die Gabe von Depot-Präparaten empfohlen. Bezüglich neu entwickelter Antipsychotika (Clozapin und Risperidon) wird ein Behandlungsversuch mit Clozapin für solche Patienten mit schizophrenen und schizoaffektiven Psychosen empfohlen, deren positive Symptomatik nicht ausreichend auf angemessene Behandlung (6 Wochen mit bis zu 1000 CPZ-Äquivalenten) mit zwei unterschiedlichen Klassen (z. B. Butyrophenone und Phenothiazine) von Antipsychotika respondiert oder intolerable Nebenwirkungen entwickelt haben. Ein angemessener Therapieversuch mit Clozapin wird auf mindestens 3 Monate mit Dosierungen von 300–800 mg/d veranschlagt. Mit Verweis auf kontrollierte Studien (Buchanan 1995) wird eine klinische Besserung bei mindestens 30% vorher therapierefraktärer Patienten unter Clozapin berichtet. Für Patienten, die mit konventionellen Neuroleptika eine angemessene Reduktion positiver Symptome erfahren, jedoch unter extrapyramidalen Störungen (EPS) leiden, die auf Antiparkinson-Mittel nicht angemessen remittieren, wird ein Behandlungsversuch mit Risperidon empfohlen, dessen wesentlicher Vorteil im geringeren EPS-Risiko im unteren Dosierungsbereich (4–10 mg/d) gesehen wird (Umbricht u. Kane 1995).

### Depotneuroleptika

Zur Frage des Einsatzes von Depot-Neuroleptika verweisen die „Guidelines for Neuroleptic Relapse Prevention in Schizophrenia" (Kissling et al. 1991) auf bessere Compliance und niedrigere Rückfallraten (Davis 1988) unter Depot-Neuroleptika, während für die Zeit der Dosisanpassung und -findung sowie für zuverlässige Patienten, die eine orale Medikation bevorzugen, oral verabreichte Neuroleptika empfohlen werden. Die „Behandlungsleitlinie Schizophenie" der DGPPN (1998) stellt eine Indikation für Depot-Neuroleptika bei Patienten, „bei denen eine (orale) Behandlung nicht gesichert (Non-Compliance), aber bekanntermaßen wirksam und u.U. zwingend ist (z.B. bei schwerer Fremd- oder Eigengefährdung im Rezidivfall), aber auch bei individueller Präferenz". Als Vorteile benennt die „Behandlungsleitlinie" die gesicherte Applikation, vereinfachte Anwendung und höhere Bioverfügbarkeit. Obwohl aufgrund naturalistischer Studien kein Zweifel an ihrer überlegenen Wirksamkeit bestehe, sei die rezidivprophylaktische Wirksamkeit gegenüber oraler Behandlung nicht sicher belegt. Die „Practice Guideline for the Treatment of Patients With Schizophrenia" der APA (1997) führt aus, dass vor allem Patienten mit Compliance-Problemen in der Erhaltungsphase von Depot-Neuroleptika profitieren. Für die Medikation in der „stabilen Phase" wird eine Depot-Medikation „für viele Patienten", vor allem solche, die sich in der Vergangenheit nicht an Behandlungspläne gehalten haben als „empfehlenswert" dargestellt, weil Patienten unter Depot-Medikation einen Trend zu günstigeren Behandlungsergebnissen zeigten als Patienten unter oraler Medikation. Die Behandlungsempfehlungen des „PORT" (Lehman et al. 1998) empfehlen ebenfalls die Anwendung von Depot-Neuroleptika für Patienten, die dies wünschen, bzw. Patienten mit ungenügender Compliance gegenüber einer oralen Medikation mit Neuroleptika. Eine internationale, 16-köpfige Wissenschaftlergruppe hat nach einer zweitägigen Konsensuskonferenz „Guidelines for Depot Antipsychotic Treatment in Schizophrenia" publiziert (Kane et al. 1998). Danach besteht der wesentliche Vorteil der Depotpräparate gegenüber oraler Medikation in der verbesserten Compliance. Bezüglich unerwünschter Nebenwirkungen wird darauf verwiesen, dass es keine überzeugenden Belege einer höheren Inzidenz unter Depot-Neuroleptika gegenüber oralen Neuroleptika gibt. Aus diesen Gründen solle für jeden Patienten, für den eine Langzeitbehandlung indiziert sei, eine Behandlung mit Depotpräparaten erwogen werden. Bei der Medikamentenauswahl sollten frühere Erfahrungen, die Präferenz des Patienten, die Vorgeschichte des Patienten bezüglich therapeutischer und unerwünschter Wirkungen und pharmakokinetische Eigenschaften des ausgewählten Medikamentes bedacht werden (Tabelle 4.4).

Bezüglich der Rückfallraten unter verschiedenen Dosierungen einzelner Depot-Neuroleptika fassen die „Guidelines for Depot Antipsychotic Treatment in Schizophrenia" die Ergebnisse verschiedener kontrollierter Studien dahingehend zusammen, dass sich je nach Dosierung und Präparat Schwankungen zwischen 10–60% rückfälliger Patienten innerhalb eines Beobachtungszeitraumes von einem Jahr ergeben (Tabelle 4.5).

Neben seiner im Dosisbereich von 25 mg/2 Wochen günstigen rezidivprophylaktischen Wirkung hat sich Flupentixol-Dekanoat insbesondere zur Behandlung chronisch schizophrener Patienten mit Negativsymptomatik bewährt. In einer über 12 Monate durchgeführten Untersuchung an chronisch schizophrenen Patienten, deren Zustand sich nach einer akuten psychotischen Exazerbation wieder stabilisiert hatte, ergab sich unter 5–40 mg/2 Wochen für die Scores für Negativsymptomatik der „Brief Psychiatric Rating Scale" (BPRS) und der „Scale for Assessment of Negative Symptoms" (SANS) jeweils ein signifikanter Rückgang um bis zu 22% des Ausgangswertes (Pach et al. 1998). In diesem Zusammenhang wird für Flupentixol auf Grund seiner hohen Affinität zu 5-HT$_{2A}$- (und 5-HT$_{2C}$-) Rezeptoren und Dopamin-D$_1$-Rezeptoren im Unterschied zu herkömmlichen Neuroleptika wie Haloperidol das Vorliegen atypischer Merkmale postuliert (Glaser et al. 1998).

**Tabelle 4.4.** Dosisempfehlung und pharmakokinetische Eigenschaften ($t_{max}$ Zeit zum Erreichen der Spitzenkonzentration im Plasma; $t_{1/2}$ Plasmaeliminations-Halbwertszeit nach mehreren Dosen) einiger Depot-Neuroleptika. (Modifiziert nach Kane et al. 1998)

| Präparat | Empfohlene Dosis [mg] | $t_{max}$ | $t_{1/2}$ |
|---|---|---|---|
| Fluphenazin-Dekanoat | 12,5–100 (2–4 wchtl.) | 8–24 h | 14 d |
| Flupentixol-Dekanoat | 20–300 (2–4 wchtl.) | 3–7 d | 17 d |
| Zuclopentixol-Dekanoat | 200–400 (2–4 wchtl.) | 4–7 d | 19 d |
| Haloperidol-Dekanoat | 5–300 (4 wchtl.) | 3–9 d | 21 d |
| Fluspirilen | 2–8 (1 wchtl.) | 24–72 h | über 72 h |

**Tabelle 4.5.** Rezidivraten (%) während eines Behandlungsjahres unter verschiedenen Dosierungen von Depot-Neuroleptika

| Wirkstoff | Dosis [mg] | Rezidivrate [%] |
|---|---|---|
| Flupentixol-Dekanoat | 12 (Mittelwert) | 32 |
|  | 25 (Mittelwert) | 10 |
| Fluphenazin-Dekanoat | 1,25–5 | 56 |
|  | 2,5–10 | 24–29 |
|  | 12,5–50 | 14–20 |
|  | 25–50 | 14–20 |
| Haloperidol-Dekanoat | 25 | 60 |
|  | 50 | 25 |
|  | 100 | 23 |
|  | 200 | 15 |

## Studien zur Langzeitbehandlung mit atypischen bzw. neu entwickelten Antipsychotika

Zu atypischen bzw. neu entwickelten Antipsychotika liegen, mit Ausnahme der Aussagen der DGPPN-Behandlungsleitlinien zur Gleichrangigkeit typischer und atypischer Antipsychotika zur Behandlung der Schizophrenie generell, keine Empfehlungen für die Langzeitbehandlung vor. Kontrollierte Studien, die Grundlage entsprechender Empfehlungen sein könnten, liegen bezüglich atypischer bzw. neu entwickelter Antipsychotika nur in sehr begrenztem Umfang vor. So ist Clozapin hinsichtlich seiner rezidivprophylaktischen Wirksamkeit bislang nicht in kontrollierten Studien mit anderen, konventionellen oder auch neuentwickelten Substanzen verglichen worden. Die zahlreichen vorliegenden Studien zu Clozapin beziehen sich in der Regel auf die Rezidiv- bzw. Rehospitalisierungsraten schizophrener Patienten vor und nach der Umstellung auf Clozapin. Eine umfangreiche Metaanalyse zur Wirksamkeit von Clozapin bei schizophrenen Patienten (Wahlbeck et al. 1999) umfasst 2530 Patienten, die in 30 randomisierten Studien untersucht wurden, darunter 4 Studien mit einer Dauer über 12 Monate, aus denen auf eine signifikante Reduzierung der Rückfallhäufigkeit gegenüber konventioneller Behandlung geschlossen werden kann. Für Risperidon liegen Daten einer offenen, multizentrischen (Möller et al. 1998) und einer randomisierten, doppelblind durchgeführten Langzeitstudie zum Vergleich mit Haloperidol vor (Csernansky et al. 1999). Beide Studien belegen die Wirksamkeit von Risperidon in der Langzeitbehandlung schizophrener Psychosen, die Vergleichsstudie mit Haloperidol eine Überlegenheit (23,2% Rezidive innerhalb eines Jahres in der Risperidon- vs. 34,6% in der Haloperidol-Gruppe) der rezidivprophylaktischen Wirkung von Risperidon (durchschnittlich 4,88 mg/d, wobei 62,7% der Patienten zwischen 1-4 mg/d Risperidon erhielten) gegenüber Haloperidol (durchschnittlich 11,72 mg/d, wobei nur 19% der Patienten 2,5-5 mg/d, die übrigen 7,5-20 mg/d Haloperidol erhielten). Die rezidivprophylaktische Wirkung von Olanzapin ist doppelblind an Patienten weiteruntersucht worden, die im Rahmen der internationalen multizentrischen Studien zur Wirkung bei akuter Schizophrenie eine gute Besserung gezeigt hatten (Tran et al. 1998). Dabei ergab die Zusammenfassung der Daten aus drei Studien (Beasley et al. 1996, 1997; Tollefson et al. 1997) eine Ein-Jahres-Rückfallrate von 20% bei Patienten unter Olanzapin (n=627) gegenüber 28% unter Haloperidol (n=80). Der größte Vorteil für Olanzapin ergab sich nach diesen Studien bezüglich des Risikos für die Entwicklung tardiver Dyskinesien: Während nach mittlerer Expositionsdauer von 237 Tagen lediglich 1% der Olanzapin-Patienten eine entsprechende Symptomatik entwickelte, lag das Risiko bei den mit Haloperidol behandelten Patienten in Übereinstimmung mit früheren Untersuchungen (Kane 1996) bei 4,6% nach einer durchschnittlicher Expositionsdauer von 203 Tagen (Kane 1999). Nachdem insbesondere extrapyramidale Nebenwirkungen der Neuroleptika zu den Gründen gehören, warum Patienten die ihnen zur Rezidivprophylaxe empfohlenen Neuroleptika absetzen, ist von dem geringeren EPS-Risiko der atypischen bzw. neu entwickelten Antipsychotika auch eine bessere Compliance der betroffenen Patienten zu erwarten. Ob darüber hinaus eine verbesserte rezidivprophylaktische Wirkung besteht, ist angesichts des Mangels kontrollierter Studien derzeit nicht zu entscheiden.

## Zusammenfassung

Übereinstimmend empfehlen sämtliche Leitlinien bzw. Therapieempfehlungen die rezidivprophylaktische Gabe von Neuroleptika (300–600 Chlorpromazin-Äquivalente) über einen Zeitraum von mindestens einem Jahr (PORT-Empfehlung; APA-Practice Guideline) bzw. 1–2 Jahre nach Erstmanifestation einer schizophrenen Psychose (Guidelines von Kissling et al. 1991; DGPPN-Behandlungleitlinie). Nach mehrfachen Exazerbationen wird eine 4- bis 5-jährige Rezidivprophylaxe empfohlen (Guidelines von Kissling et al. 1991; APA, DGPPN); die PORT-Empfehlungen nehmen zu diesem Problem nicht Stellung. Intermittierende Behandlungsformen haben sich nach Darstellung der Guidelines von Kissling et al. 1991, der PORT-Empfehlungen und der DGPPN-Behandlungsleitlinie als für die Mehrzahl der Patienten nicht geeignet erwiesen. Ihre Anwendung bei einzelnen, geeignet erscheinenden Patienten wird jedoch ausdrücklich in den zitierten Empfehlungen nicht ausgeschlossen. Die APA Practice Guideline benennt einerseits Bedingungen für ein schrittweises Absetzen der rezidivprophylaktischen Medikation (1 Jahr Symptomfreiheit nach Erstmanifestation; 5 Jahre stabiler Befund und compliantes Verhalten nach mehrfachen Episoden), benennt (im Unterschied zu den PORT-Empfehlungen und der DGPPN-Behandlungsleitlinie) in Übereinstimmung mit den Guidelines von Kissling et al. (1991) aber auch Bedingungen, unter denen die rezidivprophylaktische Behandlung unbegrenzt fortzusetzen ist (ernste Suizidversuche bzw. gewalttätiges, aggressives Verhalten in der Vorgeschichte). Depot-Neuroleptika werden übereinstimmend für Patienten mit Compliance-Problemen und bei individueller Präferenz der Patienten empfohlen. Für atypische bzw. neu entwickelte Neuroleptika (Clozapin, Zotepin, Risperidon, Olanzapin, Amisulprid) liegen zur rezidivprophylaktischen Langzeitbehandlung nur wenig kontrollierte Studien vor. Die vorliegenden Studien lassen jedoch annehmen, dass bei Patienten, deren akute Symptomatik sich unter atypischen bzw. neu entwickelten Neuroleptika bessert, auch eine rezidivprophylaktische Wirkung besteht. Sollte sich diese Annahme in weiteren kontrollierten Studien bestätigen, so käme diesen Substanzen auf Grund des geringeren Risikos für die Entwicklung akuter und insbesondere tardiver extrapyramidaler Syndrome (v.a. Spätdyskinesien) künftig eine große Bedeutung zu, die nur durch das Fehlen entsprechender Depot-Präparate geschmälert wird.

## Literatur

American Psychiatric Association (1997) Practice Guidline for the Treatment of Patients With Schizophrenia. Am J Psychiatry 154 [Suppl] 1–63

Ayd FJ Jr (1961) A survey of drug-induced extrapyramidal reactions. JAMA 75:1054–1060

Baldessarini RJ, Cohen BM, Teicher MH (1988) Significance of neuroleptic dose and plasma level in the pharmacological treatment of psychoses. Arch Gen Psychiatry 45:79–80

Beasley CM, Tollefson G, Tran PV et al. (1996) Olanzapine versus placebo and haloperidol. Acute phase results of the North American double-blind olanzapine trial. Neuropsychopharmacol 14:111–123

Beasley CM, Hamilton S, Crawford AM et al. (1997) Olanzapine versus haloperidol: Acutephase results of the international double-blind olanzapine trial. Eur Neuropsychopharm 7:125–137

Breier A, Buchanan RW, Irish D, Carpenter WT Jr (1993) Clozapine treatment of outpatients with schizophrenia: outcome and long-term response patterns. Hosp Community Psychiatry 44:1145–1149

Buchanan RW (1995) Clozapine: Efficacy and safety. Schizophr Bull 21 (4):579–591

Carpenter WT Jr, Heinrichs DW, Hanlon TE (1987) A comparative trial of pharmacologic strategies in schizophrenia. Am J Psychiatry 144:1466–1470

Casey DE (1991) Neuroleptic drug-induced extrapyramidal syndromes and tardive dyskinesia. Schizophr Res 4:109–120

Csernansky J, Okamoto A, Brecher M (1999) Risperidon vs Haloperidol zur Prävention von Rezidiven bei Schizophrenie und schizoaffektiven Störungen: eine doppelblinde Langzeitstudie. Poster, APA-Kongress, Washington

Chakos MH, Mayerhoff DI, Loebel AD, Alvir JM, Lieberman JA (1992) Incidence and correlates of acute extrapyramidal symptoms in first episode of schizophrenia. Psychopharmacol Bull 28:81–86

Chien CP (1975) Drugs and rehabilitation in schizophrenia. In: Greenblatt M (ed) Drugs in combination with other therapies. Grune & Stratton, New York, pp 13–14

Crow TJ, McMillan JF, Johnson AL, Johnstone EC (1986) The Northwick Park study of first episodes of schizophrenia, II: a randomised controlled trial of prophylactic neuroleptic treatment. Br J Psychiatry 148:120–127

Davis JM (1975) Overview: maintenance therapy in psychiatry. I: schizophrenia. Am J Psychiatry 132:1237–1245

Davis JM (1988) Maintenance medication. In: Barnes TRE (ed) Depot neuroleptics: a consensus. Mediscript, London, pp 47–52

Dixon LB, Lehman AF, Levine J (1995) Conventional antipsychotic medications for schizophrenia. Schizophr Bull 21 (4):567–577

Dose M (1996) Behandlungsstandards der neuroleptischen Rezidivprophylaxe schizophrener Psychosen: auf dem Weg oder am Ziel? Psychopharmakotherapie 2:52–61

Glaser T, Sommermeyer H, Faßbender M, Mauler F (1998) Das Rezeptorbindungsprofil von cis-Flupentixol. In: Glaser T, Soyka M (Hrsg) Flupentixol – Typisches oder atypisches Wirkspektrum? Steinkopf, Darmstadt, pp 9–21

Goldstein MJ, Rodnick EH, Evans JR, May PRA, Steinberg M (1978) Drug and family therapy in the aftercare of schizophrenic patients: one year relapse rates. Arch Gen Psychiatry 28:54–64

Gmür M, Tschopp A (1988) Die Behandlungskontinuität bei schizophrenen Patienten in der Ambulanz. Eine Fünfjahres-Nachuntersuchung. Nervenarzt 59:727–730

Hertz MI, Glazer WM, Mostert MA, Sheard MA, Szymanski HV, Hafez H, Mirza M, Vana J (1991) Intermittent vs maintenance medication in schizophrenia: two-year results. Arch Gen Psychiatry 48:333–339

Hogarty GE, Goldberg SC, Collaborative Study Group (1974) Drug and sociotherapy in the after care of schizophrenic patients: oneyear relapse rates. Arch Gen Psychiatry 28:54–64

Hogarty GE, Ulrich RF, Mussare F, Aristigueta N (1976) Drug discontinuation among long term, sucessfully maintained schizophrenic outpatients. Dis Nerv Syst 37:494–500

Hogarty GE, McEvoy JP, Munet M, DiBarry AL, Bartone P, Cather R, Cooley SJ, Ulrich RF, Carter M, Madonia MU (1988) Dose of fluphenazine, familial expressed emotion, and outcome in schizophrenia. Arch Gen Psychiatry 45:797–805

Johnson DAW (1984) Observations on the use of long-acting depot injections in the maintenance treatment of schizophenia. J Clin Psychiatry 5, Sec 2:13–21

Jolley AG, Hirsch SR, McRink A, Manchanda R (1989) Trial of brief intermittent neuroleptic prophylaxis for selected schizophrenic outpatients: clinical outcome at one year. Br Med J 298:985–990

Kane JM, Rifkin A, Quitkin F, Nayak D, Ramos-Lorenzi J (1982) Fluphenazine vs. placebo in patients with remitted, acute first-episode schizophrenia. Arch Gen Psychiatry 39:70–73

Kane JM, Rifkin A, Woerner M, Reardon G, Sarantakos S, Schiebel D, Ramos-Lorenzi J (1983) Low-dose neuroleptic treatment of outpatient schizophrenics. Arch Gen Psychiatry 40:893–896

Kane JM, Woerner M, Sarantakos S (1986) Depot neuroleptics: a comparative review of standard, intermediate, and low-dose regimens. J Clin Psychiatry 47 [Suppl]:30–33

Kane JM (1990) Treatment programme and long-term outcome inchronic schizophrenia. Acta Psychiatr Scand [Suppl] 358:151–157

Kane JM (1995) Tardive dyskinesia: epidemiological and clinical presentation. In: Bloom FE, Kupfer DJ (eds) Psychopharmacology: The Fourth Generation of Progress. Raven Press, New York, pp 1485–1495

Kane JM, Aguglia E, Altamura AC et al (1998) Guidelines for depot antipsychotic treatment in schizophrenia. Eur Neuropsychopharmacol 8:55–66

Kane J (1999) Olanzapine in the long-term treatment of schizophrenia. Br J Psychiatry 174 [Suppl 37]:26–29

Kissling W (1988) Consensus regarding indication for prophylactic neuroleptic treatment – necessary but unattainable? In: Barnes TRE (ed) Depot neuroleptics – a consensus. Antwerp, 19 Nov 87. Mediscript, London, pp 41–46

Kissling W (1993) Schizophrenie: Rückfallverhütung durch Neuroleptika. Dtsch Ärztebl 92:2489–2493

Kissling W (1994) Compliance, quality assurance and standards for relapse prevention in schizophrenia. Acta Psychiatr Scand 89 [Suppl 382]:16–24

Klinkhammer G (1995) Standards von Gesundheitsleistungen (Bericht). Dtsch Ärztebl 90:1004–1005

Lehmann AF, Steinwachs DM and the Co-Investigators of the PORT Project (1998) At Issue: Translating Research into Practice: The Schizophrenia Patient Outcome Research Team (PORT) Treatment Recommendations. Schizophr Bull 24 [1]:1–10

Leff JP, Wing JK (1971) Trial of maintenance therapy in schizophrenia. Br Med J 3:559–604

Marder SR, van Putten R, Mintz J, Lebell M, McKenzie J, May RPA (1987) Low and conventional dose maintenance therapy with fluphenazine decanoate. Arch Gen Psychiatry 44:518–522

Meltzer HY, Burnett S, Bastani B, Ramirez LF (1990) Effects of six months of clozapine treatment on the quality of life of chronic schizophrenic patients. Hosp Community Psychiatry 41:892–897

Möller H-J, Gagiano CA, Addington DE, von Knorring L, Torres-Plank J-F, Gaussares C (1998) Long-term treatment of chronic schizophrenia with risperidone: an open-label, multicenter study of 386 patients. Int Clin Psychopharmacol 13:99–106

Müller P (1982) Zur Rezidivprophylaxe schizophrener Psychosen. Enke, Stuttgart

Pach J, Finkbeiner T, Glaser T, Haug J, Osterheider M, Tegeler J (1998) Positiv- und Negativsymptomatik bei chronisch schizophrenen Patienten unter Erhaltungstherapie mit Flupentixol-Decanoat im 12-Monats-Verlauf. Fortschr Neurol Psychiat 66:442–449

Rifkin A, Quitkin F, Rabiner CJ, Klein DF (1977) Fluphenazine decanoate, oral fluphenazine and placebo in the treatment of remitted schizophrenics: I. Relapse rates after one year. Arch Gen Psychiatry 34:43–47

Schooler NR, Levine J, Severe JB, Brauzer B, DiMascio A, Klerman GL, Tuason VB (1980) Prevention of relapse in schizophrenia: an evaluation of fluphenazine decanoate. Arch Gen Psychiatry 37:16–24

Schooler NR, Keith SJ (1990) Role of medication in psychosocial treatment. In: Herz MI, Keith SJ, Docherty JP (eds) Handbook of schizophrenia, vol. 4: Psychosocial treatment of schizophrenia. Elsevier, Amsterdam

Sheperd M, Watt D, Falloon I, Smeeton N (1989) The natural history of schizophrenia: a five-year follow-up study of outcome and prediction in a representative sample of schizophrenics. Psychological Medicine, Monograph Suppl. 15. Cambridge University Press, Cambridge

Tran PV, Dellva MA, Tollefson GD et al. (1998) Oral olanzapine versus oral haloperidol in the maintenance treatment of schizophrenia and related psychoses. Br J Psychiatry 172:499–505

Tollefson GD, Beasley CM, Tran PV et al. (1997) Olanzapine versus haloperidol in the treatment of schizophrenia and schizoaffective and schizophreniform disorders: results of an international collaborative trial. Am J Psychiatry 154:457–465

Troshinsky CH, Aaronson HG, Stone RK (1962) Maintenance phenothiazine in the aftercare of schizophrenic patients. Pa Psychiatr Q 2:11–15
Umbricht D, Kane JM (1995) Risperidone: Efficacy and safety. Schizophr Bull 21 [4]:593–606
Van Putten T (1974) Why do schizophrenic patients refuse to take their drugs? Arch Gen Psychiatry 31:67–72
Wahlbeck K, Cheine M, Essali A, Adams C (1999) Evidence of clozapine's effectiveness in-schizophrenia: a systematic review and meta-analysis of randomized trials. Am J Psychiatry 156:990–999

## Diskussion

HORNUNG: Sehr wichtig scheint mir nicht nur die Compliance der Patienten, sondern auch unsere eigene, die Compliance von uns Psychiatern. Der Therapieerfolg hängt nicht zuletzt vom Ausmaß unseres Bemühens ab, den Patienten zur regelmäßigen Einnahme seiner Medikamente zu motivieren. Wenn wir selbst einer Medikation skeptisch gegenüberstehen, wird sich das auf den Patienten übertragen. Für den Patienten sollte sich primär nicht die Frage stellen, welche Nebenwirkungen er akzeptieren muss, sondern welche Wirkungen er erwarten kann. Dann wird er bereit sein, auch Nebenwirkungen in einem bestimmten Rahmen in Kauf zu nehmen.

SAUER: Bei den atypischen Neuroleptika können wir, ähnlich wie bei den Antidepressiva, bei der Erhaltungsmedikation eine höhere Dosis wählen. Wenn sich unter Atypika Hinweise auf eine geringere Rezidivhäufigkeit ergeben, dann stellt sich natürlich die Frage, ob das ein dosisabhängiger oder substanzbedingter Effekt ist.

PHILIPP: Nach meiner Kenntnis der Literatur gibt es zur Langzeittherapie mit Atypika praktisch keine Dosisfindungsstudien. Auch für Antidepressiva hat es solche Untersuchungen erst sehr spät gegeben. Beispielsweise hat eine Studie aus Pittsburgh zeigen können, dass Rezidive während der Langzeittherapie umso seltener – und relevant seltener – auftraten, je höher das Trizyklikum dosiert wurde. Das könnte durchaus auch für Neuroleptika zutreffen. Ich bin überzeugt, dass Kliniker häufig unterdosieren, nur um Nebenwirkungen tunlichst zu vermeiden. Wenn man aber eine Substanz aufgrund ihrer besseren Verträglichkeit höher dosieren kann, dann wird man es wahrscheinlich auch tun.

BECKER: Nach der Einstufung der APA ist die rezidivprophylaktische Wirksamkeit der Atypika bisher kaum gesichert. Risperidon wird in dieser Hinsicht noch am günstigsten beurteilt, allerdings schlechter als die klassischen Substanzen. Olanzapin schneidet noch ungünstiger ab.

PHILIPP: Dabei muss man natürlich berücksichtigen, dass Substanzen, die relativ neu auf dem Markt sind, im Allgemeinen nicht die gleiche Datenbasis aufweisen wie etablierte und länger untersuchte Substanzen. Zudem gibt es überhaupt noch keine direkten Vergleichsuntersuchungen von Atypika und Depotneuroleptika.

KAPITEL 5

# Atypische Neuroleptika – Begriffsbestimmung und Datenlage

M. PHILIPP

## Definition

Unter dem Begriff „atypisches Neuroleptikum" werden heute eine Reihe neu entwickelter Neuroleptika zusammengefasst, die sich von den typischen Neuroleptika durch geringere extrapyramidal-motorische Nebenwirkungen, eine bessere Wirksamkeit auf schizophrene Negativsymptomatik und – teilweise – durch höhere Erfolgsraten bei vorheriger Therapieresistenz unterscheiden. In der Bundesrepublik sind dies neben dem Clozapin die Substanzen Zotepin, Risperidon, Olanzapin, Sertindol und Amisulprid; für das Jahr 2000 wird die Zulassung von Ziprasidon und Quetiapin erwartet (Tabelle 5.1). Historisch ist diese Begriffsprägung eng mit der klinischen Einführung und Untersuchung von Clozapin verknüpft, dem bislang einzigen Neuroleptikum, das in der Tat frei ist von extrapyramidal-motorischen Nebenwirkungen. Diese Eigenschaft von Clozapin war insofern von besonderer theoretischer Bedeutung für das Verständnis der Wirkungsmechanismen der Neuroleptika, als seit den frühen Tagen von Chlorpromazin therapeutische Effekt der Neuroleptika als typischerweise eng verknüpft mit extrapyramidal-motorischen Nebenwirkungen angesehen worden war (Deniker 1983). Neuere Substanzen, die diese Nebenwirkungen nicht erzeugten, wurden deshalb atypische Neuroleptika genannt (Pi u. Simpson 1983). Lange Zeit war zuvor angenommen worden, dass leichte extrapyramidal-motorische Nebenwirkungen essentiell für das Einsetzen eines therapeutischen Effekts seien (Haase 1961; Haase u.

**Tabelle 5.1.** Zulassungsabfolge aytypischer Neuroleptika

| | | | |
|---|---|---|---|
| 1 | Clozapin | (*Leponex*) | Zulassung 1972 (USA 1990) |
| 2 | Zotepin | (*Nipolept*) | Zulassung 1990 (Japan 1982) |
| 3 | Risperidon | (*Risperdal*) | Zulassung 1994 |
| 4 | Olanzapin | (*Zyprexa*) | Zulassung 1996 |
| 5 | Sertindol | (*Serdolect*) | Zulassung 1997 (Stop 1998) |
| 6 | Amisulprid | (*Solian*) | Zulassung 1998 (Frankreich 1989) |
| 7 | Zipradison | (*Zeldox*) | Zulassung ca. 2001 |
| 8 | Quetiapin | (*Seroquel*) | Zulassung 2000 |

Janssen 1985). Das Aufkommen des atypischen Neuroleptikums Clozapin hatte diese Annahme aufgrund seiner Freiheit von extrapyramidal-motorischen Nebenwirkungen wiederlegt (Hippius u. Stille 1971).

Das atypische Nebenwirkungsprofil von Clozapin wurde bereits bei seiner Einführung in den späten sechziger Jahren erkannt (Gross u. Langner 1966; Angst et al. 1971a; Ackenheil et al. 1976; Chouinard u. Annable 1976): Antipsychotische Gleichwirksamkeit und gleichzeitig bessere extrapyramidal-motorische Verträglichkeit wurde in mehreren Studien der 70er Jahre im Vergleich zu Levomepromazin (Angst et al. 1971b), Chlorpromazin (Fischer-Cornelssen et al. 1974) und Haloperidol (Gerlach et al. 1974) gezeigt (Übersicht bei Sayers u. Amsler 1977). Diese und spätere Studien belegten, dass Clozapin letztlich überhaupt keine extrapyramidal-motorischen Nebenwirkungen erzeugt. Clozapin wurde dadurch zum Prototyp späterer Generation atypischer Neuroleptika, die sich durch ein günstigeres extrapyramidal-motorisches Begleitwirkungsprofil auszeichnen.

Eine Erweiterung des vom Clozapin geprägten klinischen Atypiebegriffs stellte sich ein, als Kane et al. (1988) erstmals in einer kontrollierten Vergleichsstudie die Wirksamkeitsüberlegenheit von Clozapin gegenüber dem „typischen" Neuroleptikum Chlorpromazin bei therapieresistenten Schizophrenen zeigen konnten und damit die Ergebnisse einer vorangegangenen Vergleichsstudie Clozapin gegen Chlorpromazin von Honigfeld et al. (1984) bestätigten. Gleichzeitig wurde in der Studie von Kane et al. (1988) nachgewiesen, dass Clozapin auf schizophrene Negativsymptomatik besser wirkt, als ein typisches Neuroleptikum wie Chlorpromazin – ein Befund, der in den folgenden Jahren deutlich erhärtet werden konnte (Naber et al. 1989; Meltzer et al. 1991; Breier et al. 1994). Etabliert hat sich dieser Aspekt eines atypischen Neuroleptikums allerdings erst in den 90er Jahren mit der Einführung neuerer Neuroleptika wie Zotepin (Fleischhacker et al. 1989), Risperidon (Chouinard et al. 1993), Olanzapin (Beasley et al. 1996), Sertindol (Zimbroff et al. 1997) und Amisulprid (Möller et al. 1997), deren Zulassungsstudien gezielt auf den Nachweis einer Wirksamkeitsüberlegenheit gegenüber Haloperidol bezüglich schizophrener Negativsymptomatik abhoben.

Im Bemühen pharmazeutischer Hersteller, Clozapin-ähnliche Substanzen zu entwickeln, die die gleichen klinischen Besonderheiten aufweisen, aber nicht die hämatologischen Risiken von Clozapin beinhalten, wurde der Begriff „atpyisch" dann auch auf die Besonderheiten des pharmakologischen Wirkprofils von Clozapin übertragen, die man für die klinischen Besonderheiten verantwortlich hielt, und zwar auf die Besonderheit, nicht nur D2-, sondern auch 5HT2-Rezeptoren zu blockieren, auf eine stärkere Bindung an mesolimbischen als an nigrostriatalen D2-Rezeptoren und auf eine klinische Wirksamkeit bei niedrigerer D2-Rezeptorenbesetzungsrate. Andere Hersteller haben die pharmakologische Definition dann auf andere, vom D2-Blockierungsprofil typischer Neuroleptika abweichende pharmakologische Wirkungsprofile ausgedehnt, z.B. auf den D2/D3-Antagonisten wie das Amisulprid.

## Fragliche Generalisierbarkeit der Vergleichsstudien atypischer Neuroleptika

Bei der klinischen wie auch der pharmakologischen Charakterisierung von atypischen Neuroleptika wird üblicherweise auf ihren Unterschied zu Haloperidol oder zu Chlorpromazin abgehoben. Dies gilt sowohl für die klinischen Zulassungsstudien, die ganz überwiegend gegen Haloperidol durchgeführt wurden, wie auch für die kontrastierende Darstellung der Rezeptorbindungsprofile und der D2-Rezeptorbesetzungsraten, in denen fast ausschließlich mit den jeweiligen Befunden unter Haloperidol verglichen wird. Tabelle 5.2 listet die wesentlichen Vergleichsstudien auf, die für die Atypika Clozapin, Zotepin, Risperidon, Olanzapin, Sertindol, Quetiapin, Ziprasidon und Amisulprid durchgeführt wurden. In 24 Studien wurde 19-mal gegen Haloperidol, 3-mal gegen Chlorpromazin und lediglich 2-mal gegen ein anderes klassisches Neuroleptikum (Flupenthixol bzw. Perazin) geprüft. So groß auch die Gesamtzahl dieser Studien und so konsistent ihre Ergebnisse bezüglich besserer extrapyramidal-motorischer Verträglichkeit und besserer Wirksamkeit auf Negativsymptomatik – gelegentlich auch bei Therapieresistenz – auch sind: Sie beziehen sich ausschließlich auf den Vergleich zu Haloperidol und zu Chlorpromazin. Aus dieser Datenlage heraus kann abgeleitet werden, dass es keinen Studienbeleg gibt, der eine Generalisierung der für den Vergleich zu Haloperidol und Chlorpromazin erhobenen Befunde auf die Gesamtgruppe der gut zwei Dutzend typischen Neuroleptika aus den Gruppen der Phenothiazine, Butyrophenone und Thioxantene erlauben würde.

Auch unter klinischem Gesichtspunkt ist es mehr als fraglich, das Aufkommen atypischer Neuroleptika zum Anlass zu nehmen, alle typischen Neuroleptika sozusagen in die gleiche Schublade zu stecken, wie Haloperidol und Chlorpromazin, und damit alle historisch gewachsenen klinischen Einteilungen typischer Neuroleptika über Bord zu werfen. Niemand wird ernsthaft behaupten wollen, dass alle typischen Neuroleptika das gleiche Wirkungs- und Nebenwirkungsprofil haben wie Haloperidol. Bis die neuen, „atpyisch" genannten Neuroleptika verfügbar wurden, hat sich die klinische Psychopharmakologie intensiv bemüht, klinisch relevante Unterschiede zwischen den verschiedenen alten Neuroleptika herauszuarbeiten. Neben der rein deskriptiv-ordnenden, aber klinisch wenig aussagefähigen Einteilung nach chemischen Strukturklassen (Phenothiazine mit unterschiedlichen Seitenketten, Butyrophenone, Thioxantene) hat vor allem die hiervon völlig unabhängige klinische Klassifikation in antipsychotisch nieder-, mittel- und hochpotente Neuroleptika über Jahrzehnte Bedeutung gehabt (Tabelle 5.3).

Bei dieser Einteilung ist dabei nicht nur die unterschiedliche antipsychotische Potenz von Bedeutung, sondern auch die zur antipsychotischen Potenz in der Regel reziproke Neigung zur Induktion extrapyramidal-motorischer Nebenwirkungen. Kein erfahrener Kliniker wird unter der Behandlung mit einem schwach antipsychotisch potenten Neuroleptikum wie etwa Chlorprothixen mit einem gleich häufigen und gleich starken Auftreten von Frühdyskinesien, Akathisie und Parkinsonismus rechnen, wie unter der Behandlung mit einem hochpotenten Neuroleptikum wie Benperidol. Diese altbekannten Verträglichkeitsunterschiede sind offenbar in den letzten Jahren unter dem

**Tabelle 5.2.** Vergleichsstudien atypischer Neuroleptika

| Prüfsubstanz und Autoren | Comparator |
|---|---|
| *Clozapin-Studien* | |
| Honigfeld et al. (1984) | Chlorpromazin |
| Kane et al. (1988) | Chlorpromazin |
| Breier et al. (1994) | Haloperidol |
| | |
| *Zotepin-Studien* | |
| Dieterle et al. (1991) | Perazin |
| Klieser et al. (1991) | Haloperidol |
| Petit et al. (1995) | Haloperidol |
| Fleischhacker et al. (1989) | Haloperidol |
| Wetzel et al. (1991) | Haloperidol |
| Barnas et al. (1992) | Haloperidol |
| | |
| *Risperidon-Studien* | |
| Claus et al. (1992) | Haloperidol |
| Chouinard et al. (1993) | Haloperidol |
| Marder und Meibach (1994) | Haloperidol |
| Peuskens et al. (1995) | Haloperidol |
| | |
| *Olanzapin-Studien* | |
| Beasley et al. (1996) | Haloperidol |
| Tollefson et al. (1997) | Haloperidol |
| | |
| *Sertindol-Studien* | |
| Zimbroff et al. (1997) | Haloperidol |
| Hale et al. (1996) | Haloperidol |
| | |
| *Quetiapin-Studien* | |
| Borison et al. (1996) | Haloperidol |
| Arvanitis und Miller (1997) | Haloperidol |
| Peuskens und Link (1997) | Chlorpromazin |
| | |
| *Ziprasidon-Studien* | |
| Tandon et al. (1997) | Haloperidol |
| | |
| *Amisulprid-Studien* | |
| Möller et al. (1997) | Haloperidol |
| Wetzel et al. (1998) | Flupenthixol |
| Puech et al. (1998) | Haloperidol |

**Tabelle 5.3.** Antipsychotische Potenz der Neuroleptika. (Nach Schöny u. Rittmannsberger 1992)

| Neuroleptikum | Neuroleptische Potenz |
|---|---|
| Sulpirid | 0,3–0,5 |
| Levomepromazin | 0,5 |
| Thioridazin | 0,5 |
| Chlorpromazin[a] | 1 |
| Chlorprothixen | 1–2 |
| Clozapin | 1–3 |
| Zuclopenthixol | 4–6 |
| Haloperidol | 40–60 |
| Fluphenazin | 50–80 |
| Flupenthixol | 50–80 |
| Trifluoperidol | >200 |
| Benperidol | >400 |

[a] Die neuroleptische Potenz des Chlorpromazins wird = 1 gesetzt.

Einfluss der neuen Atypika immer stärker in den Hintergrund klinischer Entscheidungsprozesse getreten. Dabei sind sie bereits in der Frühzeit der Neuroleptika-Ära beobachtet und untersucht worden. Ellenbroek (1993) nennt zum Beispiel Prothipendyl (Uddenberg u. Lundgren 1959) als die erste neuroleptische Substanz, die als deutlich niedriger behaftet mit extrapyramidalmotorischen Nebenwirkungen beschrieben wurde als Chlorpromazin. Thioridazin war die nächste Substanz, deren bessere Verträglichkeitsposition bereits Anfang der 60er Jahre von Cole u. Clyde (1961) in einer vergleichenden Literaturübersicht hervorgehoben wurde: In einer größeren kontrollierten Vergleichsstudie (NIMH 1964) konnte für Thioridazin eine deutlich bessere Verträglichkeit bezüglich Frühdyskinesien und Parkinsonsyndrom bei gleicher antipsychotischer Wirksamkeit im Vergleich zu Fluphenazin und Chlorpromazin gezeigt werden. Unter Anwendung der heutigen klinischen Atypiedefinition hätte dieser Befund bereits damals gerechtfertigt, Thioridazin als atypisches Neuroleptikum zu bezeichnen

Es ist bedauerlich, wenngleich auch nachvollziehbar, dass eine genauere vergleichende Einstufung der Gesamtheit typischer Neuroleptika mit den heute zu Gebote stehenden Messmethoden zur differenzierten Veränderungserfassung von Positiv- und Negativsymptomatik sowie extrapyramidal-motorischer Symptomatik, Akathisie und Spätdyskinesien nicht möglich ist. Es gibt insbesondere keinerlei Grundlage für eine datengestützte differenzierte Beurteilung der Wirksamkeit aller typischer Neuroleptika auf die schizophrene Negativsymptomatik. Eine Generalisierung der diesbezüglichen Wirksamkeitsüberlegenheit von atypischen Neuroleptika gegenüber Haloperidol und Chlorpromazin auf alle typischen Neuroleptika ist wissenschaftlich nicht zu rechtfertigen, solange nicht breitflächige Vergleichsuntersuchungen durchgeführt werden, in denen viele Vertreter der typischen Neuroleptika mit neuen Atypika verglichen werden.

## Pharmakologische Typizität der alten Neuroleptika

Wenn es also schon von den klinischen Unterschieden zwischen den alten so genannten „typischen" Neuroleptika her keine Rechtfertigung dafür gibt, alle diese Substanzen mit Haloperidol und Chlorpromazin gleichzusetzen, dann fragt man sich, ob es denn vom pharmakologischen Wirkungsprofil her eine solche Rechtfertigung gibt. Um dieser Frage nachzugehen, soll zunächst dargestellt werden, welche gesicherten und welche fraglichen Erkenntnisse wir über die für Haupt- und Nebenwirkungen verantwortlichen Rezeptoreffekte besitzen und wie sich die Atypika tatsächlich in jenen pharmakologischen Eigenschaften von den „Typika" unterscheiden, die man üblicherweise für die klinischen Besonderheiten der Atypika verantwortlich macht.

Die folgende Übersicht fasst die gegenwärtigen Grundkenntnisse über die Beziehungen zwischen Wirkungen auf die Dopamin-Rezeptor-Familie und auf den 5HT2a-Rezeptor einerseits und den klinisch beobachtbaren Effekten andererseits zusammen. Gesichert ist die Bedeutung der mesolimbischen Blockade von D2-Rezeptoren für die Besserung von Positivsymptomen, die Bedeutung der nigrostriatalen Blockade von D2-Rezeptoren für die Entstehung von extrapyramidal-motorischen Begleitwirkungen und die Bedeutung der Blockade hypophysärer D2-Rezeptoren für die Erhöhung des Prolaktinspiegels und die daraus potentiell resultierenden klinischen Folgen. Als relativ gesichert kann auch die Bedeutung der Blockade präfrontaler Serotonin-Rezeptoren vom 5HT2a-Typ für die Besserung von Negativsymptomen angesehen werden. Ob deren Blockade auch zur Besserung von Positivsymptomen führt, ist eher fraglich, nachdem selektive 5HT2a-Rezeptorblocker wie Ritanserin keine antipsychotische Wirkung zeigen. Vermutet werden darf, dass die Blockade von D1-Rezeptoren zur Verschlechterung kognitiver Funktionen führt und das Entstehen von Spätdyskinesien mitvermittelt. Hinweise ergeben sich ferner dafür, dass sich durch eine selektive Blockade präsynaptischer D2-Rezeptoren, wie sie durch niedrige Dosen von Amisulprid erreicht wird, die Negativsymptomatik bessern lässt. Über die Blockade von D3-Rezeptoren lässt sich vermutlich auch die Positivsymptomatik bessern; die wesentliche Konzentration von D3-Rezeptoren im mesolimbischen System und ihr weitgehendes Fehlen im nigrostriatalen System lassen vermuten, dass die gleichzeitige Blockade von D3-Blockern indirekt zur besseren extrapyramidal-motorischen Verträglichkeit von D2/D3-Blockern wie Amisulprid beiträgt, indem hierdurch eine höhere mesolimbische Selektivität der D2-Blockade erreicht wird. Ob eine D4-Blockade, wie sie beim Clozapin gegeben ist, zur Wirkung auf die Positivsymptomatik beiträgt, ist noch fraglich. Hinreichend gesichert erscheint dagegen, dass die antipsychotische Wirkung typischer wie atypischer Neuroleptika weder über D1- noch über D5-Rezeptoren vermittelt wird.

# Atypische Neuroleptika – Begriffsbestimmung und Datenlage

**Rezeptorblockaden und klinische Effekte**
- **Gesicherte** klinische Effekte
  - D2-Blockade (limbisch): Besserung von Positivsymptomen
  - D2-Blockade (striatal): Entstehung von EPS
  - D2-Blockade (hypophysär): Prolaktinausschüttung
  - 5HT2a-Blockade (präfrontal): Besserung von Negativsymptomen
- **Vermutliche** klinische Effekte
  - D1-Blockade: Verschlechterung kognitiver Funktionen
  - D1-Blockade: vermittelt Spätdyskinesien
  - D2-Blockade (präsynaptisch): Besserung von Negativsymptomen
  - D3-Blockade: an Besserung von Positivsymptomen beteiligt
  - D3-Blockade: führt indirekt zu geringerer EPS-Rate
- **Fragliche** klinische Effekte
  - D4-Blockade: Besserung von Positivsymptomen
  - 5HT2a-Blockade (präfrontal): Besserung von Positivsymptomen
- **Ohne** Bedeutung
  - D1-Blockade: nicht an Besserung von Positiv- und Negativsymptomen beteiligt
  - D5-Blockade: ohne klinische Wirkung

Atypika erreichen ihre bessere extrapyramidal-motorische Verträglichkeit und Wirkung auf Negativsymptomatik auf verschiedenem Wege: die eine Gruppe wie Clozapin, Zotepin, Risperidon, Olazapin, Sertindol, Ziprasidon und Quetiapin über die gleichzeitige Blockade von D2- und von 5HT2a-Rezeptoren, die andere Gruppe wie Amisulprid, aber auch das Clozapin über die gleichzeitige Blockade von D2- und D3-Rezeptoren. Als Resultate erreichen Atypika eine klinische Wirksamkeit bei bereits niedrigerer D2-Besetzungsrate als Haloperidol. Abbildung 5.1 zeigt einen synoptischen Vergleich der verschiedenen Atypika zu Haloperidol: Während Neuroleptika vom Haloperidol-Typ mindestens 70% D2-Rezeptoren besetzen müssen, um klinisch zu wirken und damit sehr nahe an der mit etwa 80% beginnenden D2-Rezeptorenbesetzungrate liegen, oberhalb derer extrapyramidal-motorische Begleitwirkungen beginnen, haben andere Atypika wie etwa Clozapin oder Quetia-

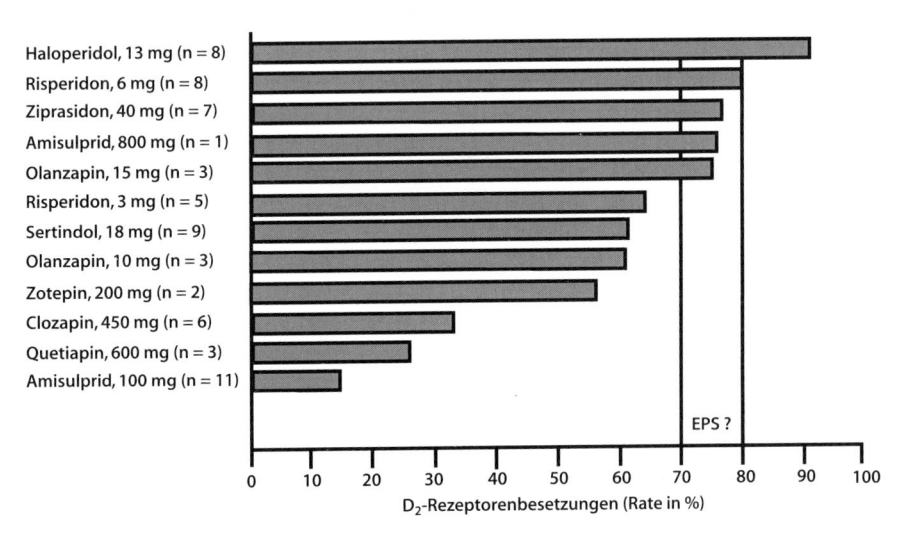

**Abb. 5.1**

pin eine klinische Wirksamkeit bei viel niedrigeren D2-Rezeptorbesetzungsraten von deutlich unter 50 Prozent und sind in dieser Region weitgehend ungefährdet, EPS zu induzieren.

Wie sehen nun andere ältere Neuroleptika in ihrem pharmakologischen Rezeptorbindungsprofil im Vergleich zu Haloperidol und zu der Gruppe der Atypika aus? Tabelle 5.4 zeigt den Vergleich von Flupenthixol und vier weiteren „Typika" im Vergleich zu Haloperidol und den Atypika. Es zunächst auf, dass es kein komplettes Bild über das Rezeptorbindungsprofil einiger älterer Neuroleptika gibt, insbesondere fehlen Daten zu D1- und D3-Rezeptorbindungen. Aufschlussreich werden die Daten dieser Tabelle erst dann, wenn man die Quotienten der Bindungskonstanten der D2- und 5HT2a- bzw. D2- und D3-Rezeptoren bildet und in eine Rangreihe bringt. Tabelle 5.5 zeigt dies für den von den meisten Atypika-Herstellern für wesentlich empfundenden Quotienten D2/5HT2a. Clozapin führt eine Gruppe von Substanzen mit deutlichem Überwiegen der Affinität zu den 5F1T2a-Rezeptoren an, mit einem Quotienten von 9. Erstaunlich ist hier, dass sich das Thioxanten Chlorprothixen überhaupt nicht „typisch", sondern gänzlich „atypisch" mitten in dieser ansonsten nur von den neuen Atypika gebildeten Gruppe mit einem Quotienten von 5,2 befindet; erstaunlich ist auch, dass Risperidon (1,0) und Olanzapin (1,1) sich nicht von Flupenthixol (0,8) und Zuclopenthixol (1,3) unterscheiden; die eigentliche „Typika"-Gruppe der deutlich überwiegend D2-affinen Neuroleptika beginnt erst mit Fluphenazin (0,1) und Haloperidol (<0,1) und wird aber noch extrem übertroffen von Amisulprid, dass praktisch überhaupt keine Bindung an 5F1T2a-Rezeptoren besitzt. Eine Aussage dahingehend, dass die „Typika" eine deutlich stärkere Affinität zu D2- als zu 5HT2a-Rezeptoren hätten, kann man nach diesen Daten genauso wenig be-

**Tabelle 5.4.** Rezeptorbindungsprofile ($k_i$ nmol/l)

|  | D1 | D2 | D3 | 5HT2a |
|---|---|---|---|---|
| Haloperidol[a] | 23 | 7,2 | 4,6 | 138 |
| Flupenthixol[a] | 3,8 | 3,6 | 2,5 | 4,3 |
| Zuclopenthixol[a] | 4,4 | 5,5 | 4,3 | 4,3 |
| Chlorprothixen[a] | ? | 12 | ? | 2,3 |
| Thioridazin[a] | ? | 49 | ? | 27 |
| Fluphenazin[a] | ? | 4,4 | ? | 33 |
| Clozapin[b] | 53 | 36 | 160 | 4,0 |
| Zotepin[b] | 32,7 | 4,5 | 3,1 | 0,8 |
| Risperidon[b] | 21 | 0,4 | 14 | 0,4 |
| Olanzapin[b] | 10 | 2,1 | 49 | 1,9 |
| Sertindol[b] | 12 | 0,5 | 12 | 0,2 |
| Amisulprid[b] | >1000 | 1,3 | 2,4 | >2000 |
| Ziprasidon[b] | 130 | 3,1 | 7,2 | 0,4 |
| Quetiapin[b] | 390 | 69 | 340 | 20 |

[a] Aus Übersicht Glaser et al. (1998), [b] aus Übersicht Lambert u. Naber (1999).

# Atypische Neuroleptika – Begriffsbestimmung und Datenlage

**Tabelle 5.5.** D2/5HT2-Quotient

| | Quotient |
|---|---|
| Clozapin | 9,0 |
| Ziprasidon | 7,8 |
| Zotepin | 5,6 |
| Chlorprothixen | 5,2 |
| Quetiapin | 3,5 |
| Sertindol | 2,5 |
| Thioridazin | 1,8 |
| Zuclopenthixol | 1,3 |
| Olanzapin | 1,1 |
| Risperidon | 1,0 |
| Flupenthixol | 0,8 |
| Fluphenazin | 0,1 |
| Haloperidol | $<0,1$ |
| Amisulprid | $\ll 0,11$ |

**Tabelle 5.6.** Rangreihe bzgl. D2/D3-Quotient

| | Quotient |
|---|---|
| Haloperidol | 1,6 |
| Zotepin | 1,5 |
| Flupenthixol | 1,4 |
| Zuclopanthixol | 1,3 |
| Amisulprid | 0,5 |
| Ziprasidon | 0,4 |
| Clozapin | 0,2 |
| Quetiapin | 0,2 |
| Risperidon | $<0,1$ |
| Olanzapin | $\ll 0,1$ |
| Sertindol | $<0,1$ |
| Chlorprothixen | ? |
| Thioridazin | ? |

gründen wie etwa die Aussage, alle Atypika hätten eine überwiegende 5HT2a-Affinität. Wenn das Geheimnis der Atypie von Amisulprid darin liegen sollte, dass es auch eine vergleichbare Affinität zu den D3-Rezeptoren besitzt (Tabelle 5.6), dann wird es hierin noch deutlich von den „Typika" Haloperidol, Zyclopenthixol und Flupentixol, gleichzeitig aber auch vom Atypikum Zotepin übertroffen. Die sog. Kern-Atypika Risperidon, Olanzapin und Sertindol dagegen haben das Profil, was man sonst gerne den Typika zuschreiben würde: Sie haben nämlich eine weitaus stärkere Affinität zu D2- als zu D3-Rezeptoren.

**Studie Flupenthixol vs. Risperidon**

Die pharmakologische Synopsis unterstreicht die bereits klinisch begründete Aussage, dass es nicht gerechtfertigt ist, die alten Neuroleptika als geschlossene und einheitliche angeblich „typische" Gruppe den neuen Atypika gegenüberzustellen. Es wird gleichzeitig noch sinnfälliger, dass es nicht ausreichen kann, bei den neuen Neuroleptika lediglich den Verträglichkeits- und Wirkungsvorteil gegenüber Haloperidol und Chlorpromazin in klinischen Studien aufzuzeigen. Es müssen vielmehr auch wieder vermehrt alte Neuroleptika mit einem pharmakologischen und klinischen zumindest partiell atypischen Profil unter die Lupe zeitgemäßer vergleichender klinischer Evaluationsmethodik genommen werden. Es wurde aus vielen Untersuchungen mit den neuen Atypika abgeleitet, dass die durch sie im Vergleich zu Haloperidol erreichbare Steigerung der Compliance, Anhebung der Lebensqualität und Verminderung der Rehospitalisierungsraten ein lohnenswertes Ziel sei, das zu verfolgen sowohl aus ethischen wie auch aus wirtschaftlichen Gründen durchaus gerechtfertigt erscheinen lässt, die mit ihnen verknüpften deutlich höheren direkten Behandlungskosten in Kauf zu nehmen. Wir haben aber keinerlei auch nur annähernd ausreichende Daten darüber, ob wir nicht auch mit dem einen oder anderen der älteren Neuroleptika vergleichbare klinische Ziele zu deutlich niedrigeren direkten Behandlungskosten erreichen können. Bevorzugt für solche vergleichende Evaluation älterer Neuroleptika mit neueren Atypika bieten sich solche Substanzen an, die dem oben beschriebenen, wenn auch nicht durchgängigen pharmakologischen Wirkungsprofil der Atypika nahe kommen. Flupenthixol ist eine jener Substanzen, die sich durch ihre vergleichbare Affinität zum 5HT2a-Rezeptor und eine überwiegende Affinität zum D3-Rezeptor als ein solches „partiell atypisches" Neuroleptikum zur Untersuchung anbietet. Es soll deshalb abschließend von einer gegenwärtigen Studie berichtet werden, in der Flupenthixol gegen Risperidon in einer 6-Monats-Studie kontrolliert und doppel-blind verglichen wird. Die Studie prüft zwei Hypothesen:
1. Flupenthixol ist gleichwirksam wie Risperidon bezüglich schizophrener Negativsymptomatik.
2. Flupethixol ist besser als Risperidon in seiner Wirkung auf depressive Begleitsymptomatik.

Auswählbar für diese Studie sind sowohl stabil chronisch schizophrene Patienten mit überwiegender Negativsymptomatik wie auch frisch aus einer akuten Exazerbation remittierte chronische Schizophrene. Die Beobachtungsphase läuft über sechs Monate. Eingesetzt werden die PANSS-Skala zur Erfassung schizophrener Positiv- und Negativ-Symptomatik, die MADRS-Skala zur Erfassung der depressiven Begleitsymptomatik sowie die CGI zur klinischen Globalbeurteilung von Wirksamkeit und Verträglichkeit der Therapie. Die Hypothese der Gleichwirksamkeit auf schizophrene Negativsymptomatik leitet sich aus klinischer Erfahrung und ersten klinischen Studien ab (Pach et al. 1998a,b; Bandelow 1998), die Überlegenheitshypothese bezüglich depressiver Begleitsymptomatik aus entsprechender klinischer Erfahrung antidepressiver Wirksamkeit von Flupenthixol. Ende 2000 werden wir wissen, ob das angeblich typische, pharmakologisch zumindest aber partiell atypische Alt-Neuroleptikum Flupenthixol sich nicht durchaus auf dem Spezialfeld der Atypika – nämlich besondere Wirksamkeit bei Negativsymptomatik – mit Risperidon als prominentem Vertreter der Atypika messen kann.

## Literatur

Ackenheil M, Bräu H, Burkhart A, Franke A, Packa W (1976) Antipsychotische Wirksamkeit im Verhältnis zum Plasmaspiegel von Clozapin. Arzneim Forsch 26:1156–1158

Angst J, Bente D, Berner P, Heimann H, Helmchen H, Hippius H (1971a) Das klinische Wirkungsbild von Clozapin. Pharmakopsychiatrie 4:201–211

Angst J, Jaenicke A, Padrutt A, Scharfetter Ch (1971b) Ergebnisse eines Doppelblindversuches von HF 1854 im Vergleich zu Levomepromazin. Pharmakopsychiatrie 4:192–200

Arvanitis LA, Miller BG (1997) Multiple fixed doses of „seroquel" (quetiapine) in patients with acute exacerbation of schizophrenia: A comparison with haloperidol and placebo. Biol Psychiatry 42:233–246

Bandelow B (1998) Wirkung von Flupenthixol auf Negativsymptomatik und depressive Syndrome bei schizophrenen Patienten. In: Glaser T, Soyka M (Hrsg) Flupentixol – typisches oder atypisches Wirkspektrum. Steinkopff, Darmstadt, S 67–77

Barnas C, Stuppäck C, Miller C, Haring C, Sperner-Unterweger B, Fleischhacker WW (1992) Zotepine in the treatment of schizophrenic patients with prevailingly negative symptoms. A double-blind trial vs. haloperidol. Int Clin Pharmacol 7:23–27

Beasley C, Tollefson G, Tran P, Satterlee W, Sanger T, Hamilton S (1996) Olanzapine versus placebo and haloperidol: acute phase results of the North American double-blind olanzapine trail. Neuropsychopharmacology 14:111–123

Borison RL, Arvantis LA, Miller BG (1996) ICI 204,636, an atypical antipsychotic: efficacy and safety in a multicenter, placebo-controlled trial in patients with schizophrenia. J Clin Pschopharmacol 16:158–169

Breier A, Buchanan RW, Kirkpatrick B, Davis OR, Irish D, Summerfelt A, Carpenter WT (1994) Effects of clozapine on positive and negative symptoms in outpatients with schizophrenia. Am J Psychiatry 151:20–26

Chouinard G, Annable L (1976) Clozapine in the treatment of newly admitted schizophrenic patients. A pilot study. J Clin Pharmac 16:289–297

Chouinard G, Jones B, Remington G et al. (1993) A Canadian multicenter placebo-controlled study of fixed doses of risperidone and haloperidol in the treatment of chronic schizophrenic patients. J Clin Psychopharmacol 13:25–40

Claus A, Bollen J, DeCuyper H et al. (1992) Risperidone versus haloperidol in the treatment of chronic schizophrenic inpatients: A multicentre double-blind comparative study. Acta Psychiatr Scand 85:295–305

Cole J, Clyde D (1961) Extrapyramidal side-effects and clinical response to the phenothiazines. Rev Can Biol 20:565–574

Deniker P (1983) Discovery of the clinical use of neuroleptics. In: Parnham M, Bruinvels J (Hrsg) Discoveries in pharmacology, vol. 1: Psycho- and neuropharmacology. Elsevier, Amsterdam, pp 163–180

Dieterle DM, Müller-Spahn F, Ackenheil M (1991) Wirksamkeit und Verträglichkeit von Zotepin im Doppelblindvergleich mit Perazin bei schizophrenen Patienten. Fortschr Neurol Psychiatr 59:18–22

Ellenbroek BA (1993) Treatment of schizophrenia: a clinical and preclinical evaluation of neuroleptic drugs. Pharmac Ther 57:1–78

Fischer-Cornelssen K, Ferner U, Steiner H (1974) Multifokale Psychopharmakaprüfung. Arzneim Forsch 24:1706–1724

Fleischhacker WW, Barnas C, Stuppäck C, Unterweger B, Miller C, Hinterhuber H (1989) Zotepine vs. haloperidol in paranoid schizophrenia: a double-blind trial. Psychopharmacol Bull 25:97–100

Gerlach J, Koppelhus P, Helweg E, Monrad A (1974) Clozapine and haloperidol in a single blind crossover trial: therapeutic and biochemical aspects in the treatment of schizophrenia. Acta Psychiat Scand 40:410–424

Glaser T, Soyka M (1998) Flupethixol – typisches oder atypisches Wirkspektrum? S 9–21

Gross H, Langner E (1966) Das Wirkungsprofil eines chemisch neuartigen Breitband-Neuroleptikums der Dibenzodiazepingruppe. Wien Med Wochenschr 116:614–618

Haase JH (1961) Das therapeutische Achsensyndrom neuroleptischer Medikamente und seine Beziehungen zu extrapyramidaler Symptomatik. Fortschr Neurol Psychiat 29:245–268

Haase JH, Janssen P (1985) The action of neuroleptic drugs. Elsevier, Amsterdam

Hale A, von der Burght M, Wehnert A, Sloth-Nielsen M (1996) A European dose-range study comparing the efficacy, tolerability and safety of four doses of sertindole and one dose of haloperidol in schizophrenic patients. XXth CINP Congress, Melbourne

Hippius H, Stille G (1971) Kritische Stellungnahme zum Begriff der Neuroleptika (anhand von pharmakologischen und klinischen Befunden mit Clozapin). Pharmacopsychiatrie 4:182–191

Honigfeld G, Patin J, Singer J (1984) Clozapine: antipsychotic activity in treatmentresistant schizophrenics. Advanc Ther 1:182–183

Kane J, Honigfeld G, Singer J, Meltzer H (1988) Clozapine for the treatment-resistant schizophrenic. A double-blind comparison with chlorpromazine. Arch Gen Psychiatry 45:789–796

Klieser E, Lehmann E, Tegeler J (1991) Doppelblindvergleich von 3-mal 75 mg Zotepin und 3-mal 4 mg Haloperidol bei akut schizophrenen Patienten. Fortschr Neurol Psychiatr 59:14–17

Lambert M, Naber D (1999) Amisulprid – ein atypisches Antipsychotikum in der Behandlung schizophrener Erkrankungen. Fundamenta Psychiatrica 13:43–61

Marder SR, Meibach RC (1994) Risperidone in the treatment of schizophrenia. Am J Psychiatry 151:825–835

Meltzer HY et al. (1991) The effect of clozapine and other atypical antipsychotic drugs on negative symptoms. In: Marneros A, Andreasen NC, Tsuang MT (Hrsg) Negative versus positive schizophrenia. Springer, Berlin

Möller HJ, Boyer P, Fleurot O, Rein W et al. (1997) Improvement of acute exazerbations of schizophrenia with amisulpride: a comparison to haloperidol. Pschopharmacol 132: 396–401

Naber D, Leppig M, Grohmann R, Hippius H (1989) Efficacy and adverse effects of clozapine in the treatment of schizophrenia and tardive dyskinesia – a retrospective study of 387 patients. Psychopharmacol 99:S73–S76

National Institute of Mental Health (1964) Phenothiazine treatment in acute schizophrenics. Arch Gen Psychiatr 10:246–261

Pach J, Osterheider M, Finkbeiner T et al. (1998a) Differentielle Dosierung von Flupenthoxol-Decanoat in der Rezidivprophylaxe schizophrener Psychosen. Psychopharmakotherapie 4:150–155

Pach J, Finkbeiner T, Glaser T, Haug J, Osterheider M, Tegeler J (1998b) Positiv- und Negativsymptomatik bei chronisch schizophrenen Patienten unter Erhaltungstherapie mit Flupentixol-Decanoat im 12-Monats-Verlauf. Fortschr Neurol Psychiat 66:442–449

Petit M, Raniwalla J, Tweed J et al. (1995) Double-blind study of zotepine vs. haloperidol in schizophrenia. Eur. Neuropsychopharmacol 5:333

Peuskens J, Link CGG (1997) A comparison of quetiapine and chlorpromazine in the treatment of schizophrenia. Acta Psychiatr Scand 96:265–273

Peuskens J on behalf of the Risperidone Study Group (1995) Risperidone in the treatment of patients with chronic schizophrenia: a multi-national, multi-centre, double-blind, parallel-group study versus haloperidol. Br J Psychiatry 166:712–726

Pi E, Simpson G (1983) Atypische Neuroleptika: clozapine and the banzamides in the prevention of tardive dyskinesia. Mod Prob Pharmacopsychiat 21:80–86

Puech A, Fleurot O, Rein W and the Amisulpride Study Group (1998) Amisulpride, an atypical antipsychotic, in the treatment of acute episodes of schizophrenia: a dose-ranging study vs. haloperidol. Acta Psychiatr Scand 98:65–72

Sayers A, Amsler H (1977) Clozapine. In: Goldberg M (Hrsg) Pharmacological and biochemical properties of drug substances, Vol. 1. American Pharmaceutical Association, Washington, pp 1–31

Schöny W, Rittmannsberger H (1992) Praktische Duchführung, allgemeine Behandlungsrichtlinien. In: Riederer P, Laux G, Pöldinger W (Hrsg) Neuro-Psychopharmaka, Bd. 4. Springer, Wien, S 131–152

Tandon R, Harrigan E, Zorn SH (1997) Ziprasidon: A novel antipsychotic with unique pharmacology and therapeutic potential. J Serotonin Research 4:159–177

Tollefson GD, Beasley CM, Tran PV, Street JS, Krueger JA, Tamura RN, Graffeo KA, Thieme ME (1997) Olanzapine versus haloperidol in the treatment of schizophrenia and schizoaffective and schizophreniform disorders: Results of an international collaborative trial. Am J Psychiatry 154:457–465

Uddenberg C, Lundgren B (1959) (Prüfung von Azacon an Patienten einer psychiatrischen Klinik). Sveska Lag-Tdin 56:3272

Wetzel H, Gründer G, Hillert A, Philipp M, Gattaz WF, Adler G, Schroder J, Rein W, Benkert O (1998) Amisulpride versus flupentixol in schizophrenia with predominantly positive symptomatology – a double-blind controlled study comparing a selective D2-like antagonist to a mixed D1-/D2-like antagonist. The Amisulpride Study Group. Psychopharmacology 137:223–232

Wetzel W, Barnas C, Stuppäck H et al. (1991) Zotepin vs Haloperidol bei paranoider Schizophrenie: eine Doppelblindstudie. Fortschr Neurol Psychiatr 59:10–14

Zimbroff DL, Kane JM, Tamminga CA et al., and the Sertindole Study Group (1997) Controlled, dose-response study of sertindole and haloperidol in the treatment of schizophrenia. Am J Psychiatry 154:782–791

## Diskussion

HUBER: Ich kann Ihnen nur beipflichten, Herr Philipp. Die Behauptung, dass nur die Atypika gegen Negativsymptome wirken, nicht aber die konventionellen, typischen Neuroleptika, ist schlichtweg falsch. Es gibt etliche Arbeiten aus den 60er Jahren, die eindeutig nachweisen, dass konventionelle Neuroleptika wie Haloperidol, Flupentixol, Fluphenazin oder Pimozid auch auf so genannte Minussymptome wirken. Es ist daher sehr zu begrüßen, dass Sie nunmehr Flupentixol gegen Risperidon prüfen werden. Solange keine Vergleichsdaten auch über größere Zeiträume vorliegen, lässt sich dazu nichts Definitives sagen. Natürlich bezweifle ich in keiner Weise die Fortschritte, die Atypika mit sich gebracht haben. Es bleibt aber der Nachteil, dass bis heute von atypischen Neuroleptika keine Depotformen existieren.

WOLTER-HENSELER: Sie hatten unter anderem eine Vergleichsstudie zwischen Amisulprid und Flupentixol aufgeführt. Wie war das Ergebnis dieser Untersuchung? Das wäre ja gewissermaßen das einzige Gegenbeispiel.

PHILIPP: An dieser Untersuchung war ich selbst beteiligt. Beide Substanzen waren gleich wirksam, auch hinsichtlich der Beeinflussung depressiver Begleitsymptome. Die allgemeine extrapyramidal-motorische Verträglichkeit war ebenfalls weitgehend gleich. Sekundäranalysen, die Herr Müller kürzlich publiziert hat, weisen darauf hin, dass die von uns gewählte Dosierung von Amisulprid für die depressive Begleitsymptomatik möglicherweise günstiger war als die von Flupentixol. Das zeigt einmal mehr, dass die Wahl der Dosierung entscheidenden Einfluss auf die Ergebnisse haben kann.

HEESE: Sind Ihnen Studien bekannt, in denen sehr niedrige Dosen von Haloperidol, beispielsweise 2,5 mg pro Tag, hinsichtlich der rezidivprophylaktischen Wirksamkeit, der Beeinflussung von Negativsymptomen und der extrapyramidalen Verträglichkeit verglichen wurden mit neueren Atypika wie Risperidon?

PHILIPP: Derartige Untersuchungen kenne ich nicht. Die niedrigste in ähnlichen Studien verwendete Haloperidol-Dosis lag meines Wissens bei 10 mg pro Tag. Ich könnte mir aber vorstellen, dass bei einem Vergleich von 2,5 mg Risperidon und 2,5 mg Haloperidol pro Tag keine wesentlichen Unterschiede in der Verträglichkeit zu finden wären.

Als Kliniker bin ich natürlich sehr froh, dass wir die Atypika haben. Sie haben ohne Frage ihren Stellenwert. Wir können aber ohne entsprechende Daten aus sorgfältig geplanten und nach modernen Methoden durchgeführten Vergleichsstudien nicht pauschal davon ausgehen, dass Atypika generell besser wirksam und verträglich sind als konventionelle Neuroleptika.

AROLT: Ein wichtiger Aspekt scheint mir aber, dass Atypika kognitive Störungen bei Schizophrenen – also beispielsweise Beeinträchtigungen von Auffassung, Aufmerksamkeit und Arbeitsgedächtnis – offenbar wesentlich günstiger beeinflussen als typische Neuroleptika. Es gibt Studien, die ziemlich klar belegen, dass Olanzapin in dieser Hinsicht deutlich besser ist als Haloperidol und auch als Risperidon.

PHILIPP: Ich bin Ihnen dankbar für die Ergänzung. Dafür sprechen, zumindest teilweise, auch die Untersuchungen von Gallhofer. Wobei allerdings – das muss man auch betonen – Clozapin in seinem Modell gar nicht so gut abschneidet. Ich möchte deshalb Atypika vorläufig nicht generell als kognitiv schlechter verträglich bezeichnen. Darüber hinaus stellt sich die Frage, inwieweit die kategorische Trennung zwischen Atypika und Typika überhaupt der Realität entspricht. Gallhofer postuliert aufgrund seiner Befunde eher einen fließenden Übergang zwischen beiden Antipoden.

DEISTER: Ein weiteres Problem ist, dass viele „besser informierte" Patienten heute kein konventionelles Neuroleptikum mehr akzeptieren. Sie wollen lieber ein modernes Atypikum. Gibt es Anhaltspunkte dafür, um wie viel sich die Compliance der Patienten verbessern ließe, wenn man sie mit einem besser verträglichen Präparat behandeln würde?

PHILIPP: Ich kann diese Erfahrung nur bestätigen, sehe mich aber nicht in der Lage, einen entsprechenden Prozentsatz anzugeben. Bei einem erstmanifestierten und hinreichend complianten Patienten, dessen erste Erfahrung mit Neuroleptika sein zukünftiges Complianceverhalten sehr wahrscheinlich wesentlich mitprägen wird, würde ich zunächst immer eine Medikation mit möglichst geringen extrapyramidal-motorischen Nebenwirkungen wählen.

MÜLLENBERG: Der problematischen Vergleichbarkeit von so genannten Atypika und klassischen Neuroleptika liegt vielleicht auch ein sprachliches Problem zugrunde, eine unsaubere Definition: Die erwünschte Wirkung dieser Medikamente ist ja nicht die neuroleptische, sondern die antipsychotische. Trotzdem sprechen wir im Allgemeinen von Neuroleptika und nicht von Antipsychotika. Wir klassifizieren also fälschlicherweise über die Nebenwirkung. Betrachten wir diese Substanzen primär unter dem Gesichtspunkt ihrer antipsychotischen Wirksamkeit, dann gibt es im Grunde nur Antipsychotika mit mehr oder weniger ausgeprägten neuroleptischen Nebenwirkungen.

PHILIPP: Entscheidend für den Ausgang eines Vergleichs ist natürlich auch, worauf man den Schwerpunkt legt. Wenn man kognitive Aspekte ignoriert, fällt das Ergebnis wahrscheinlich anders aus als wenn man sie in den Vordergrund stellt. Darin liegt sicher auch ein gewisses Manipulationspotenzial. Es kommt eben darauf an, was man als wichtiger erachtet – bessere extrapyramidal-motorische Verträglichkeit oder Beeinflussung der Negativsymptomatik.

ROTTMANN: Eine Frage zum Risperidon: Nach meinem Eindruck nehmen extrapyramidale Nebenwirkungen ab einer Tagesdosis von 6 mg merklich zu, sodass ich Risperidon fast schon als halb atypisches Neuroleptikum bezeichnen möchte. Wie sind Ihre Erfahrungen in dieser Hinsicht?

PHILIPP: Ich schätze Risperidon sehr. Aber ich würde es in der Erhaltungstherapie nicht höher dosieren als etwa 4 mg pro Tag, sonst verliert es seine Vorteile. Bei dieser Dosierung liegt anscheinend der optimale Kompromiss zwischen rezidivprophylaktischer Wirksamkeit und guter Verträglichkeit. Das zeigt sich auch in der gegenwärtig noch laufenden Anwendungsbeobachtung, an der ich auch beteiligt bin.

RAPPARD: Zu den kognitiven Nebenwirkungen von Atypika: Die Gruppe von Gallhofer hat inzwischen erste Daten einer Pilotstudie vorgelegt, wonach Flupentixol sich hinsichtlich seines Einflusses auf die kognitive Leistung schizophrener Patienten insgesamt nicht wesentlich von Risperidon und Clozapin unterscheidet.

GROSS: Psychopathologische Basissymptome bestehen zu etwa zwei Dritteln aus kognitiven Störungen, die subjektiv vom Patienten erlebt werden und auch testpsychologisch objektivierbar sind. Nicht nur Atypika, auch klassische Neuroleptika in niedriger Dosierung wirken sehr wohl günstig auf kognitive Störungen, das haben wir schon vor Jahrzehnten zeigen können. Die positive Wirkung wurde nicht nur von den Patienten so empfunden, sie ließ sich auch objektivieren.

KAPITEL 6

# Das bio-psychosoziale Modell psychischer Krankheiten und seine Auswirkungen auf die psychiatrische Praxis

B. EIKELMANN, D. RICHTER

---

**Psychiatrie in der Kritik**

Die Psychiatrie befindet sich nach Jahren der Umsetzung dekonstruktiver Anstrengungen in einer schweren Identitätskrise. Braucht man das Fach überhaupt noch oder ist seine Auflösung nur folgerichtiger Schritt der Einführung einer neurowissenschaftlichen Disziplin und der „evidence based medicine"? Lässt es sich nicht leichterdings in klinische Psychologie, psychotherapeutische Medizin, Neuromedizin und Sozialarbeit überführen? Bis auf den harten Kern bestimmter Patientengruppen – etwa mit schizophrenen und affektiven Psychosen oder schwer gestörter Menschen mit Neurosen und Persönlichkeitsstörungen – konkurrieren die genannten Disziplinen faktisch und teils expansiv. Aber was trug und trägt die Psychiatrie selbst dazu bei? Stellvertretend für die fachimmanenten Auflösungserscheinungen seien hier die Begriffe Denosologisierung, Desinstitutionalisierung und Demedikalisierung genannt. Diese Wortungetüme bedürfen der Erklärung. Bei Desinstitutionalisierung ging es in der Vergangenheit vornehmlich um die Umwandlung der in die Kritik geratenen Krankenhauspsychiatrie. Im gleichen Zuge wurde aber auch die Umgestaltung gut eingeführter, vor allem aber wissenschaftlich umstrittener Krankheitskonzepte und die Überschreibung traditioneller ärztlicher Domänen an andere Berufsgruppen angezielt. Hat ein medizinisches Fach wie die Psychiatrie ohne Nosologie, ohne Ärzte und Krankenhaus überhaupt eine Zukunft? Welches medizinische Querschnittsfach überstünde eine solche Umorientierung schadlos? Wundern wir uns wirklich über den kritischen Zustand des Faches, wenn praktisch alle Grundfesten infrage gestellt wurden?

Sehr zugespitzt und für die Fachwelt beeindruckend ist das Fazit von Detre u. McDonald (1997). Sie konstatieren, dass „Psychiatrie eine Beratungsdisziplin ist und bleibt", und gelangen kühn zu der Auffassung, dass viele Ärzte das Interesse an der Psychiatrie verloren hätten. Ihr Kommentar zu den diagnostischen Leistungen des Faches lautet lakonisch: „Die gegenwärtige Definition psychiatrischer Störungen ist arbiträr und basiert weithin auf dem Vorhandensein von psychologischen und Verhaltensänderungen". Weiter: „Der Beruf des Psychiaters ähnelt der letzten verbliebenen Tochter einer langen Familientradition, die als letztes Familienmitglied verzweifelt an ihrem Mädchennamen hängt. Wenn die Psychiatrie mit der Neurologie kohabitiert oder sie sogar heiratet, ändert sich nur der Name, während das Erbe intakt bleibt. Ihr intellektuelles Erbe bleibt bestehen und gewährleistet in der Verbindung das Überdauern ihrer wichtigsten Anliegen". Dieser Vorschlag macht die Stoßrichtung deutlich: Psychiatrie soll ein neuromedizinisches Fach werden, am besten in klinischen Zusammenhängen mit der Neurologie verbunden und eingeengt auf bestimmte, eng organmedizinisch definierbare Sachverhalte.

Finzen (2000) kommt bei der Analyse des Problems zu folgender Bilanz: Nie sei die Forschung so weit von Klinik und Alltagspraxis entfernt gewesen. Nie sei sie so ausschließlich naturwissenschaftlich gewesen. Grundlagenforschung beherrsche das Feld: Nicht der kranke Mensch, nicht das kranke Organ, nicht die veränderte Zelle, sondern das Molekül, das Gen, die zelluläre Mikrostruktur stünden im Vordergrund. Begriffe wie Leiden, Krankheit, Krankheitsfolgen oder psychosoziale Aspekte seien diesem Denken fremd. Er fragt, wo ist der kranke Mensch in seiner Lebensumgebung? Und: Handelt es sich um eine wirkliche Neuorientierung oder den Anfang vom Ende des Faches Psychiatrie? Basiert die Psychiatrie jetzt auf einem neuen wissenschaftlichen Paradigma?

## Selbstaufgabe – notwendiges Opfer?

Skepsis ist angebracht, wenn man sieht, wie sich die Lust an der Dekonstruktion ausgebreitet hat. Die *Denosologisierung* erschien als Grundvoraussetzung einer inhaltlichen Neubestimmung der Psychiatrie. Dabei haben die modernen Klassifikationssysteme nach Ansicht vieler anderer Autoren die Psychiatrie fundamental verändert. Diese verzichten nämlich der Reliabilität wegen auf eine Zuordnung der psychischen Krankheiten zu bestimmten ätiologischen Faktoren, wie in der Vergangenheit vor allem in der Unterscheidung zwischen Psychosen und Neurosen üblich. Zugleich wird eine Priorität einzelner Störungen aufgegeben, gleich ob eine Psychose, eine Persönlichkeitsstörung oder eine Suchtkrankheit einzeln oder kombiniert vorliegen. Wenn aus Krankheiten Störungen werden, diese ohne Zusammenhang und innere Logik aufgereiht werden können, führt das allein nicht vielleicht schon in eine fundamentale Ungewissheit? Auch wenn später versucht wurde, Nosologie und Klassifikation nach Notwendigkeiten der Praxis getrennt zu führen: für die Klinik hier die Nosologie, für die Dokumentation und für wissenschaftliche Zwecke da die ICD10- oder DSM-IV-Taxonomie, so kann dieser dichotomische Rigorismus nie ganz befriedigend gelingen, spätestens wenn bemerkt wird, dass beide Systeme in ihrer Bedeutung verwechselt werden oder den Bezug aufeinander verlieren. Als Folge ergibt sich eine Praxis, deren Ergebnis entweder die Interessen der Wissenschaftler oder der Kliniker widerspiegelt.

Was jedoch die eigentlichen Ziele betrifft: Ist die psychiatrische Diagnostik valider und vor allem reliabler geworden? Oder hat sie sich durch Einführung von Kriterien und operationalisierter Checklisten sogar unzulässig ausgedehnt und vereinfacht? Wenn also der Zeitraum von 14 Tagen reicht, für den mehrere ungewichtete Symptome vorliegen müssen, um z. B. eine schwere Depression zu diagnostizieren, dann fragt man sich zurecht, ob die Grundprobleme hiermit gelöst werden. Oder wenn Krankheitsdefinitionen in den (normalpsychologischen) Lebensalltag hineinreichen, in die Sphären, die moralische oder religiöse Auffassungen betreffen, extendiert werden, wem ist damit gedient – den Patienten oder der Klassifikation? Was bedeutet ein riskanter oder schädlicher Gebrauch von Alkohol außerhalb von Klassifikationen – Krankheit oder Definitionsartefakt? Gibt es die Borderline-Störung in der „realen Welt", gleich ob sie emotionale Instabilität oder Impulsivität genannt wird? Ist die „antisoziale Persönlichkeitsstörung", gekennzeichnet durch „Falschheit, Lügen, Betrügen" überhaupt eine Krankheit oder eine Liste von gesellschaftlich sanktionierten oder gering geschätzten Verhaltensweisen? Was bedeutet der „kulturübliche" Wahn außerhalb von Entwicklungsländern? Was ist mit den Restkategorien der Klassifikation, die notwendig sind, um bestimmte Grenzfälle „verbuchen" zu können?

*Desinstitutionalisierung* war ein Stichwort in der Debatte um die Neuorganisation der psychiatrischen Versorgung seit den siebziger Jahren. Kann man schwer und chronisch psychisch Kranke nach einer gewissen Behandlungszeit in der Klinik einfach entlassen und sich auf ihr Potenzial oder das ihres Supportsystems stützen? Desinstitutionalisierung im einfachsten und schlichtesten Sinn ist Entlassung des chronisch kranken Patienten aus der Verantwortung der Klinik. Sie oder er werden sich selbst oder ihrer Familie überlassen. Das ist gerade bei chronisch psychisch Kranken in der Vergangenheit als emanzipatorischer Akt, als Normalisierung oder als Neubeginn betrachtet worden. Ein solcher Schritt kann gelingen, vielleicht ist eine gewisse Naivität hierbei sogar hilfreich. Andererseits, so zeigen internationale Erfahrungen bis zum heutigen Tage, bedeutete diese Art der Verleugnung eines erheblichen Problems für viele Patienten aber therapeutische Vernachlässigung und Überforderung.

Desinstitutionalisierung war historisch eine vor allem in den USA (Torrey 1990) verbreitete Ideologie (und Terminologie), die seit den fünfziger Jahren zu einer dramatischen Verkleinerung der psychiatrischen Krankenhäuser und zum Aufbau der Community Mental Health Centers geführt hat. Von den 450000 in den USA „desinstitutionalisierten" Anstaltpatienten wurden aber viele auf die Straße, in Gefängnisse und in die Wohnungslosigkeit entlassen (Whitmer 1980). Dieser auch Transinstitutionalisierung genannte Prozess bedeutete einen Rückfall hinter den am Anfang des neunzehnten Jahrhunderts erreichten Stand. Als wesentliches Agens sah eine Reihe von Autoren „budget actions", also Kostenverlagerungen zwischen staatlichen Gliederungen (z.B. Zentralregierung vs. Bundesstaat bzw. Gemeinden) oder verschiedenen Kostenträgern (z.B. Krankenversicherungen versus Sozialhilfe), die sich damals und heute der Kritik an den Krankenhäusern oder der verschiedenen Behandlungsstrategien nur zu gerne bedienten (z.B. Redick et al. 1985). In Deutschland ist gegenwärtig ebenso die Ökonomie Motor der Umorganisation der Psychiatrie. Die großen Krankenhäuser haben Wohn- und Pflegebereiche ausgegliedert. Stationäre Verweildauerzeiten sind im steilen Fall begriffen und Gegenstand der Diskussion mit Kostenträgern und Medizinischen Diensten. Das ganze Gesundheitssystem, und darin das psychiatrische Versorgungssystem, wird betriebswirtschaftlichen Prozeduren wie dem Krankenhausvergleich unterzogen. Die jeweils kürzere Verweildauer ist die bessere – bei gleicher Qualität? Sind die Ergebnisse gerade unter längerer Perspektive vergleichbar? Der Eingriff der Bürokratie in die Versorgungsrealität ist gewaltig. Wie es mit der Langzeitperspektive über einige Jahre aussieht, kann zurzeit niemand beantworten. Steigt oder sinkt die Lebensqualität? Nehmen bei den schwer Suchtkranken die Morbidität oder die Mortalität gar zu (Richter u. Eikelmann 2000)? Werden durch die Rückführung klinischer Behandlungsmöglichkeiten Straffälligkeit, Rezidiv- und sogar Suizidraten häufiger? Nimmt die Gewalt auf psychiatrischen Krankenstationen zu (Munk-Jorgensen 1999)?

Im Grunde eine Facette dessen ist die *Demedikalisierung*, der Verzicht auf das ärztliche Hilfesystem, wie er in der Suchtkrankenversorgung oder der Chronisch-Kranken-Psychiatrie bereits vollzogen wurde. Suchttherapeuten unterschiedlicher beruflicher Herkunft, Pflegeberufe, „Betreuer", Heime und andere Dienste übernehmen die Rolle von Ärzten und medizinischer Versorgung. Dies geschieht zum Teil rein aus Kostengründen, auch wenn es gelegentlich theoretisch begründet wird. Abgesehen davon, dass empirische Daten zum Vergleich der unterschiedlichen Strategien fehlen, verschlechtert sich die soziale und finanzielle Situation der Betroffenen in der Regel, indem sie aus dem System der Krankenversicherung herausfallen. Die Vorteile dieser Strategie sind schwerlich zu verifizieren. Es drängt sich allerdings der Eindruck auf, dass sie aus nahe liegenden Erwägungen wie Kostenverschiebung und -restriktion und aus anderen impliziten Gründen gewählt wurde.

### Spezialisieren, herauslösen und verkammern – Eine neue Strategie?

Neurowissenschaft etwa im Sinne von Kandel et al. (1996) unternimmt den Versuch, psychodynamische und lerntheoretische Erkenntnisse mit neurobiologischen Evidenzen zusammenzuführen. Dies ist ein fachlich-inhaltliches Verlangen, dem man zahlreiche positive und substanzschaffende Aspekte abgewinnen kann. Unter einer neuen Überschrift soll „die größte Herausforderung" aufgenommen werden, nämlich zu verstehen, „wie das Gehirn die bemerkenswerte Individualität hervorbringt, die für menschliches Verhalten typisch ist". „Der erste Schritt bei dem Versuch, den menschlichen Geist zu ergründen, ist daher, zu verstehen, wie sich Neuronen zu signalübertragenden Bahnen organisieren und wie einzelne Nervenzellen des Gehirns ... miteinander kommunizieren." Doch handelt es sich hierbei um ein eigenständiges Fach mit klinischer Organisation oder ist es nicht vielmehr eine neue Querschnittsperspektive wie etwa die psychosoziale Medizin oder die biologische Psychiatrie es waren?

Aus einer anderen Sicht liefern die Vertreter des neurowissenschaftlichen Arbeitsfelds nur Argumente für separatistische Tendenzen im Gesundheitswesen. Als Stimme dessen mag das Bündel initialer Zitate von Detre u. McDonald (1997) ausreichen. Als weiteres Beispiel sei die Herauslösung der psychotherapeutischen Medizin aus der Psychiatrie genannt; dies ist in den letzten 10 Jahren zu Teilen gelungen. Die Einführung des Arztes für psychotherapeutische Medizin markiert einen solchen Wendepunkt, wenngleich er der Ausweitung des Faches Psychiatrie um die Psychotherapie gegenübersteht. Ähnliche Absichten wurden vermutlich mit der Einführung des psychologischen Psychotherapeuten verfolgt. Zwar verhalf dieser Schritt einer Berufsgruppe zur notwendigen Legitimation, dennoch folgte unmittelbar der Versuch der „Einigelung" der Berufsgruppe; gerade in Krankenhausorganisationen begann eine Debatte der Sonderhonorierung und Höherpositionierung.

Die zugrunde liegenden Tendenzen sind monomorph: Ein in sich halbwegs geschlossenes Teilgebiet wird definiert, berufspolitisch durch Professionalisierungsvorgaben „umzäunt" und standespolitisch durch „Verkammerung" herausgelöst. Wenigen, die zur Ausübung dieses „neuen" Heilberufes drängen, werden die Spezialkompetenzen zuteil und vor allem „bescheinigt". Die Pfründe sollen durch Beschreibung von Abrechnungsziffern und Abgrenzung gesichert werden. Solche Intentionen finden sich zurzeit in den Pflege- und anderen Sozialberufen. Ein erstes Motto lautet danach: Suche den geeigneten Patienten und behalte ihn! Inkompatible Patienten werden exkludiert. Es folgt ein Vorgang, der durch das „inverse care law" treffend beschrieben werden kann: je leichter beeinflussbar die Störung, desto besser ausgebildet ist der Therapeut. Je schwerer krank der Patient ist, desto schlechter vorbereitet sind die Therapeuten; Misserfolgspatienten haben keine Therapeuten. Wie weit kann man Spezialisierung vorantreiben, bevor ein Archipel von Spezialisteninseln entstanden ist, das nicht alle anstehenden oder nur die wichtigen Probleme löst, gleichwohl mit vertrauten Schwierigkeiten wunderbar umzugehen weiß?

Zugespitzt und auf die Situation der psychiatrischen Praxis bezogen lässt sich fragen: Haben 10 Berufsgruppen 10 gleichwertige Konzepte zur Behandlung psychisch Kranker anzubieten? Liefern 10 standespolitisch unterschiedlich „gesicherte" Beteiligte 10 kongeniale Beiträge zu Diagnostik und Therapie? Oder gelingt es, bei der Vielfalt der Berufsgruppen zu einer integrierten Rezeption und gar Theorie zu gelangen? Bietet das jeweilige Konzept psychischer Krankheiten im Einzelnen die Chance, eine Supertheorie zu konstellieren oder bedarf es nicht vielmehr der Synopsis vieler Konzepte und Therapeutenkompetenzen?

Leicht erscheint es, wenn die Berufsgruppen ihre Konzepte so aufzubauen, dass sie jeweils völlig unterschiedliche Patienten und Probleme wahrnehmen. Dies gilt insbesondere dann, wenn die psychiatrische Praxis mitten in das gesellschaftliche Spannungsfeld transportiert wird, Spielball sich widersprechender Interessen wird, wie es in großen Organisationen zu beobachten und bereits tägliche Übung ist. In der Klinik könnten Ärzte für die neurobiologische Problematik zuständig sein, klinische Psychologen für die Verhaltensanalyse und Psychodynamik, Sozialarbeiter für soziale Belange, Pflegeberufe für die ADL („activities of daily living"), Pastoralberufe für die ethischen Aspekte etc. – alle kongenial auf der Basis ihrer Theorie und im Interesse ihres Patienten. Sie verständigen sich über Konsilaufträge untereinander.

Nach der Entlassung vereinfacht sich das komplexe und im ungünstigen Fall chaotische Vorgehen auf den zufällig zuständigen „Hauptmatadoren": Ist es der niedergelassene Arzt, dann findet ambulant hauptsächlich Pharmakotherapie und ärztliches Gespräch statt. Handelt es sich um eine klinische Psychologin, dann steht die Psychotherapie im Vordergrund usw.

Ohne Frage sind also Koordination und Case Management erforderlich, um hier dem Chaos und letztlich dem Zufall vorzubeugen. Viel entscheidender ist aber die Verpflichtung auf eine allen gemeinsame Theorie. Als Beispiel mag die psychiatrische Versorgung der Wohnungslosen gelten. Diese befinden sich im Schnittpunkt verschiedener Hilfesysteme und Professionen. Die gegenseitigen Vorwürfe der einzelnen Berufsgruppen und Hilfesysteme im Hinblick auf Unzulänglichkeit und selektive Arbeit sind für viele wichtiger als Ansätze der Integration unterschiedlicher Hilfen – und vor allem wichtiger als die Betroffenen selbst (Kellinghaus et al. 1999).

## Konfliktlage I – die Praxis

Ist in Deutschland seit der Psychiatrie-Enquete (1975) oder den Empfehlungen einer Expertenkommission der Bundesregierung (1988) eine neue, bessere Organisation der Versorgung erreicht worden? In den vergangenen 25 Jahren wurde darunter besonders eine Verkleinerung großer psychiatrischer Kliniken verstanden. Vor allem chronisch psychisch Kranke sollten nicht mehr unbefristet der stationären Langzeitbehandlung unterworfen sein, sondern extramural und besonders ambulant behandelt werden. Aus Sicht der Patienten bedeutete die Verkleinerung der Kliniken und der Ausbau gemeindenaher Institutionen und Dienste eine Chance zur Rehabilitation und Normalisierung des Lebensalltags. Viele Fehler wurden in diesem Zusammenhang in der Vergangenheit gemacht und aus mangelnder Kenntnis bis zum heutigen Tag oft wiederholt: Die Kranken wurden ohne weitere Vorkehrungen entlassen, sich selbst überantwortet und therapeutisch aufgegeben. Ihr Schicksal vollendete sich vielfach in Asylen für Wohnungslose oder in entlegenen Heimen und ist verbunden mit dramatischen Einbußen an Lebensqualität. Es kann aber auch die gelungene Variante dargestellt werden: Die Entlassung kann durch Vorbereitung und geeignete Maßnahmen der ambulanten und komplementären Unterstützung gelingen. Die subjektive Wertschätzung der hinzugewonnenen Unabhängigkeit ist erheblich. Für die psychiatrische Versorgung bleibt aber zu prüfen, ob durch den mit Blick auf die Langzeitpatienten erfolgten Abbau der Institutionen die Behandlung und Betreuung der Patienten in der Gemeinde ausreichend gewährleistet werden kann. Wesentlich ist heute, zu einer inhaltlichen Orientierung zu gelangen, indem die Qualitätsaspekte der Therapie und Rehabilitation psychiatrischer Problempatienten, „alter" stationärer Langzeitpatienten und besonderer Diagnosegruppen beschrieben und evaluiert werden.

Ein aktueller Konflikt ist der zwischen der sog. Abteilungspsychiatrie und den psychiatrischen Fachkrankenhäusern, zwischen Einstufigkeit und differenzierter bzw. spezialisierter Versorgung ausgebrochen. Von der „Medikalisierung" der Akutpsychiatrie durch Integration in die somatische Medizin wird ein wesentlicher Beitrag zur „Destigmatisierung" erwartet. Doch bringt es auch fachliche Vorteile? Oder haben jene Vertreter der Fachkrankenhauspsychiatrie Recht, die der Spezialisierung der Konzepte das Wort reden? Ist Spezialisierung für psychisch Kranke ein Nachteil, wenn sie auf Depressionsstationen, auf Abteilungen für den qualifizierten Drogenentzug, in der Gerontopsychiatrie oder anderen Spezialabteilungen behandelt werden? Wie weit geht diese Spezialisierung, ohne durch Zersplitterung zur Gefahr für den gemeinsamen Auftrag zu werden? Antworten lassen sich heute nur annäherungsweise geben. Die Überlegenheit einer der beiden Wege ist bis heute unbewiesen. Vielmehr scheint es so, dass beide Systeme aufeinander angewiesen sind. Fachkrankenhäuser haben häufig Komplementärfunktion für bestimmte Patientengruppen. Die Abteilungen bieten exzellente Primärversorgung oder auch mehr und sind oft Vorreiter der Entwicklung.

Am anderen Ende des Pols liegt die „Ignoranz" der Spezifität der psychischen Problematik. Die mit dem Abbau psychiatrischer Betten verbundene Tendenz zur fachfremden Hospitalisierung psychisch Kranker kann nur bedenklich stimmen (Kiesler u. Sibulkin 1984). Der psychisch Kranke in der Allgemeinmedizin, in der Neurologie, in der Selbsthilfe, in Institutionen der Sonderpädagogik – ein Gedanke, der vielleicht theoretisch einen gewissen Anreiz ausüben kann, angesichts fehlender Evidenz aber nur Ratlosigkeit hinterlässt. Kann man sich heute als experimentum crucis Menschen mit chronischen körperlichen Erkrankungen noch in der Seelsorge oder in pädagogisch geleiteten Heimen vorstellen? Eine aktuelle Studie von Druss et al. (2000) belegt im Übrigen, dass psychisch Kranke in somatischen Disziplinen bis zum heutigen Tage gegenüber Menschen ohne solche Diagnosen noch benachteiligt sind. So werden bei ihnen kardiologische Interventionen trotz gegebener Indikation seltener ausgeführt.

### Konfliktlage II – die Theoriebildung

Vor mehr als zwanzig Jahren wurde das bio-psychosoziale Modell von George L. Engel (1977) als neues Paradigma der Medizin ausgerufen. Dieses Modell sollte die einseitige und reduktionistische Sichtweise der Medizin des 19. Jahrhunderts ablösen. In der Versorgungspraxis hat sich ein Krankheitsmodell durchgesetzt, das Ansätze sozialpsychiatrischer Organisationsformen mit gleichzeitiger psycho- und pharmakotherapeutischer Unterstützung verbindet. Hinsichtlich der derzeitigen Krankenhausorganisation, aber auch hinsichtlich der ambulanten und komplementären Versorgung psychisch Kranker haben sich faktisch Postulate der Sozialpsychiatrie durchgesetzt.

### Das Stress-Vulnerabilitäts-Coping-Modell psychischer Krankheiten

Stressintensität und subjektives Coping werden von den biologischen Voraussetzungen des Betroffenen mitbestimmt. Die Vulnerabilität gründet in einer genetischen Disposition. Insbesondere für die Schizophrenie kommen aber zusätzlich erworbene biologische Noxen in Betracht. Im Gegensatz zu einer früher angenommenen neurodegenerativen Erkrankung geht man heute von einer neuronalen Entwicklungsstörung aus. Diese kann im zweiten Trimester der Schwangerschaft der Mutter ihren Anfang nehmen. Ursache könnte eine

Grippeinfektion der Mutter sein (McGrath u. Murray 1995). Darüber hinaus wird generell bei Schwangerschafts- und Geburtskomplikationen der Mutter von einem höheren Erkrankungsrisiko der Kinder ausgegangen (Stefan u. Murray 1997; Harrison 1997). Erbliche und umweltbedingte Schäden resultieren bei späteren schizophrenen Patienten in eine veränderte synaptische Plastizität und andere Auffälligkeiten. Vor allem für Psychosen steht das Vorhandensein erblicher Faktoren außer Frage. Aber auch bei Suchterkrankungen und bei Persönlichkeitsstörungen wird mittlerweile das Vorhandensein genetisch-biologischer Ursachfaktoren angenommen (Merikangas u. Swendsen 1997; Moldin u. Gottesman 1997).

Die biologisch generierte Belastbarkeit muss um lebensgeschichtlich erworbene psychische Traumatisierungen einerseits und Bewältigungsmöglichkeiten andererseits ergänzt werden. Es würde den Rahmen sprengen, wenn man unter behavioristischen und psychodynamischen Aspekten auflisten wollte, welche Traumatisierungen oder lerngeschichtlichen Irrwege in eine gesteigerte Vulnerabilität einmünden. Stichwortartig seien die Konstrukte der psychoanalytischen Forschung zur Ich-Schwäche, zu den fehlenden Abwehrmöglichkeiten oder den gestörten Objektbeziehungen später Psychosekranker angeführt. Ob aber nun akute Traumatisierung oder toxische Dauerbeziehung – psychosoziale Stressoren können auch auf die neuronale Entwicklung einwirken. Die postnatale Hirnreifung kann offenbar durch zwei zentrale Charakteristika beschrieben werden (Rothenberger u. Hüther 1997). Hier ist zum einen die Wechselwirkung zwischen neuronaler Aktivität und sensorischer Umgebung zu nennen. Zum anderen gilt es kritische Phasen zu betrachten, die sich durch eine schnelle (und deshalb vulnerable) Entwicklung einzelner Hirnstrukturen auszeichnen. Fällt ein kritisches Lebensereignis (wie der Tod eines Elternteils) in eine solche Phase (beispielsweise in die Zeit vom 4. bis 10. Lebensjahr), so wirkt sich dies vermutlich gravierender aus. Wie oftmals dargestellt wurde, stellt die Pubertät bzw. die Adoleszenz eine besonders entscheidende Umbruchphase dar. Viele psychiatrische Erkrankungen nehmen hier ihren Ausgang. In dieser Zeit kommt es zum einen zu dramatischen biologischen Veränderungen. Zum anderen kumulieren in dieser Phase auch die psychosozialen Belastungen wie die Partnerwahl oder die schulischen und beruflichen Entscheidungssituationen.

Der Zusammenhang von psychosozialen Stressoren und biologischer Vulnerabilität kann auch für die schwere Depression heute mit einer gewissen Wahrscheinlichkeit angenommen werden. Ebenso wie bei schizophrenen Psychosen wird hier ein Diathese-Stress-Modell hypostasiert. Kritische Lebensereignisse wie infantiler Missbrauch und Misshandlung, chronische Belastungssituationen wie ein Beziehungskonflikt oder körperliche Infekte tragen als Ko-Faktoren ebenso zum Ausbruch der Depression bei wie die familiäre genetische Disposition (Nemeroff 1998; Kupfer u. Frank 1998). Neurobiologisch gelten Imbalanzen im zerebralen Transmitter-Haushalt (Noradrenalin, Serotonin) und hormonelle Störungen der HPA-Achse (hypothalamo-hypophysär-adrenerges System) als gesicherte Komponenten der schweren Depression, die wiederum mit Stimmungsverlust, kognitiven Beeinträchtigungen und motivationalen Defiziten assoziiert sein können.

Der enge Zusammenhang zwischen psychosozialen Faktoren und biologischen Komponenten in der Ätiologie psychiatrischer Erkrankungen dürfte klar geworden sein. Allerdings hat sich der Fokus des bio-psychosozialen Erklärungsmodells verändert. Während Engel nachdrücklich für die Anerkennung psychosozialer Anteile kämpfte, liegt der Schwerpunkt des aktuellen Erkenntnisfortschritts auf der biologischen Komponente. Wie Kandel (1998) kürzlich zurecht erinnerte, haben alle psychiatrischen Erkrankungen eine biologische Basis. Die aktuell akzeptierte Einteilung funktioneller und organischer psychiatrischer Erkrankungen ist damit obsolet geworden. Dies bedeutet jedoch angesichts der zitierten Befunde nicht, dass psychiatrische Erkrankungen ausschließlich biologisch verursacht werden und entsprechend ausschließlich psychopharmakologisch behandelt werden dürfen. Die heutige Einordnung psychosozialer Faktoren macht stattdessen die mutuelle Abhängigkeit der neuronalen (und damit auch der funktionalen) Grundstruktur des Gehirns von Bedingungen des internen und externen Systemmilieus deutlich. Diese Zusammenhänge können natürlich auch für therapeutische Zwecke genutzt werden. Demnach müsste es zumindest theoretisch möglich sein, gezielte psychosoziale Interventionen zu setzen, die zu funktionalen (und damit zu strukturellen) Veränderungen im Gehirn führen.

## Interventionen

Dass eine pharmakologische Intervention nicht immer zu den gewünschten physiologischen Zuständen führt, ist eine Erfahrung, die jeder Mediziner in den ersten Tagen praktischer Ausbildung erfährt. Noch schwieriger ist die Vorhersage des psychischen Outcome auf eine pharmakologische Intervention. Auch noch am Ende des 20. Jahrhunderts ist die Kunst der Psychopharmakologie mit „trial and error" am besten beschrieben. Warum dies so ist, wird vor dem Hintergrund des oben skizzierten Modells verständlicher. Wie alle therapeutischen Interventionen handelt es sich auch bei der Psychopharmakologie um die Veränderung von Umweltbedingungen, nämlich der biologischen Umwelt des psychischen Systems. Zwischen der Verabreichung eines Psychopharmakons und dem sichtbaren klinischen Effekt sind mehrere „Systemhürden" zu überwinden. Neben der nicht ganz zu vernachlässigenden Frage nach der Compliance des Patienten sind im Weiteren folgende Faktoren zu beachten: Zunächst muss die Pharmakokinetik einen optimalen Verlauf nehmen; dann ist das Problem des effektiven Plasmalevels zu beachten. Anschließend stellt sich die Frage, ob es einen Effekt auf die Rezeptoren gibt. Erst danach können sich Wirkungen bei komplexeren biologischen Funktionen einstellen. Und schließlich stellt sich danach die Frage, wie weit das subjektive Erleben des Patienten bzw. seine Reaktionen den Wünschen entsprechen (Gaebel 1994).

Die Systemebenen der Effekte einer psychopharmakologischen Intervention schließen eine analoge Korrespondenz zwischen Gehirn und psychischen Erleben aus. Lineare Effekte zwischen Medikation und Outcome dürften daher im Bereich der Psychopharmakologie nicht zu erwarten sein, zumal die neuere Forschung generell von non-linearen Beziehungen bei der Beschreibung dynamischer Funktionen biologischer Systeme ausgeht (Weiner 1992). Zweifelsohne stellt beispielsweise die neue Generation von Psychopharmaka einen großen Fortschritt dar, indem sie gezielt definierte zentralnervöse Rezeptoren zu antagonisieren versucht oder auf eine bessere Verfügbarkeit der Neurotransmitter im Synapsenspalt abzielt (Gerlach u. Peacock 1995). Ob jedoch eine intendierte Beeinflussung des psychischen Systems Erfolg hat, hängt nicht nur von den neurochemischen Verhältnissen ab, sondern mindestens ebenso von den internen Prozessen des zu irritierenden Systems, zum Beispiel von der Erwartung des Therapieerfolgs, die der Patient hat.

Noch größere Irritationsprobleme ergeben sich bei der psychotherapeutischen Intervention in das psychische System. Auch hier handelt es sich um die Veränderungen von Umweltbedingungen: Denn was der Therapeut machen kann, ist das Angebot neuer Sichtweisen auf alte Probleme, das Stellen irritierender Fragen und die Verweigerung der Übereinstimmung mit Ansichten des Patienten. Allerdings, die Macht des Arztes und Therapeuten ist sehr begrenzt. Ob der Patient seine Kognitionen anpasst und die Sichtweisen verändert, ob er daraufhin gar sein soziales Verhalten (in der Familie, am Arbeitsplatz, bezüglich des Hilfesystems) verändert, dies sicherzustellen, ist für den Therapeuten extrem schwierig. Ähnliches ist von soziotherapeutischen Interventionen z. B. im Sinne der Arbeitstherapie zu sagen: Zuvor ist es schon schwieriger, die Intervention zu beschreiben. Was ist Soziotherapie? Danach muss man erwarten, dass das System des Psychischen in erster Linie irritiert wird. Mittlerweile lassen sich Effekte mit gängigen Methoden der Evaluation nachweisen (Reker u. Eikelmann 1994); doch ist zumindest heute in hohem Maße unklar, wie diese Wirkungen erzielt werden. Ist Soziotherapie eine Art von Psychotherapie in Gruppen und durch Handlung?

Wie die aktuelle neurobiologische Forschung über Lernen und Gedächtnis gezeigt hat, zeitigt ein Lernprozess Auswirkungen auf der biologischen Ebene des Gehirns. Während die Beeinflussbarkeit der Morphologie des jungen Gehirns durch stimulierende Umgebungsfaktoren schon länger bekannt war, konnten nun auch für das adulte Gehirn morphologische Veränderungen infolge von Lernprozessen nachgewiesen werden. Es gelang zumindest für das Tiermodell zu zeigen, wie Lernvorgänge, die in das Langzeitgedächtnis reichen, über eine Genaktivierung neue synaptische Verbindungen zwischen Neuronen ausbilden konnten (Schrott 1997; Kandel et al. 1995; Milner et al. 1998). Kandel, dessen Arbeitsgruppe wesentliche Beiträge zu dieser Thematik geliefert hat, knüpft an diese Entwicklung die Hoffnung, eines Tages die Effektivität von Psychotherapie über bildgebende oder andere Verfahren nachweisen zu können (1998). Deutlich werden jedoch auch die Anforderungen, die an eine effektive Wirkungsweise von psychosozialen Interventionen gestellt werden. Langzeitveränderungen lassen sich offenbar nicht ohne mikrostrukturelle Veränderungen im Gehirn erzielen. Im Vergleich zur temporären Antagonisierung von Neurotransmittern durch Pharmakotherapie erscheint dies als die größere Herausforderung und sei es, den Nachweis zu führen, dass auch diese Intervention Lernvorgänge induziert, die in strukturelle Änderungen übergehen.

Und noch schwieriger steht es um die Beeinflussbarkeit des sozialen Systems des Patienten. Stellt schon ein einzelnes psychisches System eine schwer zu bewältigende Komplexität dar, so steigert sich dies in Bezug auf das soziale System dramatisch. Familientherapeuten können ein Lied davon singen, wie schwierig es ist, Familien von eingefahrenen pathogenen Kommunikationsmustern zu lösen, die einzelne Familienmitglieder zu Symptomträgern machen. Hier sind in der Breite eher Widerstände als mitwirkende Unterstützung zu erwarten. In den Vereinigten Staaten laufen Angehörigenverbände psychisch Kranker gegen die „Expressed emotions"-Forschung Sturm, die das emotionale Familienklima als Ko-Faktor in der Genese von Psychosen untersucht.

Ist es schon schwierig genug, eine Familie auf den anderen Weg zu bringen, so ist es mehr oder weniger unmöglich, makrosoziale Umweltbedingungen zu beeinflussen. Wie neuere Studien indizieren, hängt der Gesundheitszustand der Bevölkerung eben nicht nur vom gesundheitsbezogenen Verhalten und den Unterstützungsnetzen ab, sondern auch von der Einkommensverteilung (Wilkinson 1996). Je breiter die Einkommensschere auseinander geht, desto schlechter ist der allgemeine Gesundheitsstatus. Dabei kommt es weniger auf das absolute Einkommen an, sondern vielmehr auf das Problem, wie man sich selbst positioniert sieht im sozialen Gefüge. Entscheidend ist also das relative Einkommen. Es ist natürlich keine Frage, dass selbst der gutwilligste Therapeut bei damit zusammenhängenden Themen wie Arbeitslosigkeit, Wohnungsnot und soziale Stigmatisierung psychischer Krankheiten an seine Grenzen gelangt ist.

Damit ist ein zentrales Charakteristikum der Therapie im bio-psychosozialen Modell angedeutet, nämlich die prinzipiell begrenzte Reichweite der psychiatrischen Interventionen. Die Beeinflussbarkeit der beteiligten Systeme nimmt vermutlich in Reihenfolge „bio" über „psycho" bis „sozial" ab. Das biologische System ist über die Pharmakologie noch am ehesten zu irritieren. Das psychische System ist auch über den Pharma-Input zu erreichen, dagegen schon weniger gut über psychotherapeutische Techniken zu beeinflussen. Das soziale System kann nur zu kleinen Teilen überhaupt über eine Psychotherapie oder aber über entsprechende Trainingsprogramme erreicht werden; es entzieht sich dem Interventionsansinnen mindestens in seinem makrosozialen Anteilen nahezu vollständig.

Was also kann die Psychiatrie unter den gegebenen Bedingungen für chronisch und schwer psychisch Kranke tun? Sie kann versuchen – und das hat man ihr in der Vergangenheit oft zum Vorwurf gemacht – zu medikalisieren (Ongara Basaglia 1985; Conrad 1992). Medikalisierung wurde früher in der Regel als soziale Kontrolle außermedizinischer Bereiche durch die Medizin kritisiert. Vor dem Hintergrund des oben skizzierten Modells wird aber deutlich, dass sie kaum eine andere Chance zur Beeinflussung der psychischen Störung und ihrer Auswirkungen hat. Außerdem ist die Medikalisierung nicht gering zu schätzen. Neuroleptika und andere Psychopharmaka erlauben oftmals erst ein Leben in der Gemeinde, sie schirmen gegen Stress wenigstens ansatzweise ab. Psychopharmaka können, bei guter Verträglichkeit und geringen Nebenwirkungen das Ausüben sozialer Funktionen zumindest ermöglichen. Neuere Entwicklungen in der Psychopharmakologie wie die atypischen Neuroleptika, die ein geringeres Nebenwirkungspotenzial aufweisen, lassen vermuten, dass sie auch bei den Patienten auf eine größere Akzeptanz stoßen werden. Wenn es aber um die Bewährung der Patienten im Alltag geht, dann ist die Psychiatrie als medizinische Subdisziplin an ihre Grenzen gelangt. Die Alltagsbewährung und die Funktionserfüllung sozialer Rollen sicherzustellen, dies muss der Patient bestenfalls zusammen mit seinem Unterstützungssystem allein schaffen. Psychiatrische Dienste sind allein nicht in der Lage, eine adäquate soziale Unterstützung für den Patienten zu schaffen. Sie bedürfen der Ergänzung durch die Sozialpolitik und einer zunehmenden gesellschaftliche Akzeptanz. Doch wie kann der Beitrag der Psychiatrie optimal aussehen?

## Lösungstendenzen

Medizinische Forschung ist unbedingt auf die Reduktion komplexer Zusammenhänge angewiesen. Das liegt nicht nur an den Beschränkungen, die sich aus der Methodik ergeben: Prüfhypothesen werden immer überschaubarer und begrenzter. Ergebnisse, wie z.B. aus wegweisenden Untersuchungen der Sozialpsychiatrie – etwa die 3-Hospitäler-Studie von Wing u. Brown (1970) –, wären heute aus Gründen der methodischen und ethischen Einschränkungen und Anforderungen kaum mehr zu erzielen. Auch die Organisation der psychiatrischen Wissenschaft selbst verhindert komplexe Untersuchungsdesigns und Interpretationen. Die Spezialisierung der Wissenschaftler und ihre Grundlagenorientierung steht einem globaleren Verständnis der Vorgänge im Wege, das angesichts der Anforderungen vieler „impact"-starker Publikationsorgane im Übrigen kaum zu veröffentlichen wäre.

Dieser Gedanke ist besonders angesichts der Komplexität der Leistungen des Gehirns Besorgnis erregend: Das Gehirn steuert biologische Vorgänge im gesamten Körper, ist selbst diesem biologischen Diktat unterworfen und bringt gleichzeitig das Bewusstsein in kognitiven bzw. emotionalen Aspekten und soziale Leistungen hervor. In der notwendigen Reduktion komplexer Leistungen auf einzelne dieser Aspekte liegt also der Reiz, das Gewirr zu entflechten; gleichzeitig werden dadurch nur die jeweiligen biologischen, psychologischen und sozialen Einzelvorgänge entschlüsselt, deren Bedeutung für die Komplexwirkung aber unverstanden bleibt. Der Mut zur Mehrdimensionalität und zur Spekulation ist also weiterhin gefragt und somit der konstitutive Schlüssel zum Gesamtverständnis; gerade dieses ist aber zurzeit nicht zuletzt aufgrund der Wissenschaftsorganisation eine „terra incognita", die es erst zu entdecken gilt.

Multifokale Methoden und Ansätze finden sich allenthalben in den klinischen Therapieplänen. Praktisch sind Polypragmasie und unendliche Vielfalt des klinischen Alltags als Vorteil hinzunehmen. In diesem unübersichtlichen Feld ist einstweilen die Rückkehr zu komplexen Ansätzen und zu ihrer Bewertung gefragt (Hogarty et al. 1974; Fava et al. 1994; Mavissakalian 1990; Eikelmann 1998; Eikelmann et al. 1999). Es drängen sich viele Fragen auf: Was sind die effektiven Bestandteile komplexer Therapiepläne? Was ist unbedingt notwendig und unverzichtbar? Sind fehlende Standards hinreichende, aber nicht notwendige Bedingungen der Theorieentwicklung und, wichtiger

**Tabelle 6.1.** Idealtypischer Wochenplan einer allgemein psychiatrischen Tagesklinik

| Zeit | Montag | Dienstag | Mittwoch | Donnerstag | Freitag |
|---|---|---|---|---|---|
| 8.15–9.00 Uhr | Frühstück/ Medikamentenausgabe | Frühstück/ Medikamentenausgabe | Frühstück/ Medikamentenausgabe | Frühstück/ Medikamentenausgabe | Frühstück/ Medikamentenausgabe |
| 9.00–9.45 Uhr | Morgenrunde/ Frühsport | Morgenrunde/ Frühsport | Morgenrunde/ Frühsport | Morgenrunde/ Frühsport | Morgenrunde/ Frühsport |
| 10.00–10.45 Uhr | Vollversammlung | Ergotherapie/ Kochgruppe | Gestaltungsgruppe/ Musiktherapie | Lesegruppe/ Konzentrationstraining | Ergotherapie/ Kochgruppe |
| 11.15–12.30 Uhr | Entspannungsgruppe | Gesprächsgruppen I+II | IPT/Rollenspielgruppe | Gesprächsgruppen I+II | IPT/Rollenspielgruppe |
| 12.30–14.00 Uhr | Mittagessen, verschiedene Dienste, Pause | Mittagessen, verschiedene Dienste, Pause | Mittagessen, verschiedene Dienste, Pause | Mittagessen, verschiedene Dienste, Pause | Mittagessen, verschiedene Dienste, Pause |
| 14.00–15-15 Uhr | Sport | Info-Gruppen | Außenaktivität | Sport | Medikamententraining, Mototherapie |
| 15.30–16.30 Uhr | Abschlussrunde mit Aufräumen und Kaffeetrinken | Abschlussrunde mit Aufräumen und Kaffeetrinken | | Abschlussrunde mit Aufräumen und Kaffeetrinken | Abschlussgruppe/ Wochenendplanung |

noch, der Implementierung einer sich etablierenden wissenschaftlichen Praxis? Muss die Realität mehrdimensionaler und scheinbar willkürlicher Therapiepläne hingenommen werden, weil Standards der Diagnostik und Therapie in Deutschland überhaupt nicht vermittelbar sind, geschweige denn erreichbar wären (Tabelle 6.1)? Andererseits: Was kostet oder bringt die „Ignoranz" psychischer Störungen, wie wir sie in der Behandlung dieser Erkrankungen in internistischen und anderen somatischen Abteilungen finden? Ist die Fehlplatzierung und Nichtbehandlung a priori ein Nachteil, ist die Anwendung minimalistischer Therapien per se ein Irrtum?

### Psychiatrie – auf dem Wege zu einer integrativen Theorie?

Es bedarf also einer differenzierten, grundlagenorientierten Forschung und eines mutigen Forschungsinteresses, das sich um die Erfassung möglichst vieler Facetten des komplexen, bio-psychosozialen Geschehens bemüht. Die klinische Praxis sollte an einer wissenschaftlichen Orientierung ausgerichtet werden. Neue und bewährte Empiriemodelle müssen deswegen gefördert werden, um Hinweise und Fingerzeige für den klinischen Alltag zu erbringen. Hilfreich sind besonders komparative Untersuchungen komplexer (bi- oder multifokaler) Verfahren wie sie von Fava et al. (1994), Hautzinger et al. (1996) usw. ausgeführt wurden. Sie liegen wenigstens in der Nähe dessen, was unter heutigen Bedingungen in psychiatrischen Kliniken umgesetzt wird. Hier besonders wird der Mangel an klinischer Evidenz und klinisch orientierter Nosologie deutlich.

Zu den Standards evaluativer praxisnaher Studien sollte zählen: eine Bestimmung der globalen Effizienz einzelner komplexer Maßnahmen oder Programme gemessen an vorher definierten Outcomes, die ergänzt wird durch die Beschreibung des Ausmaßes einzelner Effekte (wie z. B. Reduktion von Rehospitalisierungen, Änderung des psychischen Befundes, psychometrische Leistungen etc.); ferner ist ein Weg in der Bestimmung der Wirksamkeit der durchgeführten Intervention A im Vergleich zu einer ebenso angezeigten Intervention B zu suchen. Gerade dieses Verfahren verspricht Erkenntnisse über komplexe klinische Therapieprogramme, die bis anhin kaum je untersucht wurden.

Die Kombinationsbehandlung depressiver Störungen befindet sich gegenwärtig in einem solchen Prozess (Kapfhammer 1998). Ähnliches gilt im Übrigen etwa für die Panikstörung und andere komplexere Krankheiten. Auch ohne zureichende ätiologische Zuordnung lassen sich depressive Störungen rein psychopharmakologisch in etwa 2/3 der Fälle erfolgreich behandeln. Doch wie den restlichen Patienten gerecht werden? Kapfhammer fasst zusammen: „Umgekehrt muss an eine zusätzliche Psychotherapie bei einer initialen medikamentösen Monotherapie gedacht werden, wenn ein hohes Rezidivrisiko nach Absetzen der Antidepressiva oder gravierende Compliance-Probleme bestehen, oder aber trotz adäquat durchgeführter Medikation eine bedeutsame depressive Residualsymptomatik fortbesteht, maladaptative Persönlichkeitszüge, geringe Problemlösungsstrategien, widrige Lebensumstände oder mangelnde Unterstützungsressourcen imponieren (Fava et al. 1994; Thase 1997; Thase u. Howland 1994)". Zahlreiche Studien belegen eindrucksvoll (z. B. Hautzinger et al. 1996), dass empirische Modelle der komplexen Diagnostik und Therapie sich diesem Paradigma erfolgreich unterwerfen können.

Aus ethischen und praktischen Gründen ist prospektiven, „mehrarmigen", komparativen Studien gegenüber selten realisierbaren randomisierten Untersuchungen der Vorzug zu geben. Die so gewonnenen Daten ermöglichen eine bessere Vergleichbarkeit unterschiedlicher Maßnahmen und tragen auch zur Qualitätssicherung bei. Ferner: Ist es denn eigentlich nicht denkbar, dass Psychotherapie, Arbeitstherapie, tagesklinische Behandlung, also komplexe Praktiken, in definierten Zeiträumen, z. B. 2 oder 4 Wochen prä und post gemessen werden? Oder bedeutet dieses Vorgehen eine unangemessene Annäherung an die Empirie der pharmakotherapeutischen Forschung? Sollte empirisch Nichtüberprüfbares endgültig verlassen werden oder zumindest nur mit Einschränkungen weiter verfolgt werden?

Schadet die detaillierte Leistungserfassung klinischer Praxis oder fördert sie Forschung zu dieser Fragestellung? Der ambulante Bereich verzettelt sich zuweilen in ausgedehnten Diskussionen um Kosten und Punktwerte; angesichts dessen ist es schon verwunderlich, wenn die Kosten klinischer Leistungen, „spitz" gerechnet, überhaupt nicht bekannt sind. Dieses rein ökonomische Argument gewinnt an Bedeutung, wenn man sich die finanziellen Ressourcen als die eigentliche Steuerungsgröße in der Verteilung und Anwendung von Leistungen vorstellt. Was kostet der teure Patient? Welcher Therapiebaustein ist auch unter wirtschaftlichen Aspekten effektiv? Wie kann die psychiatrische Komplexleistung am günstigsten erbracht werden? Wie lassen sich die Ressourcen auf die Patienten abhängig von bestimmten klinischen Parametern verteilen? Was ist verzichtbar?

Rekonstruktion und Integration des Faches Psychiatrie und Psychotherapie sind angezeigt. Nach vielen Jahren ist jetzt der Wiederaufbau theoretischer Konzepte und nosologischer Ansätze mit Bezug auf die komplexe Behandlungspraxis, die Erhaltung der notwendigen Strukturen (Institutionen) und des ärztlichen Einflusses erforderlich. Die Integration multidimensionaler Aspekte in Theorie und Praxis ist wissenschaftlich schwierig und unter Anwendung strenger Kriterien sogar fragwürdig. Wenn die Fächer Psychiatrie und Psychotherapie jedoch als angewandte wissenschaftliche Disziplinen erhalten bleiben soll, dann braucht es einen theoretischen Rahmen, der die Unzahl von Einzelbefunden einzuordnen und zu verstehen erlaubt. Spezialisierung ist möglich, wenn sie den gemeinsamen Bezug auf *eine* Praxis und *eine* integrative Theorie nicht einbüßt!

## Literatur

Conrad P (1992) Medicalisation and social control. Ann Rev Sociol 18:209–232
Detre Th, McDonald MC (1997) Managed care and the future of psychiatry. Arch Gen Psychiatry 54:201–204
Druss BG, Bradford DW, Rosenheck RA, Radford MJ, Krumholz HM (2000) Mental disorders and use of cardiovascular procedures after myocardial infarction. JAMA 283:506–511
Editorial (1997) The crisis in psychiatry. Lancet 349:965
Eikelmann B (1998) Sozialpsychiatrisches Basiswissen. Enke, Stuttgart
Eikelmann B, Reker Th, Albers M (1999) Die psychiatrische Tagesklinik. Thieme, Stuttgart
Engel GL (1977) The need for a new medical model: A challenge for biomedicine. Science 196:129–136
Fava GA, Grandi S, Zielezny M et al. (1994) Cognitive behavioral treatment of residual symptoms in primary major depressive disorder. Am J Psychiatry 151:1295–1299
Finzen A (2000) Modernisierung und Moden der Psychiatrie. Psychiat Prax 27:53–54
Gaebel W (1994) Prediction research of outcome in neuroleptic treatment – definitions and concepts. In: Gaebel W, Awad AG (eds) Prediction of neuroleptic treatment outcome in schizophrenia. Concepts and methods. Springer, Wien New York, pp 15–26
Gerlach J, Peacock L (1995) New Antipsychotics: the present status. Int Clin Psychopharmacology 19 [Suppl. 3]:39–48
Harrison PJ (1997) Schizophrenia: a disorder of neurodevelopment? Curr Opin Neurobiology 7:285–289
Hautzinger M, de Jong-Meyer R, Treiber R, Rudolf GAE, Thien U (1996) Wirksamkeit kognitiver Verhaltenstherapie, Pharmakotherapie und deren Kombination bei nicht-endogenen, unipolaren Depression. Z Klein Psychol 25 (2):Themenheft
Hogarty GE, Goldberg S, Schooler N, Ulrich R (1974) Drug and sociotherapy in the aftercare of schizophrenic patients. II. Two years relapse rates. Arch Gen Psychiatry 31: 603–618
Kandel ER (1998) A new intellectual framework for psychiatry. Am J Psychiatry 155: 457–469
Kandel ER, Schwartz JH, Jessell TM (1995) Neurowissenschaften: Eine Einführung. Spektrum Akademischer Verlag, Heidelberg Berlin Oxford
Kapfhammer HP (1998) Psychotherapie und Pharmakotherapie. Eine Übersicht zur Kombinationsbehandlung bei neurotischen und Persönlichkeitsstörungen. Psychotherapeut 43:331–351
Kellinghaus C, Eikelmann B, Ohrmann P, Reker Th (1999) Wohnungslos und psychisch krank – Überblick über den Forschungsstand und eigene Ergebnisse zu einer doppelt benachteiligten Randgruppe. Fortschritte der Neurologie und Psychiatrie
Kiesler C, Sibulkin A (1984) Episodic rates of mental hospitalization – stable or increasing? Am J Psychiatry 141:44–48
Kupfer DJ, Frank E (1997) Role of psychosocial factors in the onset of major depression. Ann NY Acad Sci 807:429–439
Liberman RP (1994) Psychosocial treatments for schizophrenia. Psychiatry 57:104–114

Mavissakalian MR (1990) The relationship between panic disorder/agoraphobia and personality disorders. Psychiatr Clin North Am 13:661–684
McGrath J, Murray RM (1995) Risk factors for schizophrenia: form conception to birth. In: Hirsch SR, Weinberger DR (eds) Schizophrenia. Blackwell Science, Oxford, pp 167–205
Merikangas KR, Swendsen JD (1997) Genetic epidemiology of psychiatric Disorders. Epidemiol Rev 19:144–155
Milner B, Squire LR, Kandel ER (1998) Cognitive neuroscience and the study of memory. Neuron 20:445–468
Moldin SO, Gottesman II (1997) At issue: Genes, experience, and chance in schizophrenia – Positioning for the 21st century. Schiz Bull 23:547–561
Munk-Jorgensen P (1999) Has deinstitutionalization gone too far? Eur Arch Psychiatry Clin Neurosci 249:136–143
Nemeroff CB (1998) Neurobiologie der Depression. Spektrum der Wissenschaft 8:74–82
Ongara Basaglia F (1985) Gesundheit, Krankheit. Das Elend der Medizin. S. Fischer, Frankfurt/M
Redick RW, Witken MJ, Bethel HF, Manderscheid RW (1985) Trends in patient care episodes in mental health organization, United States 1970–1981. Mental health statistical Note No 171, US Department of Health
Reker Th, Eikelmann B (1994) Ambulante Arbeitstherapie. Ergebnisse einer multizentrischen, prospektiven Evaluationsstudie. Nervenarzt 65:329–337
Richter D, Eikelmann B (2000) Verweildauerrückgang bei stationären Behandlungen in der Psychiatrie: Positive oder negative Konsequenzen? Spektrum der Psychiatrie, Psychotherapie und Nervenheilkunde 2000 (im Druck)
Richter D, Eikelmann B, Reker Th (1999) Das biopsychosoziale Modell psychischer Krankheiten – Versuch einer Standortbestimmung. Nervenheilkunde 18:434–441
Rothenberger A, Hüther G (1997) Die Bedeutung von psychosozialem Streß im Kindesalter für die strukturelle und funktionelle Hirnreifung: neurobiologische Grundlagen der Entwicklungspsychopathologie. Prax Kinderpsychol Kinderpsychiatr 46:623–644
Schrott LM (1997) Effect of training and environment on brain morphology. Acta Paediatr [Suppl]:45–47
Stefan MD, Murray RM (1997) Schizophrenia: developmental disturbance of brain and mind? Acta Paediatr [Suppl 422]:112–116
Thase ME (1997) Integrating psychotherapy and pharmacotherapy for treatment to major depressive disorder. Current status and future considerations. J Psychother Pract Res 6:300–306
Thase ME, Howland R (1994) refractory depression: Relevance of psychosocial factors and therapies. Psychiatr Ann 24:232–240
Torrey EF (1990) Economic barriers to widespread implementation of model programs for the seriously mentally ill. Hosp Community-Psychiatry 41:526–531
Weiner H (1992) Perturbing the organism: The biology of stressful experience. University of Chicago Press, Chicago London
Whitmer GE (1980) From hospitals to jails: The fate of California's deinstitutionalized mentally ill. Am J Orthopsychiatr 50:65–75
Wilkinson RG (1996) Unhealthy societies. The afflictions of inequality. Routledge, London New York
Wing JK, Brown GW (1970) Institutionalism and schizophrenia. A comparative study of three mental hospitals 1960–1970. Cambridge University Press, Cambridge

## Diskussion

PHILIPP: Wenn man den Nutzen von Zusatztherapien zu evaluieren versucht, dann muss man zunächst einmal die Messkriterien definieren. Wie soll man aber den Effekt der Tätigkeit einer Krankenschwester oder eines Musiktherapeuten messen? Abgesehen davon erhebt sich die Frage, ob Zusatztherapien wirklich immer auf eine Besserung der Symptomatik abzielen oder ob sie nicht wesentlich dazu dienen, Leiden besser erträglich zu machen. Das messen wir aber auf keiner Skala.

EIKELMANN: Dieses Thema ist sicher sehr vielschichtig. Fakt ist aber, dass die in der stationären Psychiatrie anfallenden Kosten zu 80–85% Personalkosten sind. Um diese Kosten im kritischen Dialog mit den Kostenträgern rechtfertigen zu können, müssen wir zumindest empirische Zahlen vorweisen, die den Aufwand einigermaßen plausibel begründen. Wenn auch niemand eine Patentlösung anbieten kann, so sollten wir gerade zum Nutzen kostenintensiver Therapieprogramme für schwer und chronisch Kranke doch nachvollziehbare Argumente zur Hand haben.

BECKER: Wie lässt sich Ihrer Einschätzung nach die Bereitschaft potentieller Geldgeber erhöhen, solche Forschungen zu finanzieren?

EIKELMANN: Für aussichtsreich halte ich das Instrument der Qualitätssicherung. Wir müssen bestrebt sein, die Effizienz unseres Tuns nicht nur zu überprüfen, sondern auch zu verbessern. Folgt man dieser Maxime, dann liegt es auf der Hand, dass eine Kosten-Nutzen-Analyse komplexer Therapieverfahren unverzichtbar ist. Für den Kostenträger muss klar erkennbar sein, dass die zur Verfügung gestellten Mittel nutzbringend investiert werden.

AROLT: Ein Grundproblem besteht meines Erachtens auch darin, dass wir bei den meisten Patienten wahrscheinlich zu viel an Therapie betreiben. Wir führen Schizophrene einer multiprofessionellen Rehabilitationseinheit mit zahlreichen verschiedenen Therapieformen nicht zuletzt deswegen zu, weil wir keine ausreichend valide Subgruppeneinteilung der Schizophrenien haben und nicht genau wissen, welche Therapie bei welchen schizophrenen Patienten wirksam ist.

Ein weiteres Problem ist, dass die Kommunikation zwischen Grundlagenforschern, Psychologen und Sozialpsychiatern noch verbesserungsfähig ist. Wenn wir zum einen die Verzahnung zwischen den Bereichen optimieren und zum anderen genauer untersuchen, welche Defizienzen, z.B. kognitiver Art, mit einem bestimmten Outcome in der sozialen Rehabilitation verbunden sind, dann werden wir wahrscheinlich eher weiterkommen.

EIKELMANN: Es gibt ernsthafte Versuche, die bei Depression bestehenden psychischen Abwehrprozesse in den biologischen Code zu übersetzen. Ich halte das auch für die längerfristige Behandlung und Rehabilitation schizophrener Patienten für sinnvoll. Unser Ziel muss sein, die Erkenntnisse der Neurobiologie für die Praxis nutzbar zu machen. Dabei ist unabdingbare Voraussetzung, dass Grundlagenforscher und Sozialpsychiater miteinander kommunizieren.

HORNUNG: Ganz so negativ sehe ich es nicht. Wir beschäftigen uns durchaus auch mit komplexen sozialpsychiatrischen, psychologischen oder soziologischen Fragestellungen. Wir versuchen auch, relativ schwer fassbare Kriterien wie Lebensqualität oder Lebenszufriedenheit, denen ein zunehmend höherer Stellenwert eingeräumt wird, schärfer zu definieren. Schlagwortartig von der „Entmenschlichung der Psychiatrie" zu sprechen, ist daher einfach unzutreffend.

Zum Thema Vernetzung: Die Forschungsgeldgeber stellen inzwischen auch Mittel zum Aufbau und zur Unterhaltung von Qualitätsnetzwerken im Rahmen der Schizophreniebehandlung bereit. Dabei ist auch angestrebt, die Grundlagenforschung enger mit der sozialpsychiatrischen Forschung zu verbinden. Ein entsprechendes Projekt wird noch in diesem Jahr anlaufen. Diese Entwicklung halte ich für sehr ermutigend, und ich glaube, dass damit die richtigen Schritte getan werden.

KAPITEL 7

# Rehabilitation Schizophreniekranker

W. RÖSSLER

## Rehabilitation – Eine historische Perspektive

„... (Es) sollen in den Pflegeanstalten auch bloss die gefährlichen oder doch in Familien- oder Gemeindeverpflegung durchaus nicht zu bewahrenden Unheilbaren aufgenommen werden (nicht aber ganz Unschädliche oder bloss Lästige), und es soll der Verpflichtung der Familien und Gemeinden, für die Ungefährlichen, Unheilbaren zu sorgen, keine Concession gemacht, die genügende oder humane Ausführung dieser Sorge vielmehr noch vom Staat überwacht und beaufsichtigt werden" (Griesinger 1867).

Entgegen den Versorgungsvorstellungen seiner Zeitgenossen favorisierte Griesinger im vergangenen Jahrhundert die langfristige Betreuung „Unheilbarer" in ihrer gewohnten Umgebung. Griesingers Kollegen hingegen bevorzugten die Isolierung der Betroffenen, d.h. die Entfernung aus der krankmachenden Umgebung und Unterbringung in der strukturgebenden Umgebung einer fern gelegenen Heilanstalt.

Wenn wir heute überwiegend den Rehabilitationsvorstellungen Griesingers zuneigen, hängt das damit zusammen, dass medizinische und auch psychiatrische Behandlung und Betreuung nicht unabhängig von kulturellen und gesellschaftlichen Wertvorstellungen vollzogen wird. Gerade in der langfristigen Betreuung chronisch kranker Menschen stehen heute Autonomie und Selbstverantwortung im Vordergrund. Auch für behinderte und beeinträchtigte Menschen soll ein Leben so normal wie irgend möglich gestaltet werden. Beiden historischen Versorgungsansätzen ist jedoch gemeinsam, dass sie mehr auf persönlichen Überzeugungen als auf empirischer Überprüfung beruhten.

## Rehabilitation heute

Wenn wir heute der rehabilitativen Zielsetzung folgen, wie sie von der Bundesarbeitsgemeinschaft für Rehabilitation (1984) umrissen wurde, nämlich „einen seelisch behinderten Menschen über die Akutbehandlung hinaus durch umfassende Maßnahmen auf medizinischem, schulischem, beruflichem und allgemein-sozialem Gebiet in die Lage zu versetzen, eine Lebensform und -stellung, die ihm entspricht und seiner würdig ist, im Alltag, in der Gemeinschaft und im Beruf zu finden bzw. wiederzuerlangen", können wir heute auf ein breites Spektrum verschiedenartigster Therapie- und Rehabilitationsansätze zurückgreifen. Wenngleich der Anteil empirisch überprüfter Rehabilitationsverfahren in der letzten Dekade deutlich angewachsen ist, können wir trotzdem bis heute nicht „... auf Maßnahmen, die ausschließlich auf ungeprüfter Erfahrung beruhen, verzichten. ... Unabhängig von der Frage der Wirksamkeit bestimmter Maßnahmen muss die Rehabilitation ... von den konkreten Bedürfnissen und Handicaps der Kranken in der sozialen Wirklichkeit her konzipiert werden" (Häfner 1988).

Die klassische Rehabilitationsperspektive für psychisch Kranke ist institutionsbezogen. Das Modell der therapeutischen Kette sieht vor, dass die Betroffenen mit wachsender Selbstständigkeit die Institutionen wechseln, z. B. vom therapeutischen Wohnheim in die Wohngemeinschaft, um idealerweise am Ende des Rehabilitationsprozesses wieder voll in die Gesellschaft eingegliedert zu sein. Dieses Modell wird heutigen Ansprüchen nicht mehr gerecht. Die Institutionen erweisen sich zum einen als nicht sonderlich durchlässig im Hinblick auf sich ändernde Bedürfnisse der Betroffenen. Dort wo dem Betroffenen trotz aller institutioneller Widerstände der Übergang ermöglicht wird, ist in der Regel die Kontinuität der Versorgung nicht gewährleistet, d.h. den Betroffenen wird über die Krankheitsbewältigung hinaus eine Anpassungsleistung an eine sich verändernde personale Umgebung abgefordert. Die institutionelle Entwicklung ist heute darauf gerichtet, Wohnen, Arbeit und Freizeit zu entflechten und in jeweils von einander unabhängigen Einrichtungen und Diensten anzubieten, um möglichst flexibel den sich wandelnden Bedürfnissen der Betroffenen in den verschiedenen Versorgungsbereichen gerecht zu werden.

Den Ansatz, die Umwelt entsprechend den Fähigkeiten und Möglichkeiten der Betroffenen zu gestalten, nennen wir ökologischen Zugang zur Rehabilitation. Darüber hinaus sind aber in den vergangenen Jahren eine Reihe rehabilitativer Verfahren und Strategien entwickelt worden, die ihrem Anspruch nach wirksame, personenzentrierte Behandlungsmethoden darstellen. Sie repräsentieren den personalen Zugang zur Rehabilitation (Eikelmann u. Reker 1996).

Die gesamte Rehabilitationspraxis ist mit einem Perspektivenwechsel seelischer Erkrankungen verbunden: Im Zentrum steht nicht mehr das medizinische Krankheitsmodell, sondern ein Modell funktionaler Beeinträchtigung, d.h. der Verlauf der Erkrankung wird nicht mehr vorrangig oder allein an der Krankheitssymptomatik gemessen, sondern an der Fähigkeit des Betroffenen, seine sozialen Rollen in Familie, Arbeit und gesellschaftlichem Leben zu erfüllen.

Der Prozess der Rehabilitation lässt sich darüber hinaus theoretisch in Stufen bzw. Abschnitte und Bereiche der medizinischen, schulisch-beruflichen und sozialen Rehabilitation gliedern. Eine solche Gliederung ist jedoch aus fachlicher Sicht wenig sinnvoll, da die einzelnen Bereiche breite Überlappungszonen aufweisen, die weder eine eindeutige Begrenzung voneinander erlauben, noch in eine zwingende zeitliche Abfolge einzuordnen sind. Auch andere Definitionen weisen den Prozess der Rehabilitation als ganzheitlichen, weit gespannten Gesamtprozess aus, der als Vorgang nicht teilbar ist (Blumenthal u. Jocheim 1977). Wenn also nachfolgend die einzelnen Ansätze getrennt voneinander betrachtet werden, beinhaltet dies kein Entweder-oder, sondern in der Regel ein Sowohl-als-auch, entsprechend dem zeitlichen Ablauf der Bedürfnisse der Betroffenen.

## Rehabilitative Hilfeansätze

Was psychiatrische Rehabilitation heute im Besonderen ausmacht, ist der Umstand, dass sie im Schnittpunkt verschiedener auch nichtmedizinischer Hilfeansätze und Herangehensweisen steht. Während die medizinisch-psychiatrischen Rehabilitationsansätze ihre Wurzeln in dem Modell der funktionalen Behinderung haben, wurzeln andere Hilfeansätze eher in der Pädagogik oder in der Fürsorge. Allen Ansätzen gemeinsam ist ein Modell der Betreuung und Behandlung von Menschen mit Defiziten. Die Fachpersonen vermitteln Strategien und Kenntnisse, wie mit diesen Defiziten umzugehen ist. Dementsprechend gestaltet sich die Beziehung zwischen einer aktiven Fachperson und einem passiven, rezeptiven Betroffenen. Die Entscheidungskompetenz liegt in der Regel bei der Fachperson. Neben diesen traditionellen Ansätzen steht neuerdings ein anderes Modell, das die Autonomie der Betroffenen in den Mittelpunkt stellt. Dabei spielt die therapeutische Allianz zwischen Betroffenen und Fachperson eine herausragende Rolle. Dieses Konzept ist unter dem Begriff Empowerment bekannt geworden.

## Multidisziplinäre Teams

Entsprechend den unterschiedlichen Herangehensweisen sind in den verschiedenen Versorgungsbereichen unterschiedliche Berufsgruppen verantwortlich tätig. Die medizinisch-psychiatrische Rehabilitation obliegt naturgemäß Ärzten und Ärztinnen. Die fürsorgerische Betreuung wird in der Regel von Sozialarbeitern und Sozialpädagogen durchgeführt. Im ambulanten Bereich werden auch die pädagogischen Hilfeansätze vorwiegend durch Sozialarbeiter und Sozialpädagogen vermittelt, während im (teil-) stationären Bereich Pflegekräfte dominieren. Andere in die Rehabilitation involvierte Berufsgruppen sind Diplompsychologen und Ergotherapeuten. Trotz relativ klarer Berufsbilder lassen sich ihre Tätigkeitsfelder in der Rehabilitation häufig nicht eindeutig umreißen.

Die Zusammenarbeit der verschiedenen rehabilitativ tätigen Berufsgruppen ist nicht spannungsfrei. Zum Teil beruhen sie auf fachlich divergierenden Meinungen, z.B. im Hinblick auf Krankheits- und Störungskonzepte, z.T. sind sie motiviert durch berufsgruppenspezifische Interessen. Es besteht jedoch kein Zweifel, dass Rehabilitation nur in multidisziplinären Teams mit jeweils funktionaler Aufgabenteilung den wechselnden Bedürfnissen der Betroffenen gerecht werden kann.

Eine Führungsrolle haben bisher in der Regel die Ärzte beansprucht. Eine solche Führungsrolle kann sich aber für die Zukunft nur rechtfertigen, wenn die Ärzte ihren traditionellen Behandlungsrahmen überschreiten, neue Methoden integrieren und andere Hilfeansätze nicht nur als Ergänzung zu den medizinisch-psychiatrischen Tätigkeiten erleben.

## Zielgruppen

Obwohl die Mehrheit der chronisch psychisch Kranken Schizophreniekranke sind, benötigen natürlich auch andere Patientengruppen mit nichtpsychotischen Störungen rehabilitative Maßnahmen. Die angezielte Kerngruppe umfasst Patienten mit einem fortdauernden Krankheitsgeschehen, ausgeprägter Instabilität und schlechter sozialer Anpassung.

Diese Patientengruppen werden im englischen Sprachgebrauch als Patienten mit „severe mental illness" bezeichnet. Bis zu 50% dieser Patienten sind der Gruppe der Patienten mit Dualdiagnosen, insbesondere in Verbindung mit Substanzmissbrauch, einzuordnen. Eine ähnlich schwierig zu behandelnde Patientengruppe stellen die so genannten „young adult chronic patients" dar. Diese Patientengruppe ist häufig diagnostisch und klassifikatorisch schwer einzuordnen, da die Patienten komplexe psychopathologische Bilder bieten und darüber hinaus nicht selten fremd- und eigengefährdend sind.

## Medizinisch-psychiatrischer Behandlungsansatz

Medizinisch-psychiatrische Rehabilitation lässt sich am besten entlang der Behinderungssystematik der WHO vorwiegend auf den ersten zwei Ebenen von „Impairment" (seelische Funktionseinbußen) und „Social Disability" (soziale Behinderung) lokalisieren (WHO 1980).

Die erste Ebene dieser Systematik betrifft die seelischen Funktionseinbußen, wo in unterschiedlichem Ausmaß Merkfähigkeit, Konzentration, Gefühle, Stimmung, Antrieb, Motivation, Ausdauer, Belastbarkeit wie auch Kritik und Urteilsfähigkeit betroffen sein können. Diese funktionellen Einschränkungen führen zu Einschränkungen der Handlungsfähigkeit bei der Erfüllung sozialer Rollen wie z.B. im Rahmen der Kommunikation und Kontaktfähigkeit, Selbstversorgung, Bewältigung alltäglicher Aufgaben wie auch der Freizeitgestaltung. Diese Ebene wird als soziale Behinderung bezeichnet.

## Psychiatrische Rehabilitation auf der Ebene der seelischen Funktionseinbußen

Weit verbreitet in der Rehabilitation ist der Einsatz von Psychopharmaka. Pharmakotherapie stabilisiert die Patienten so weit, dass sie durch Anhebung der Vulnerabilitätsschwelle gegenüber emotional belastenden Ereignissen erste Voraussetzung für rehabilitative Maßnahmen schafft (Wyatt 1991).

Trotz der erwiesenen Wirksamkeit der Neuroleptika in der Rückfallprophylaxe, die ein Kernelement der Rehabilitation darstellt, ist die Compliance der Betroffenen mit der verordneten Medikation häufig gering. Dies hat damit zu tun, dass die Patienten die unmittelbar erlebten unangenehmen Nebenwirkungen der Medikamente höher gewichten als ein für die Zukunft eventuell zu erwartender Rückfall. Insbesondere haben die meisten Neuroleptika, v. a. die klassischen, aber auch neuere atypische Neuroleptika, negative Auswirkungen auf das soziale Funktionsniveau. Bei den klassischen Neuroleptika stand die stigmatisierende Wirkung des Parkinsonoids im Vordergrund, während heute insbesondere die Gewichtszunahme der atypischen Neuroleptika negative Auswirkungen auf das soziale Funktionsniveau haben.

Der Einfluss der Psychopharmaka auf der ersten Ebene der Behinderung, d. h. mittels Psychopharmaka die kognitiven Störungen und Negativsymptome zu bessern, ist gering. Während die klassischen Neuroleptika wenig, wenn nicht gar zum Teil schädliche Auswirkungen auf diese Störungsbereiche hatten, geben die neueren atypischen Neuroleptika inzwischen mehr Anlass zur Hoffnung.

Ein psychologischer Interventionsansatz, die seelischen Funktionseinbußen auf der ersten Ebene zu beeinflussen, wurde von Brenner und Mitarbeitern (z. B. 1987) entwickelt. Mittels eines mehrstufigen Trainings sollen kognitive Störungen der Informationsverarbeitung und der sozialen Wahrnehmung Schizophreniekranker angegangen werden. Das Programm beinhaltet fünf mehr oder weniger aufeinander aufbauende Trainingsschritte, beginnend mit dem Training kognitiver Fertigkeiten und fortschreitenden Trainingsabschnitten, die die soziale Kompetenz der Betroffenen steigern sollen. Im Fortgang des Therapieprozesses werden auch mehr und mehr Gruppenprozesse intensiviert.

Dieses Therapieprogramm ist aufgrund seiner theoretischen Fundierung zweifellos eines der ambitioniertesten Unternehmen im Bereich der Rehabilitation Schizophrener. Die erhofften Verbesserungen auf der Ebene der seelischen Funktionseinbußen haben sich aber nicht durchgängig bestätigen lassen. Eher erscheint es so, dass mittels dieses Trainingsprogramms die sozialen Fertigkeiten der Betroffenen verbessert wurden, also die zweite Behinderungsebene der sozialen Behinderung beeinflusst wurde.

Große Popularität haben in den vergangenen Jahren auch computergestützte Rehabilitationsprogramme für neuropsychologische Defizite erlangt. Gegenwärtig gibt es ca. 25 bis 30 computergestützte Trainingsprogramme (Olbrich 1998). Für die meisten verfügbaren Trainingsprogramme ist es möglich, einzelne Trainingsabschnitte inhaltlich und hinsichtlich des Schwierigkeitsgrades zu modifizieren und dem Defizitspektrum des Patienten anzupassen. Kontrovers diskutiert wird die Frage von Generalisierungseffekten, sowohl im Hinblick auf die so genannte horizontale Generalisierung von einzelnen kognitiven Störungsbereichen auf andere kognitive Störungsbereiche wie auch der vertikalen Generalisierung auf relevante Alltagsanforderungen (Vauth et al. 2000).

## Psychiatrische Rehabilitation auf der Ebene der sozialen Behinderung

Unmittelbar auf der zweiten Behinderungsebene setzen Interventionsmethoden an, die darauf abzielen, soziale Fertigkeiten und Kompetenzen zu vermitteln. Im Grunde ist dieser Ansatz schon lange in der Psychiatrie unter dem Begriff Soziotherapie verankert. Dabei geht es im Kern um ein Training grundlegender Fertigkeiten zur Bewältigung des Alltagslebens.

Während diese soziotherapeutischen Programme aus der pragmatischen Praxis der Alltagsarbeit mit chronisch psychisch Kranken und Behinderten hervorgegangen sind, sind weiterführend komplexe, lerntheoretisch orientierte Trainingsprogramme sozialer Fertigkeiten für den Erwerb oder Wiedererwerb alltagspraktischer oder sozialer Kompetenzen getreten. Eines der bekanntesten Programmpakete stammt von Liberman (z. B. 1988).

Dieses Programm besteht aus verschiedenen Bausteinen, die nach Bedarf eingesetzt werden können. Trainiert werden die jeweiligen Bausteine in einer Kombination von Rollenspiel, Rückmeldung mit Video und auch Übungen in vivo. Die Übungen werden systematisch in kurzen, intensiven Trainingsperioden durchgeführt, in der Regel zweimal täglich. Die Übungsabschnitte dauern 20 Minuten, die einzelnen Übungsteile werden bis zu zwanzig Mal wiederholt.

Die Resultate verschiedener kontrollierter Studien erlauben den Rückschluss, dass den Betroffenen mit diesen Lernprogrammen ein weites Spektrum unterschiedlicher sozialer Fertigkeiten vermittelt werden kann (Penn et al. 1996). Das soziale Funktionsniveau insgesamt verbessert sich dann, wenn die trainierten Fertigkeiten relevant sind für das Alltagsleben der Betroffenen und ihre soziale Umgebung. Die erzielten Effekte stellen sich relativ langsam ein und benötigen zu ihrer Aufrechterhaltung eine kontinuierliche Langzeitbetreuung (Penn u. Mueser 1996; Wallace 1998).

## Pädagogische Ansätze

Die Trainingsprogramme zum Erwerb sozialer Kompetenzen sind bereits nicht mehr eindeutig psychologischen bzw. psychotherapeutischen Interventionsverfahren zuzurechnen, da sie in Teilen vorwiegend der Wissensvermittlung dienen. Mit psychologisch/psychotherapeutischen Interventionsverfahren haben sie gemeinsam, dass sie auf eine Verhaltensänderung der Betroffenen abzielen. Von „Edukation" sollte man aber nur dann sprechen, wenn es sich um einen geplanten fortdauernden Informationsprozess handelt. Edukation ist abzugrenzen von Gesundheitserziehung, da Edukation eindeutig auf die Krankheitsbewältigung gerichtet ist (Coates 1999).

Psychoedukation spielt in vielen Versorgungsansätzen eine wichtige Rolle. Ausgearbeitete Programme existieren z. B. im Hinblick auf die Früherkennung von Rückfällen. Die wichtigsten edukativen Programme sind im Bereich der Angehörigenarbeit ausgearbeitet worden. Angehörige fühlen sich oft allein gelassen, ignoriert, nicht ernst genommen und unzureichend informiert über die Krankheit und Risiken der Krankheit, an denen die Betroffenen leiden. Darüber hinaus beklagen sie oft, dass ihre Fürsorge nicht hinreichend anerkannt wird oder sie für die Probleme der Betroffenen verantwortlich gemacht werden. Es überrascht deshalb nicht, dass Frustration und Verärgerung unter Angehörigen weit verbreitet ist, insbesondere in Abhängigkeit von den Belastungen, denen sie ausgesetzt sind (Johnson 1990). Es ist hinreichend belegt, dass eine kritische und angespannte Familienatmosphäre den Verlauf der Erkrankung ungünstig beeinflusst.

Alle Familienprogramme schließen einen edukativen Teil ein mit Basisinformationen über die Ätiologie, die Behandlung und die Prognose der Schizophrenie. Obwohl die verschiedenen Programme unterschiedliche Schwerpunkte haben, sind alle Programme darauf gerichtet, Angehörige und Betroffene besser über die Erkrankung zu informieren und gemeinsam Strategien zur Problembewältigung zu entwickeln (Strachan 1986; Schooler 1995). Angehörige möchten in diesem Zusammenhang auch nicht „erzogen", sondern als Partner in diesem Informationsprozess betrachtet werden.

Familienprogramme sind in mehrfacher Hinsicht wirksam. Sie reduzieren die Rückfallrate und verbessern das soziale Funktionsniveau der Betroffenen. Familienprogramme können auch unter Umständen die familiäre Belastung reduzieren. Diese Effekte bleiben längerfristig bestehen. Gleichwohl ist nicht eindeutig, welche Elemente oder Komponenten der verschiedenen Familienprogramme wirksam sind. Darüber hinaus ist nicht bekannt, in welcher Intensität und Länge die verschiedenen Familienprogramme durchgeführt werden müssen.

## Fürsorgerische Ansätze

Die fürsorgerische Betreuung ist darauf gerichtet, die Betroffenen soweit wie möglich in Familie, Beruf und Gesellschaft zu (re-)integrieren. Für diese Ansätze gilt, dass sie überwiegend aus der praktischen Arbeit hervorgegangen und an die soziale Realität der Betroffenen angepasst sind.

So beruht beispielsweise berufliche Rehabilitation auf der Annahme, dass Arbeit den Betroffenen nicht nur Tagesstruktur gibt und ihnen soziale Kontakte ermöglicht, sondern auch ihr Selbstwertgefühl und ihre Lebensqualität verbessert (Harding et al. 1987).

Berufliche Rehabilitation wird heute nicht mehr bzw. nicht mehr vorrangig im Krankenhaus angeboten. Das dominierende Angebot heute ist die Werkstatt für Behinderte. Bei aller fachlichen Qualität der Angebote vieler Werkstätten erweisen sie sich jedoch oft genug als Sackgasse. Neuere berufliche Rehabilitationsprogramme, die mehr den Prinzipien der Normalisierung verpflichtet sind, sind viel eindeutiger auf eine Wiedereingliederung auf den allgemeinen Arbeitsmarkt gerichtet. Betroffene Personen werden vorrangig trainiert, Bewerbungsschreiben zu verfassen oder Bewerbungsgespräche durchzuführen. Rehabilitationsarbeitsplätze sollen den Betroffenen Fertigkeiten vermitteln, auf dem allgemeinen Arbeitsmarkt bestehen zu können.

Einen solchen Berufsförderungskurs führen wir beispielsweise in Zürich erfolgreich durch. Nach einer mehrmonatigen Trainingsphase werden die

Teilnehmer des Kurses auf Rehabilitationsarbeitsplätze vermittelt und engmaschig langfristig weiterbetreut. Die 2-Jahres-Katamnese zeigt, dass 42% auf dem allgemeinen Arbeitsmarkt (teil-)beschäftigt sind, was einem Zuwachs von 33% entspricht. In einer Ausbildung befinden sich weitere 20%. Der Anteil derer, die in einer Werkstatt für Behinderte beschäftigt werden, sinkt hingegen von 20% auf 13%. Bemerkenswert sind auch die Generalisierungseffekte. Während vor dem Kurs 42% der Betroffenen betreut wohnten, waren es nach Ablauf von 2 Jahren nur noch 22%. Der Anteil derer, die selbständig wohnen, stieg von 42% auf 71% (Condrau et al. 2000).

Ähnliche berufliche Rehabilitationsprogramme sind in dem englischsprachigen Raum unter dem Begriff „supported employment" bekannt geworden. In diesem Versorgungsmodell werden die Betroffenen ohne längere Trainingsphase sobald wie irgend möglich auf Arbeitsplätzen auf dem allgemeinen Arbeitsmarkt eingesetzt und begleitend unterstützt. Dieser Ansatz erlaubt es, die Betroffenen unmittelbar in ihrer Arbeitsumgebung zu beobachten und ihr Verhalten gegebenenfalls zu korrigieren. Zusätzlich werden auch die Arbeitgeber beraten. Diese Art von Begleitung sollte unbegrenzt und in wechselnder Intensität angeboten werden können (Wallace 1998).

Obwohl Evaluationen dieses Versorgungsansatzes durchaus zu Hoffnungen Anlass geben, bleiben kritische Fragen. Die meisten der Betroffenen verbleiben in niedrig qualifizierten Dienstleistungsjobs. Auch ist bisher wenig bekannt, wie lange die beobachteten Effekte bestehen bleiben. Außerdem ist gegenwärtig noch kein differentielles Profil erkennbar, welche der Betroffenen im Besonderen von diesem Rehabilitationsansatz profitieren (Mueser et al. 1998; Jacobs et al. 1988).

**Konzept Empowerment**

Integration auf dem ersten Arbeitsmarkt hängt nicht nur von den Fähigkeiten der Betroffenen ab, sondern auch von der Bereitschaft der Gesellschaft, ihre beeinträchtigten Mitglieder zu integrieren und zu beschäftigen. Die Haltung der Bevölkerung zu psychisch Kranken bestimmt das Gelingen der Reintegration, indem sie das Lebensumfeld prägt, in das ein psychisch Kranker zurückkehrt bzw. das er sich neu erschließen muss. Die Akzeptanz bzw. die Ablehnung der direkten sozialen Umgebung hat somit Einfluss auf das Gelingen der Rehabilitation.

Durch den Ausbau der gemeindenahen Versorgung wird die Bevölkerung in ihrem alltäglichen Leben weit mehr mit psychisch Kranken konfrontiert als es vor den Reformen der Fall war. Die ambivalente bis ablehnende öffentliche Einstellung gegenüber psychisch Kranken hat sich jedoch nicht in gleichem Maße gebessert wie die Reformen vollzogen wurden. Für die Versorgungspraxis ist es insofern von Bedeutung, als in der Regel mit massiven Bürgerprotesten gegen die Gründung von psychiatrischen Versorgungseinrichtungen wie Wohnheim, Wohngemeinschaften etc. in Wohngebieten zu rechnen ist (Rössler u. Salize 1995).

Allerdings äußert sich Bürgerprotest gegen psychiatrische Versorgungseinrichtungen ebenso wie die Ablehnung psychisch Kranker allgemein nicht in allen Bevölkerungsgruppen gleichförmig. Verschiedene Untersuchungen in der Umgebung bereits bestehender Einrichtungen geben Hinweise darauf, dass Art und Intensität des Kontaktes, den die Bevölkerung mit psychisch Kranken hat, sich auf deren Einstellung auswirkt (Voges u. Rössler 1995).

Oft genug internalisieren die Betroffenen das Stigma der Erkrankung. Selbstwertzweifel führen sie in Isolation und Rückzug. Die sozialen Netz- und Unterstützungssysteme Schizophreniekranker verkleinern sich deshalb nach Art und Intensität im Verlaufe der Erkrankung (Cutler 1985).

Diesem Prozess der kontinuierlichen Entwertung haben im vergangenen Jahrzehnt Angehörige und Betroffene ein Modell der Ermutigung und Bestärkung im Glauben an eigene Fähigkeiten entgegengesetzt. Betroffene strukturieren und suchen aktiv die Art der Hilfe, die sie sich wünschen. Die aktive Rolle und auch die Möglichkeiten, Einfluss zu nehmen, sind gerade in Zusammenarbeit mit den Familien und den Angehörigen deutlich geworden. Für die professionellen Helfer ist es wichtig zu akzeptieren, dass Betroffene und Angehörige Experten ihrer eigenen Befindlichkeit sind. Dies hat zur Folge, dass wir in der Behandlung die (Er-)Lebensbereiche höher gewichten müssen, die den Betroffenen vorrangig wichtig sind. So messen Patienten ihrer sozialen Funktionsfähigkeit häufig größeres Gewicht bei, während wir professionellen Helfer zumeist die Psychopathologie ins Zentrum unserer Überlegungen rücken (Eichenberger u. Rössler 2000).

Über die objektiv gemessenen Verbesserungen der Lebenssituation hinaus haben deshalb auch andere Kriterien zur Effektivitätsbeurteilung von rehabilitativen Behandlungs- und Betreuungsmaßnahmen Bedeutung erlangt. Vorrangig zu nennen ist hier das Konstrukt Lebensqualität, das die bisherigen Effektivitätsmaße um das subjektive Erleben der Patienten erweitert. Dementsprechend hat das Interesse der Rehabilitationsforschung an dem Konstrukt Lebensqualität zugenommen. Angesichts der Tatsache, dass in der Psychiatrie chronische Erkrankungen schon immer eine zentrale Rolle gespielt haben, ist es bemerkenswert, dass im Vergleich zu anderen medizinischen Disziplinen das Konzept Lebensqualität erst verspätet zu einem Thema der Rehabilitationsforschung geworden ist (Oliver et al. 1997). Dies mag damit zusammenhängen, dass es in der Psychiatrie mehr als in anderen medizinischen Fächern darum ging, zunächst objektiv erträgliche Lebensbedingungen für die Betroffenen zu schaffen. Dabei hat das Bemühen der Verantwortlichen um die Sicherung der primären Existenzgrundlagen der Patienten in der Vergangenheit häufig qualitative Aspekte einer Betreuung in den Hintergrund treten lassen.

## Therapeutische Allianz

Im Unterschied zur Akutbehandlung gibt es keine ethische und gesetzliche Rechtfertigung, eine Rehabilitation zu erzwingen. Rehabilitation kann nur in Zusammenarbeit und im Rahmen der Wertewelt des Betroffenen vollzogen werden.

Einen ersten Schritt, die Zusammenarbeit mit den Betroffenen zu verbessern, hat die WHO mit der Überarbeitung ihrer Behinderungssystematik vorgenommen. Anstelle der Begriffe „impairment", „disability" und „handicap" werden die Begriffe „dimensions of functioning", „activity" und „participation" gesetzt (WHO 1980). Hiermit soll deutlich gemacht werden, dass in der Rehabilitation die Fähigkeiten der Betroffenen und nicht ihre Defizite in den Vordergrund gestellt werden sowie ihre Möglichkeiten des selbständigen Handelns und der Teilhabe an allen Lebensbereichen. Selbständiges Handeln und Teilhabe an allen Lebensbereichen der Gesellschaft kann sich nur im Rahmen einer gemeindenahen Versorgung vollziehen. Langfristige Rehabilitation in Fachkrankenhäusern oder in Rehabilitationseinrichtungen für psychisch Kranke (RPK), die weit von der gewohnten Lebensumwelt der Betroffenen entfernt ist, kann diese Voraussetzung nicht erfüllen.

Damit die Wiedereingliederung gelingen kann, bedarf es der kontinuierlichen sozialen Unterstützung durch die professionellen Helfer. So genanntes „network building" (Cutler 1985) durch die professionellen Helfer wird dort erforderlich, wo sich die sozialen Beziehungen der Betroffenen quantitativ und qualitativ reduziert haben. Zufriedenheit mit dem sozialen Netz ist ein Kernelement der subjektiven Lebenszufriedenheit der Betroffenen. Um Missverständnissen vorzubeugen: Es ist in der Regel nicht der Ort, also das psychiatrische Krankenhaus oder die Gemeinde, die per se Lebensqualität garantiert, es sind vor allem die sozialen Beziehungen, die sich dort gestalten, die Lebensqualität ausmachen (Rössler et al. 1999). Gleichwohl besteht für die meisten Betroffenen bereits in ihrer gewohnten Lebensumgebung ein soziales Netz, das es vorrangig aufrecht zu erhalten gilt. All diese professionellen Aktivitäten, die um den Alltag der Betroffenen zentriert sind, sind eine der teuersten Maßnahmenpakete in der Behandlung Schizophreniekranker (Salize u. Rössler 1996).

Es erstaunt deshalb, dass es in der gegenwärtigen Rehabilitationsliteratur über die technischen Aspekte der Alltagsgestaltung hinaus wenige Grundsatzdiskussionen über die Art der langfristigen Beziehungen zwischen professionellen Helfern und den Betroffenen gibt. In diesem Zusammenhang sollte ein weithin unterschätztes Psychotherapieverfahren erwähnt werden, das viele Kernelemente einer tragfähigen langfristigen Beziehung mit schizophreniekranken Menschen beinhaltet: die supportive Therapie.

Supportive Therapie folgt den allgemeinen Erfahrungsregeln helfenden Verhaltens und beinhaltet methodenübergreifende Grundprinzipien hilfreichen Handelns (Möhlenkamp 1999). Neben empathischem Bemühen gibt die supportive Therapie Ermutigung und aktive Anleitung zur Problemlösung. Sie stärkt das Selbstwertgefühl der Betroffenen und ist auf ihre Ressourcen hin orientiert (Becker 1999). Das Setting ist sowohl zeitlich wie auch örtlich flexibel, d.h. intensivere Phasen der Auseinandersetzung können gefolgt sein von längeren Perioden ohne Kontakt, und die Betreuung kann sowohl in der Institution wie auch bei den Betroffenen zuhause erfolgen.

In einem neuen Verständnis von supportiver Therapie ist die gemeinsame Grundlage des Handelns und gegenseitigen Verständnisses die Theorie des Alltags. Das heißt, der Therapeut verfügt über keine über die Alltagstheorien hinausreichende Metatheorie, sondern verständigt sich mit dem Betroffenen auf einer gemeinsamen Ebene sozialen Verstehens. Eine solche Kommunikationsform erlaubt auch neue „alltägliche" Beziehungsformen wie Wertschätzung, Engagement und gegenseitiges Wohlwollen.

Die therapeutische Beziehung ist nicht primär asymmetrisch angelegt. Sie erlaubt dem Betroffenen, eigene Entscheidungen zu treffen. Dies schließt nicht prinzipiell aus, dass die wechselseitige Beziehung in Teilen asymmetrisch ist, z.B. wenn es um Wissensvermittlung geht. Ziel einer solchen Wissensvermittlung sollte aber sein, den Betroffenen zu einem größeren Ausmaß an Autonomie zu verhelfen. Rehabilitation kann nur in einem solchermaßen gestalteten förderlichen Milieu gelingen. Dies entspricht auch den Ergebnissen einer Studie von Goldstein u. Caton (1983), die die Einflussfaktoren auf die Rehospitalisationsrate chronisch psychisch Kranker untersuchten und fanden, dass die „socio-emotional characteristics of the environment ... are strong predictors of outcome than are available outpatient treatment programmes."

## Die sozialrechtliche Umsetzung psychiatrischer Rehabilitation

Die Schwierigkeiten der heutigen Rehabilitation resultieren weniger aus dem Mangel an wissenschaftlich begründeten und überprüften Rehabilitationsverfahren, sondern gründen v.a. in der Anwendungspraxis des Sozialversicherungsrechtes. Der im Sozialgesetzbuch allgemein formulierte Rechtsanspruch auf Rehabilitation wird in der Praxis des Sozialversicherungssystems nicht eingelöst. Die verschiedenen Leistungsträger der Rehabilitation haben sich bisher die Verantwortung für die Rehabilitation psychisch Behinderter gegenseitig zugeschoben mit dem wechselseitig verwendeten Argument, die Zuständigkeit des jeweils anderen überwiege. Dies hat zur Folge, dass fast die Hälfte der anfallenden Kosten über die Kommunen, d.h. über die Sozialhilfe, und ein Fünftel der Kosten von den Patienten selbst oder ihren unterhaltspflichtigen Angehörigen getragen wird (vgl. Rössler u. Riecher-Rössler 1994).

Die Funktion der Sozialhilfe im Sozialleistungssystem ist aber nur die Abdeckung eines anderweitig nicht abgesicherten Restrisikos. Die Sozialhilfe kann deshalb nur nach Ausschöpfung aller Selbsthilfemöglichkeiten, d.h. unter Ausschöpfung aller vorhandenen finanziellen Mittel des Betroffenen in Anspruch genommen werden. Wer heute in relativ jungem Alter an einer schweren seelischen Erkrankung leidet, muss deshalb letztlich ein Bekenntnis zur Armut abliefern, bevor er die erforderlichen Leistungen erhält. Sofern Leistungen der Sozialleistungsträger außerhalb der Sozialhilfe überhaupt erbracht werden, führen sie meist ohne Rehabilitationsversuche direkt in die Berentung (Rössler et al. 1995). Die Rehabilitationspraxis der Sozialleistungsträger lässt erkennen, dass die Leistungsfähigkeit einer modernen psychiatrischen Rehabilitation noch nicht ausreichend rezipiert wird.

## Literatur

Becker P (1999) Allgemeine und differentielle Psychotherapie auf systemischer Grundlage. In: Wagner RF, Becker P (eds) Allgemeine Psychotherapie. Neue Ansätze zu einer Integration psychotherapeutischer Schulen. Hogrefe, Göttingen, pp 169–226

Blumenthal W, Jochheim KA (1977) Rehabilitation. In: Blohmke M, v. Ferber C, Kisker KHP, Schäfer H (eds) Handbuch der Sozialmedizin, Bd III. Enke, Stuttgart

Brenner HD, Hodel B, Kube G, Roder V (1987) Kognitive Therapien bei Schizophrenen: Problemanalyse und empirische Ergebnisse. Nervenarzt 58:72–83

Bundesarbeitsgemeinschaft für Rehabilitation, BAG (1984) Die Rehabilitation Behinderter. Wegweiser für Ärzte. Deutscher Ärzte Verlag, Köln

Coates V (1999) Education for Patients and Clients: Routledge, London New York

Condrau M, Müller C, Eichenberger A, Gossweiler L, Rössler W (2000) Integration psychisch Kranker in die Arbeitswelt. Evaluation des Berufsförderungskurses Zürich (eingereicht)

Cutler D (1985) Clinical care update. The chronically mentally ill. Community Mental Health Journal 21:3–13

Eichenberger A, Rössler W (2000) Comparison of self-ratings and therapist ratings of outpatients' psychological status. Journal of Nervous Mental Disease 188:297–300

Eikelmann B, Reker T (1996) Rehabilitation psychisch Kranker und Behinderter – Historische, konzeptuelle und wissenschaftliche Aspekte. Das Gesundheitswesen (Sonderheft) 58 (1):72–78

Goldstein JM, Caton CLM (1983) The effects of the community environment on chronic psychiatric patients. Psychol Med 13:193–199

Griesinger W (1867) Die Pathologie und Therapie der psychischen Krankheiten für Aerzte und Studierende. Nachdruck 1964. Bonset, Amsterdam

Häfner H (1988) Rehabilitation Schizophrener. Ergebnisse eigener Studien und selektiver Überblick. Z Klin Psychol 3:187–209

Harding C, Strauss J, Hafez H, Lieberman P (1987) Work and mental illness: I. Toward an integration of the rehabilitation process. Journal of Nervous and Mental Disease 175:317–326

Jacobs H, Kardashian S, Kreinbring R, Pender R, AS (1988) A skills oriented model for facilitating employment in psychiatrically disabled perons. Rehabilitation Counseling Bulletin 27:189–228

Johnson D (1990) The family's experience of living with mental illness. In: Lefley H, Johnson D (eds) Families as allies in treatment of the mentally ill: New directions for mental health professionals. American Psychiatric Press, Washington, DC, pp 31–63

Liberman R (1988) Psychiatric rehabilitation of chronic mental patients. American Psychiatric Press, Washington, DC

Möhlenkamp G (1999) Supportive Therapie – eine nützliche Nebensache oder ein psychotherapeutisches Basiskonzept? Sozialpsychiatrische Informationen 4:2–6

Mueser KT, Bond GR, Drake RE, Resnick SG (1998) Models of community care for severe mental illness: a review of research on case management. Schizophrenia Bulletin 24: 37–74

Olbrich R (1998) Computergestützte psychiatrische Rehabilitation. Psychiatrische Praxis 3:103–104

Oliver J, Huxley P, Bridges K, Mohamad H (1997) Quality of life and mental health services. Routledge, London New York

Penn DL, Mueser KT (1996) Research update on the psychosocial treatment of schizophrenia. American Journal of Psychiatry 153:607–617

Rössler W, Riecher-Rössler A (1994) Psychiatrische Rehabilitation chronisch psychisch Kranker und Behinderter. Rehabilitation 33:1–7

Rössler W, Salize HJ (1995) Gemeindenahe Versorgung braucht eine Gemeinde, die sich sorgt. Die Einstellung der Bevölkerung zur psychiatrischen Versorgung und zu psychisch Kranken. Psychiatrische Praxis 22:58–63

Rössler W, Salize HJ, Biechele U (1995) Sozialrechtliche und strukturelle Defizite der außerstationären Versorgung chronisch psychisch Kranker und Behinderter. Nervenarzt 66:802–810

Rössler W, Salize HJ, Cucchiaro G, Reinhard I, Kernig C (1999) Does the place of treatment influence the quality of life of schizophrenics? Acta Psychiatrica Scandinavica 100:142–148

Salize HJ, Rössler W (1996) The cost of comprehensive care of people with schizophrenia living in the community. A cost evaluation from a German catchment area. British Journal of Psychiatry 169:42–48

Schooler N (1995) Integration of family and drug treatment strategies in the treatment of schizophrenia: a selective review. International Clinical Psychopharmacology 10 (Suppl 3):73–80

Strachan A (1986) Family intervention for the rehabilitation of schizophrenia: toward protection and coping. Schizophrenia Bulletin 4:678–698

Vauth R, Dietl M, Stieglitz RD, Olbrich HM (2000) Kognitive Remediation. Eine neue Chance in der Rehabilitation schizophrener Störungen? Nervenarzt 71:19–29

Voges B, Rössler W (1995) Beeinflusst die gemeindenahe psychiatrische Versorgung das Bild vom psychisch Kranken in der Gesellschaft? Neuropsychiatrie 9:144–151

Wallace CJ (1998) Social skills training in psychiatric rehabilitation: recent findings. International Review of Psychiatry 19:9–19

WHO (1980) International classification of impairments, disabilities and handicaps. Geneva

Wyatt R (1991) Early intervention with neuroleptics may decrease the long-term morbidity of schizophrenia. Schizophrenia Research 5:201–292

## Diskussion

HORNUNG: Psychoedukation muss genau das beinhalten, was Sie als Empowerment bezeichnet haben: bewältigungsorientiertes Vorgehen, Mitbestimmung. Dieses Konzept nehmen die Patienten psychoedukativer Gruppen als neues Angebot von uns Psychiatern dankbar an und beantworten es sehr positiv. Vergleichbares wurde bislang viel zu selten angeboten.

RÖSSLER: Ich kann Ihnen nur zustimmen. Der Stellenwert psychoedukativer und psychosozialer Behandlungsverfahren in der Versorgung schizophrener Patienten ist meiner Ansicht nach in den aktuellen Richtlinien der DGPPN unterbewertet.

HUBER: Endlich zu verstehen, was die Patienten erleben, schildern Lilo Süllwold und Mitarbeiter sehr eindringlich: Die Patienten selbst sind die besten Kronzeugen ihrer Beschwerden. Auf sie müssen wir hören. Der gleichen Meinung sind Gisela Gross, Schüttler, Klosterkötter und viele andere. Wir müssen von den Patienten lernen. Sie sind selbst imstande, Coping-Strategien und Abwehrmaßnahmen gegen ihre Beschwerden und Störungen zu entwickeln.

Ich stimme Ihnen zu, dass man nicht nur auf die Psychopathologie schauen darf. Soziale und psychologische Faktoren sind genau so wichtig. Einer der größten Mängel der gegenwärtigen Psychiatrie ist der weltweite Verlust an klinisch-psychiatrischer und psychopathologischer Kompetenz, in Amerika ebenso wie in Deutschland. Viele von uns haben einfach keine ausreichende psychopathologische Erfahrung mehr mit schizophrenen Patienten.

EIKELMANN: Verständlicherweise sind die Patienten nicht ohne weiteres bereit, jahre- oder lebenslang Neuroleptika einzunehmen. Sie sind auch nicht ausschließlich über die Psychopathologie zugänglich. Wenn man Überlegungen für eine längerfristige Therapie anstellt, dann muss man auch berücksichtigen, wie sie ihre Freizeit gestalten und wie ihre sozialen Kompetenzen aussehen.

RÖSSLER: Das ist absolut richtig. Wir müssen mit unseren Patienten darüber reden, was Ihnen wichtig ist, um sie ein Stück ihres Weges begleiten zu können. Für mich ist der Maßstab dessen, was ich meinen Patienten zumute, ob ich Gleiches auch bei mir selbst wollte.

SIPPEL: Dadurch wird die Rolle des Arztes aber auch umdefiniert. Was bedeutet das für das Team? Sind andere Bezugspersonen dann genau so wichtig oder vielleicht sogar wichtiger als der Arzt? Oder ist es gar nicht seine Aufgabe, diese Kontinuität über längere Zeit aufrecht zu erhalten? Wie sehen Sie in diesem Zusammenhang die Aufgabe des Teams?

RÖSSLER: Leider ist es in der deutschen Versorgungslandschaft eine Realität, dass es kaum gelingt, bei chronisch Kranken eine ärztliche Versorgungskontinuität wirklich aufrecht zu erhalten. Hier kommt den Hausärzten eine tragende Rolle zu, denn sie sind in der Regel über viele Jahre für den Patienten da. Diesen Punkt sollte man in seiner Wirkung nicht unterschätzen.

Ich bin nicht der Meinung, dass Ärzte aufgrund ihrer Ausbildung automatisch am besten befähigt sind, die Leitung eines Teams zu übernehmen. Insbesondere in den sozialpsychiatrischen Diensten finden wir gute alternative Betreuungsformen. Bei uns haben wir beispielsweise ein Bezugspersonensystem, wobei die Patienten im Wesentlichen von Krankenschwestern und Pflegern betreut werden – der Arzt wirkt meist im Hintergrund. So nennt er sich denn auch: „Arzt im Hintergrund". Er ist natürlich für die Medikation und grundsätzliche therapeutische Entscheidungen zuständig, wird aber ansonsten nur sporadisch zur Hilfe herangezogen. Ähnliches finden wir beispielsweise in England: Dort ist die „community psychiatric nurse" eine ganz wichtige Schaltstelle. In Deutschland ist dieses Modell unter anderem wohl deshalb so schwer zu verwirklichen, weil die außerstationäre Versorgung hier von Sozialarbeitern dominiert wird. Sozialarbeiter gehen aber im Vergleich zu Pflegekräften oder Ärzten mit einem anderen Verständnis an chronisch Kranke heran.

KAPITEL 8

# Die gemeindepsychiatrische Versorgung Psychosekranker – das Beispiel Großbritannien

TH. BECKER

## Einleitung

Die psychiatrische Versorgung in England und Wales hat sich in den letzten Jahrzehnten erheblich verändert. Im Jahr 1948 brachte die Gründung des National Health Service (NHS) die Integration der psychiatrischen Dienste in die allgemeine medizinische Versorgung der Bevölkerung mit sich. Diese Veränderung bedeutete einen wesentlichen Impuls für die englische Psychiatriereform. Andererseits barg der NHS mit der Dreiteilung in Krankenhausversorgung, Familienärzte („general practitioners", GP) und Dienste der Kommunen (außerhalb des NHS) auch Probleme auf dem Weg zu einer integrierten, sektorisierten psychiatrischen Versorgung. Die folgende Übersicht enthält einige der Hintergründe der englischen Psychiatriereform nach dem zweiten Weltkrieg. Die Abwendung von den großen psychiatrischen Krankenhäusern und Hinwendung zu individualisierten Hilfen, sektorisierten Diensten, Integration, Normalisierung und gemeindenahem Wohnen blieb während der Jahrzehnte seit 1960 stabil erhalten. Im Jahr 1961 äußerte der damalige Gesundheitsminister, Enoch Powell, erstmals den Plan der Regierung, auf eine psychiatrische Versorgung ohne Großkrankenhäuser („mental hospitals", Fachkrankenhäuser) hinzuarbeiten (Freeman u. Bennett 1991). In den neunziger Jahren wurde in England und Wales eine flächendeckende, sektorisierte gemeindepsychiatrische Versorgung erreicht (Johnson u. Thornicroft 1993). Gleichzeitig rückte die gemeindepsychiatrische Versorgung in England allerdings in den Brennpunkt einer heftigen, oft feindlich geführten öffentlichen Diskussion, was Anlass gibt, den Stand, die Probleme und Perspektiven der Gemeindepsychiatrie in England zu diskutieren (Thornicroft u. Goldberg 1998).

Einige Hintergründe der englischen Psychiatriereform
- Neue Therapieformen (z.B. Neuroleptika, Psychotherapie)
- Neue Berufsgruppen (z.B. psychiatrische Sozialarbeit, psychiatrische Gemeindepflege)
- Neue (anti-)institutionelle Konzepte (z.B. therapeutische Gemeinschaft, Tagesklinik)
- Kritik und Krise der Anstaltspsychiatrie (Überbelegung, Open-door-Bewegung, Institutionskritik)
- Zahlreiche Untersuchungskommissionen und -berichte der Regierung zur Psychiatriereform

## Die Schließung psychiatrischer Fachkrankenhäuser

Zum Zeitpunkt des Höchststandes der Gesamtbettenzahl in psychiatrischen Anstalten lag diese bei über 140 000, die Zahl der psychiatrischen Krankenhäuser mit über 100 Betten lag damals bei ca. 135. Im Jahr 2000 werden nur noch etwa 20 dieser Krankenhäuser geöffnet sein, bald nach dem Jahr 2000 werden voraussichtlich alle psychiatrischen Fachkrankenhäuser geschlossen sein (Becker 1998). Damit hat es in vier Dekaden einen kontinuierlichen Bettenrückgang in den psychiatrischen Krankenhäusern („mental hospitals") gegeben, der in den achtziger Jahren (nach deutlicher Verkleinerung) zu einer Beschleunigung der Krankenhausschließungen führte, die schließlich in den neunziger Jahren eine hohe Frequenz erreichten. Über diese Zeit waren die psychiatrischen Behandlungsplätze mit „Hotelfunktion", also Wohnfunktion und fachlicher Betreuung, insgesamt nur leicht rückläufig, die Abnahme betrug weniger als 10%. Das ist für die Dekade 1982 bis 1992/93 gut belegt. In dieser Zeit wurden die in ihrer Anzahl rückläufigen Behandlungsplätze in psychiatrischen Krankenhäusern durch Betten in psychiatrischen Abteilungen an allgemeinen Krankenhäusern, Heim- und Wohngruppenplätze verschiedener, kommunaler, frei gemeinnütziger und privater Träger ersetzt (Becker 1998; Davidge et al. 1994). Die baulichen Strukturen der geschlossenen Krankenhäuser wurden in aller Regel nicht für die neuen sektorisierten psychiatrischen Dienste verwendet. So erscheint das „mental hospital" oder große psychiatrische Fachkrankenhaus in England und Wales als ein Versorgungsmodell der Vergangenheit.

## Alternative Wohnformen für psychisch Kranke

Das Finden betreuter Wohnformen, überwiegend von betreuten Gruppenwohnungen und kleineren Heimen, gilt als eine Erfolgsgeschichte der englischen Psychiatriereform. Detailliert ist der Prozess der alternativen Unterbringung entlassener Langzeitpatienten im Rahmen des Schließungsprozesses der psychiatrischen Krankenhäuser Friern und Claybury Hospital in Nord-London geschildert. Ihre Schließung wurde durch eine inzwischen anderthalb Jahrzehnte überblickende Evaluationsstudie, die so genannte TAPS-Studie untersucht. Das Forschungsteam (Name: Team for the Assessment of Psychiatric Services, TAPS) ging dem Befinden, der psychopathologischen Symptomatik, der sozialen Adaptation und Funktionsfähigkeit, Alltagskompetenz sowie der Zufriedenheit entlassener und nicht entlassener Patienten über 1-Jahres- und 5-Jahresverlaufsuntersuchungen nach (Leff 1997). Der Schwerpunkt der Untersuchung lag bei der Versorgung nichtdementer Langzeitpatienten; es erfolgten Vergleiche zwischen entlassenen und nicht entlassenen Patienten sowie über die Zeit. Acht Kohorten Entlassener wurden untersucht, 737 Patienten in die Gemeinde entlassen. 78% wurden in Gruppenwohnungen mit Personal, 7% in Gruppenwohnungen ohne Personal, 11% in selbstständiges Wohnen und 4% in eine Wohnsituation bei der Familie entlassen. 21 entlassene Patienten (entsprechend 3%) waren im ersten Jahr verstorben, es handelte sich um eine ältere Population von Langzeitpatienten. Bei 671 Patienten gelang es, eine Ein-Jahres-Follow-up-Untersuchung durchzuführen. Bei zwei Patienten fanden sich Gefängnisaufenthalte während des ersten Follow-up-Jahres, bei 102 Patienten (entsprechend 15%) war es zu stationären Wiederaufnahmen gekommen, 6% entlassener Patienten wurden im ersten Follow-up-Jahr erneut Langzeitpatienten (das heißt, sie waren erneut über eine Zeit von mindestens einem Jahr stationär behandlungsbedürftig). Bei den klinischen Ergebnissen (Tabelle 8.1) fanden sich in der 1-Jahres- und 5-Jahres-Follow-up-Untersuchung eine Reihe positiver Ergebnisse, insbesondere bei Negativsymptomen, Sozialverhalten, Alltagsfertigkeiten, Medikationscompliance, Freiheitsgraden in der Alltagsgestaltung, Patienteneinstellungen sowie der Zahl der Freunde.

Damit zeichnet die TAPS-Studie für die Gruppe entlassener Langzeitpatienten ein recht positives Bild. Wichtig ist, zu erwähnen, dass die alternative Versorgung für eine kleine Gruppe von etwa 10% der Patienten (so genannte „difficult-to-place"-Patienten) außerordentlich schwer fiel. Jedoch wurden auch für diese Patientengruppe Betreuungsformen im, beim oder außerhalb des Krankenhauses gefunden, die kleinteiliger waren, mehr Freiheitsgrade erlaubten und eine deutlich normalere Wohnumgebung darstellten als die Langzeitstationen, auf denen die Patienten zuvor gelebt hatten (Trieman 1997). Eine Darstellung der TAPS-Studie wäre unvollständig, wenn nicht gesagt würde, dass nach den Ergebnissen dieser Studie zu jedem beliebigen Zeitpunkt von einem Bettenbedarf in Höhe von etwa 10% der gesamten entlassenen Patientenpopulation für die Behandlung akuter Krisen auszugehen ist.

**Tabelle 8.1.** Ergebnisse der TAPS-Studie, 1-Jahres- und 5-Jahres-Follow-up. (Nach Leff 1997)

| | 1 Jahr | 5 Jahre |
|---|---|---|
| Wahn und Halluzinationen | = | = |
| Negativsymptome | + | + |
| Angst | – | = |
| Sozialverhalten | + | =/+ |
| Alltagsfertigkeiten | + | + |
| Medikations-Compliance | + | + |
| Beschränkung von Freiheitsgraden im Alltag | + | + |
| Patienteneinstellungen | + | + |
| Körperliche Gesundheit | =/– | – |
| Zahl der Freunde | + | + |

## Sektorisierte gemeindepsychiatrische Versorgung

Im Verlauf der neunziger Jahre wurde die flächendeckende, sektorisierte und zumeist integrierte gemeindepsychiatrische Versorgung in England (und Wales) erreicht. Im Zentrum der gemeindenahen Versorgung stehen gemeindepsychiatrische Teams mit durchschnittlich elf Vollzeitstellen, d.h. einer mittleren Gesamtzahl von etwa 15 Personalmitgliedern (Voll- und Teilzeit). Die größte Berufsgruppe innerhalb der gemeindepsychiatrischen Teams (GPT) bildet das Pflegepersonal. Aufgrund des landesweiten Aufbaus von inzwischen ca. 500 GPT verfügt (aufgrund der großen Personalbewegung aus den Fachkrankenhäusern in die Gemeinde) inzwischen nur eine Minderzahl der Mitarbeiter und Mitarbeiterinnen über eine gemeindepsychiatrische Zusatzausbildung („community psychiatric nurse"). Weitere, kleinere Berufsgruppen innerhalb der Teams sind Sozialarbeiter, Verwaltungsmitarbeiter sowie ärztliche Mitarbeiter. Die kleinsten Mitarbeitergruppen bilden Beschäftigungstherapeuten und Psychologen (Becker 1998).

Die GPT sind jeweils für die Versorgung der Bevölkerung eines definierten Einzugsgebietes verantwortlich, die mittlere Größe des Einzugsgebietes liegt bei ca. 50 000. Die größte diagnostische Gruppe unter den durch GPT behandelten Patienten sind jene mit psychotischen Erkrankungen (ca. 55-60%). Die GPT erledigen ihre Arbeit von einem gemeindepsychiatrischen Zentrum aus, das in der Regel in einer städtischen Einkaufs- oder Wohnumgebung gelegen ist. Häufig, wenn auch nicht immer, ist das Team sowohl für die ambulante wie auch stationäre Behandlung zuständig. Dies bedeutet, dass die Teammitglieder sowohl im Gemeindezentrum als auch im stationären Bereich regelmäßig tätig sind, die Ärzte also Patienten sowohl ambulant im gemeindepsychiatrischen Zentrum als auch auf der zugeordneten Sektorstation betreuen. Aus praktischen Gründen gibt es auf den Sektorstationen meist ein geschlossenes Stationsteam, in das hinein und aus dem heraus allerdings eine Rotation von Pflegepersonal möglich ist und auch vorkommt. Die wichtigsten Verbindungen der GPT sind zu den Sozialdiensten der Kommunen einerseits sowie zu den Allgemeinärzten andererseits.

Die Funktion der Tagesbetreuung wird häufig von GPT in den gemeindepsychiatrischen Zentren übernommen. Hausbesuche sind regelmäßiger Bestandteil der Arbeit. Vielerorts sind die Zentren über die üblichen Öffnungszeiten (8.00-17.00 Uhr) hinaus geöffnet, eine „outreach"- und Krisendienst-Funktion werden angestrebt. Wichtigster Kontaktpunkt für die psychiatrische Akutintervention ist einerseits der Hausbesuch (durch Facharzt und Sozialarbeiter) sowie andererseits der Erstkontakt in einer Notfallambulanz eines Allgemeinkrankenhauses. Untersuchungen der letzten Jahre schildern die Arbeit gemeindepsychiatrischer Teams als „stressvoll", wobei andererseits die Mitarbeiter ihre Arbeit als anregend und belohnend schildern (Prosser et al. 1996). Es liegen mehrere Studien vor, in denen unter „experimentellen" und Routinebedingungen GPT versuchten, die Behandlung in akuten psychotischen Krisen zu übernehmen. Solche Untersuchungen, wie beispielsweise die DLP- (Daily Living Programme) Studie sowie die PRiSM- (Psychiatric Research in Service Measurement) Studie galten der Frage, ob die intensive, nachgehende gemeindepsychiatrische Behandlung eine Reduktion stationärer Behandlungsepisoden ohne Verlust (oder mit einem Zugewinn) an Behandlungsergebnissen wie z.B. Symptomatik, sozialen Kontakten, Lebensqualität und Zufriedenheit mit den psychiatrischen Diensten leisten kann (Knapp et al. 1998; Thornicroft et al. 1998). Die Ergebnisse dieser Studien sprechen dafür, dass eine intensive gemeindepsychiatrische Betreuung viele Aufgaben psychiatrischer Akutversorgung übernehmen kann. Bislang sind jedoch die Erkenntnisse über die entscheidenden Komponenten gemeindepsychiatrischer Versorgung noch nicht weit genug gediehen. Auch ist der Transfer der zahlreichen wissenschaftlichen Befunde zum „assertive community treatment" in die Routineversorgung noch nicht befriedigend geklärt (Becker u. Thornicroft 1998; Thornicroft et al. 1999).

## Akutbettenmangel

Die aktuelle psychiatrische Versorgungssituation in den englischen Großstädten wird durch einen erheblichen Akutbettenmangel geprägt (Lelliott et al. 1995; Shepherd et al. 1997). Bettenbelegungsraten reichen in den innerstädtischen Ballungsräumen oft deutlich über 100%, dies bedeutet häufig eine klinisch schwer vertretbare Anhebung der „Schwelle" für die psychiatrisch-stationäre Aufnahme. So treten auf Akutstationen Selbst- und Fremdgefährdung sowie erheblich aggressives und tätliches Verhalten gelegentlich sehr in den Vordergrund. Innerstädtische Akutstationen werden in London als belastende Arbeitsplätze mit häufigen, zumeist kleineren tätlichen Episoden geschildert (Whittington 1994). Der Prozess der „Enthospitalisierung" und Krankenhausschließung in England war von der Schaffung einer großen Zahl betreuter Wohnplätze mit bis zu 24-stündiger Personalbetreuung begleitet. Die Einrichtung von psychiatrischen Abteilungen an Allgemeinkrankenhäusern erfolgte zum wesentlichen Teil in den siebziger und achtziger Jahren, in der Dekade von ca. 1980 bis Anfang der neunziger Jahre kam es lediglich zu einer geringen Abnahme aller für psychisch Kranke verfügbaren Plätze mit Wohnfunktion und Betreuung durch Fachpersonal, allerdings zu einer Umschichtung innerhalb der diversen Einrichtungstypen. Der Anteil der Betten in psychiatrischen Krankenhäusern verkleinerte sich, die Bettenzahlen in psychiatrischen Abteilungen an Allgemeinkrankenhäusern erhöhten sich leicht, während die größte Zunahme bei betreuten Wohneinrichtungen verschiedener Träger zu verzeichnen war. Diese Entwicklung wurde durch die Gesundheitspolitik der konservativen Regierungen gestützt, die eine Anbietervielfalt unter Einbeziehung frei gemeinnütziger und privater Träger förderte.

Es gibt Problemgruppen, deren Betreuung im Reformprozess schwer fiel. Einerseits war im Rahmen der Enthospitalisierung die alternative Versorgung schwer kranker und verhaltensauffälliger Patienten schwierig, sie blieben am ehesten auf so genannten Langzeitstationen zurück (Lelliott et al. 1996). Shepherd et al. (1996) fanden, dass die am schwersten beeinträchtigten Patienten die am wenigsten stimulierenden und befriedigenden Lebensumgebungen hatten. Der Anteil von Patienten, von denen die Behandler meinten, dass eine Fortdauer stationärer Therapie nicht nötig sei, betrug in einer Untersuchung von Patienten psychiatrischer Akutstationen 27% und in der Subgruppe der über sechs Monate lang dort Behandelten 61% (Shepherd et al. 1997). Entlassungen wurden durch das Fehlen intensiv betreuter Wohnangebote, langfristiger Rehabilitationseinrichtungen oder häuslicher/gemeindepsychiatrischer Unterstützung verhindert. Die Akutbettenkrise macht die Belastungen deutlich, die eine Umgestaltung des psychiatrischen Versorgungssystems und der Verzicht auf die Hauptsäule des vormaligen Versorgungssystems – die psychiatrische Anstalt – mit sich bringen.

Eine Arbeitsgruppe des Royal College of Psychiatrists hat Mitte der neunziger Jahre versucht, die Vorstellungen der Fachgesellschaft zur zeitgemäßen Gestaltung der stationären psychiatrischen Versorgung zu formulieren (Burns 1998). Die Vorstellungen der Arbeitsgruppe sind in der folgenden Übersicht zusammengefasst. Gedacht wird an stationäre Einrichtungen mit einer Mindestgröße von 45 Betten, favorisiert wird eine eigenständige bauliche Unterbringung auf dem Gelände eines Allgemeinkrankenhauses. Patienten und Patientinnen sollen in Einzelzimmern mit Nasszelle untergebracht sein, der bauliche und Wohnstandard sollte etwa dem Standard eines Drei-Sterne-Hotels entsprechen. Die Arbeitsgruppe kam zu dem Schluss, dass die stationäre Mustereinrichtung der Zukunft einem hohen Wohnstandard gerecht werden müsse.

---

**Vorstellungen einer Arbeitsgruppe des Royal College of Psychiatrists über stationäre psychiatrische Einrichtungen der Zukunft (Burns 1998)**
- Frühe Einbeziehung von Professionellen und Nutzern in die Planung
- Gute Ausstattung mit ärztlichem und pflegerischem Personal, multiprofessionelles Team
- Nicht unter 45 Betten (in mindestens 3 Stationen)
- Keine Station >15 Betten
- Einzelzimmer mit Nasszelle für alle Patient/innen
- Tages- und Aufenthaltsbereiche nur für Frauen
- Baulich eigenständig, auf Allgemeinkrankenhausgelände
- Ansprechend gestaltete Wohn- und Funktionsbereiche
- Zentraler, überwachter Eingangsbereich zum Gebäude
- Intensiv-Überwachungsbereich, Isolierraum (kontrovers)

---

### Maßnahmen der Qualitätssicherung

Die öffentliche Diskussion der psychiatrischen Versorgung in England ist durch Kritik an lückenhafter Versorgung bestimmt. Eine Reihe von Untersuchungskommissionen hat auf Missstände, Schwächen der Behandlungskoordination und -kontinuität, mangelnde Informationsweitergabe zwischen den verschiedenen Versorgungsträgern und professionellen Gruppen und eine unzureichende Behandlungssicherung hingewiesen. Zusammenstellungen der entsprechenden Untersuchungsberichte machen diesen Schwerpunkt der Kritik deutlich (Shepherd 1996). Eine Untersuchung des Royal College of Psychiatrists hat auf Betreuungslücken in der Behandlung psychisch Kranker hingewiesen, die ein Tötungsdelikt begangen hatten (Bowden 1995). In Reaktion auf diese Debatte sowie einzelne, besonders spektakuläre und von der

Presse aufgegriffene Selbstverletzungen oder Gewaltdelikte psychotisch Kranker hat die Regierung Standards für Mindestanforderungen an gemeindepsychiatrische Behandlung formuliert. Der Care Programme Approach (CPA) dient der Sicherung kontinuierlicher und koordinierter Behandlung. Grundelemente sind eine therapeutische Bezugsperson für jeden Patienten, regelmäßige Erfassung des Hilfebedarfs, Dokumentation von Hilfebedarf, ein umfassender, schriftlicher Behandlungs- und Betreuungsplan, die Dokumentation der Zuständigkeiten von Mitarbeitern sowie das regelmäßige so genannte Review-Treffen (s. folgende Übersicht). Diese Review-Treffen finden in regelmäßigen Abständen (meist drei bis sechs Monate) statt und dienen dem Gespräch von Patient, beteiligten Teammitgliedern und (soweit vom Patienten gewünscht) Familienangehörigen oder anderen nahe stehenden Personen über das Befinden, die soziale und Lebenssituation sowie weitere Planungen. Zu den Treffen wird schriftlich eingeladen, es wird ein Protokoll über das Review-Treffen erstellt und allen Beteiligten zugesandt. Diese Neuerung hat sich in der Praxis gemeindepsychiatrischer Versorgung in England durchgesetzt und wird flächendeckend angewandt. Der CPA ist nach vorliegenden Untersuchungen als ein nützliches Mittel der Qualitätssicherung angenommen worden (Bindman u. Johnson 1999).

**Care-Programme-Approach-Komponenten**
- Therapeutische Bezugsperson („keyworker")
- Regelmäßige Erfassung des Hilfebedarfs („needs assessment")
- Schriftlicher (multiprofessioneller) Behandlungsplan
- Regelmäßige Treffen („review meetings") zu Befinden, Hilfebedarf und Behandlungsplan

Heftiger umstritten ist das so genannte Supervision Register (SR), ein Überwachungsregister, das persönliche, Befinden und Behandlung betreffende Daten all jener schwer psychisch Kranken zusammenfasst, bei denen besondere Risiken der Selbst- oder Fremdgefährdung vorliegen. In der Diskussion, ob dieses Register die Betreuungsqualität erhöht, überwiegen die kritischen Meinungen. Das SR hat keine zusätzlichen Ressourcen für die Betreuung besonders schwer Kranker gebracht, die Risikoerfassung für Selbst- oder Fremdgefährdung ist schwierig. Es ist nicht klar erkenntlich, wie die Verwendung von SR zu einer besseren Konzentration von Ressourcen und therapeutischen Bemühungen auf selbst- oder fremdgefährdende Patienten führen soll. Von einem Instrument wie SR müsste gefordert werden, dass es zu einer substantiellen Verbesserung von Behandlung und Betreuung beiträgt. Dies kann nach den vorhandenen Untersuchungen nicht als sicher angenommen werden (Bindman u. Johnson 1999).

## Ausblick

Die psychiatrische Versorgung in England und Wales hat sich seit dem zweiten Weltkrieg tiefgreifend gewandelt. Dieser Prozess stellt über die Jahrzehnte zwar ein Kontinuum dar. Dennoch hat der psychiatrische Reformprozess erhebliche Belastungen im Versorgungssystem mit sich gebracht.

Eine Besonderheit der englischen Psychiatriereform ist die Vielzahl qualitativ hochwertiger, empirischer Evaluationsstudien. So liegt beispielsweise für das aktuelle Problem des Akutbettenmangels eine Vielzahl von Studien vor, welche die Erfassung der Problemausprägung sowie der wichtigsten Ursachen zulassen und es den Versorgungsplanern ermöglichen, nach Abhilfe zu suchen. Es liegen Querschnittserhebungen in repräsentativen Stichproben psychiatrischer Akutstationen vor (Sainsbury Centre for Mental Health 1997). Shepherd et al. (1997) legten eine Analyse der Problemausprägung sowie der Ursachen so genannter „Fehlplatzierung" von Patienten auf psychiatrischen Akutstationen vor. Es liegen weitere Analysen für London (so genannte MILMIS-Studie; MILMIS Project Group 1995; Lelliot et al. 1995), für Nottingham (Beck et al. 1997a) sowie Croydon (Beck et al. 1997b) vor. Die Probleme psychiatrischer Akutstationen wurden auch im Rahmen der TAPS-Studie in einem Beitrag von Sammut u. Leff (1997) kritisch geschildert.

Weitere Beispiele der hohen Qualität evaluativer Forschung betreffen die alternative Wohnunterbringung entlassener Langzeitpatienten, z. B. im Rahmen der TAPS-Studie. Diese Arbeiten gehen der Entwicklung der Lebensbedingungen, den Behandlungsergebnissen, der Zufriedenheit und Lebensqualität der Bewohner sowie Fragen der Kosteneffektivität in verschiedenen, betreuten Wohneinrichtungen nach. Erwähnt seien beispielhaft Arbeiten von Lelliot et al. (1996) sowie von Shepherd et al. (1996). Diese Arbeiten machen deutlich, dass im Prozess der Enthospitalisierung die alternative Betreuung für eine kleinere Problemgruppe von Patientinnen und Patienten besonders schwierig ist. Die Arbeiten weisen aber auch auf unterschiedliche, von den Nutzern akzeptierte und klinisch befriedigende Lösungsansätze hin. Auch die TAPS-Studie beschäftigt sich mit der Gruppe jener Patienten, für die die alternative Betreuung besonders schwierig ist (Trieman 1997).

Auch gemeindepsychiatrische Versorgungsmodelle sowie die gemeindepsychiatrische Akutversorgung wurden in Evaluationsstudien einer Überprüfung unterzogen. Gemeindepsychiatrische Akutbehandlung wurde von Burns et al. (1993a,b) sowie in der Daily-Living-Programme- (DLP-)Studie untersucht (z.B. Knapp et al. 1998). Diese Studien zeigen positive Ergebnisse in der Behandlung akut psychotisch Kranker. Die PRiSM-Studie versuchte, einen Beitrag zu der Frage zu leisten, ob die aus so genannten experimentellen Studien bekannten, positiven Ergebnisse nachgehender gemeindepsychiatrischer Behandlung in den Routinealltag sektorisierter psychiatrischer Versorgung im National Health Service übertragen werden können. Verglichen wurde ein so genanntes Intensiv-Sektor-Angebot (mit zwei in der Betreuung akut beziehungsweise chronisch Kranker spezialisierten Teams) mit einem Standard-Sektor-Team in einem vergleichbaren Sektor in Süd-London. Die folgende Übersicht nennt summarisch einige Ergebnisse der Studie (Thornicroft et al.

1998). Die Debatte über diese Studie betrifft unter anderem die Frage, wie genau die einzelnen Komponenten therapeutischer Interventionen definiert und dokumentiert werden, wenn es um den Vergleich gemeindepsychiatrischer Versorgungsmodelle geht. Damit ist eine zentrale Fragestellung der Studien angesprochen, die die Übertragung der Ergebnisse wissenschaftlicher Untersuchungen in die breite Routineanwendung versuchen, also den Schritt von „efficacy" zu „effectiveness" anstreben. Dies ist angesichts der Komplexität psychiatrischer Interventionen ein wichtiges Thema (Wells 1999).

**PRiSM-Studie zweier gemeindepsychiatrischer Sektorteams (Thornicroft et al. 1998)**
- Repräsentative Stichprobe Psychosekranker in Süd-London
- Nicht-randomisierte, kontrollierte Interventionsstudie (Intensiv- vs. Standard-Sektor)
- Niedrige Raten für Gewalttaten, Gefängnisaufenthalte und Wohnsitzlosigkeit in beiden Sektoren
- Leichte Vorteile für Intensiv-Sektor (soziales Netz, befriedigter Hilfsbedarf, Zufriedenheit)
- Vorteile auch für Standard-Sektor (soziale/Verhaltensauffälligkeiten der Patienten)
- Intensiv-Sektor verursacht höhere Kosten, hält aber mehr Wohnbetreuung vor

Die britische Regierung hat in einem aktuellen Dokument eine Rahmenstrategie für die weitere Entwicklung der psychiatrischen Versorgung formuliert (Department of Health 1999). Dieses so genannte Mental Health Service Framework, ein Bericht von 150 Seiten, skizziert die aktuellen Probleme und formuliert Standards, an denen sich die psychiatrische Versorgung in England in Zukunft überprüfen lassen muss (s. folgende Übersicht). In dem Dokument werden für jeden dieser Standards zahlreiche Ergebniskriterien bestimmt, mit denen die Erfüllung oder Nichterfüllung der Qualitätsstandards überprüft werden kann. Das Dokument bestimmt die Richtlinien der weiteren Entwicklung und nutzt unterschiedliche Perspektiven. Einerseits fordert es einen interaktiven Planungsprozess unter Beteiligung der für die allgemeine medizinische Versorgung verantwortlichen Agenturen (so genannte Primary Care Groups), der psychiatrischen Fachdienste des NHS, der Sozialdienste der Kommunen sowie der Psychiatrieerfahrenen und Angehörigen. Andererseits fordert das Mental Health Service Framework, dass die Entwicklung der psychiatrischen Versorgung sich auf die vorliegende empirische Evidenz stützen müsse. Bezug genommen wird auf die Fortschritte so genannter evidenzbasierter Medizin (z. B. Cochrane Collaboration), aktuell werden in England zahlreiche, solchen Gütekriterien genügende Leitlinien zu therapeutischen Standards zusammengestellt. Die psychiatrische Reformdiskussion in England setzt mit ihrer Betonung von Pluralität und Dialog einerseits sowie Qualität und Evaluation andererseits einen hohen Standard und verdient Aufmerksamkeit auch aus der Perspektive anderer Länder, in denen es um die Weiterentwicklung des psychiatrischen Versorgungssystems geht.

> **Mental Health Service Framework: Standards und Modelle psychiatrischer Versorgung (Department of Health 1999)**
> - Standard 1: Psychische Gesundheit für alle Bürger/innen, Verhinderung von Diskriminierung gegen Einzelne oder Gruppen
> - Standard 2[a]: Anspruch auf angemessene Problemerfassung, effektive Behandlung inkl. Überweisung an psychiatrische Dienste
> - Standard 3[a]: Verfügbarkeit von Akuthilfen rund um die Uhr, Telefon-Helpline für Erstberatung und Weitervermittlung
> - Standard 4[b]: Alle Care-Programme-Approach-(CPA-)Patienten haben Anspruch auf regelmäßige, auch nachgehende Behandlung, Liaison mit Hausärzten, schriftlichen und regelmäßig überprüften Behandlungsplan sowie Zugang zu Akutdiensten rund um die Uhr
> - Standard 5[b]: Krisen-Behandlungs-Setting so wenig restriktiv wie möglich, wohnortnah, mit schriftlichem Plan für Weiterbehandlung nach Entlassung
> - Standard 6[c]: Angehörige von CPA-Patienten haben Anspruch auf Erfassung ihres Hilfsbedarfs sowie eine Kopie des mit ihnen besprochenen Behandlungsplans
> - Standard 7: Senkung der Suizidrate durch Sicherstellung eines mehrstufigen Hilfesystems in hausärztlicher und psychiatrischer Versorgung, Optimierung der Risikoerfassung und Audit-Systeme

[a] für häufige psychische Störungen, z. B. Angst, Depression; [b] für Psychosen; [c] für Angehörige

## Literatur

Beck A, Croudace TJ, Singh S, Harrison G (1997a) The Nottingham Acute Bed Study: alternatives to acute psychiatric care. Br J Psychiatry 170:247–252
Beck A, Tahzib F, Wright S et al. (1997b) Croydon Acute Psychiatric Bed Study. CHA/PRiSM, London
Becker T (1998) Gemeindepsychiatrie. Entwicklungsstand in England und Implikationen für Deutschland. Thieme, Stuttgart
Becker T, Thornicroft G (1998) Community care and management of schizophrenia. Aus Current Opinion in Psychiatry 11:49–54
Bindman J, Johnson S (1999) Qualitätssicherung und konzeptueller Rahmen gemeindepsychiatrischer Versorgung: Care Programme Approach in England. Qualitätssicherung und konzeptioneller Rahmen gemeindepsychiatrischer Versorgung. Psycho 25:723–727
Bowden P (1995) Confidential inquiry into homicides and suicides by mentally ill people. A preliminary report on homicide. Psychiatric Bulletin 19:65–66
Burns T (1998) Not just Bricks and mortar: Report of the Royal College of Psychiatrists Working Party on the size, staffing, structure, setting, and security of new acute adult psychiatric in-patient units. Psychiatric Bulletin 22:465–466
Burns T, Beadsmoore A, Bhat AV, Olver A, Mathers C (1993a) A controlled trial of home-based acute psychiatric services. I: Clinical and social outcome. Br J Psychiatry 163:49–54
Burns T, Raftery J, Beadsmoore A, McGuigan S, Dickson M (1993b) A controlled trial of home-based acute psychiatric services. II: Treatment patterns and cost. Br J Psychiatry 163:55–61
Davidge M, Elias S, Jayes B, Wood K, Yates J (1994) Survey of English Mental Illness Hospitals March 1994. Monitoring the closure of the „water towers". Birmingham: Interauthority comparisions and consultancy. University of Birmingham, Birmingham
Department of Health (1999) The national service framework for mental health. http://www.doh.gov.uk/nsf/mentalhealth.htm
Freeman HL, Bennett DH (1991) Origins and development. In: Bennett DH, Freeman HL (eds) Community Psychiatry. Livingstone, Edinburgh, pp 40–70
Johnson S, Thornicroft G (1993) The sectorisation of psychiatric services in England and Wales. Soc Psychiatry Psychiatr Epidemiol 28:45–47
Knapp M, Marks I, Wolstenholme J, Beecham J, Astin J, Audini B, Connolly J, Watts V (1998) Home-based versus hospital-based care for serious mental illness. Controlled cost-effectiveness study over four years. Br J Psychiatry 172:506–512

Leff J (1997) Care in the community. Illusion or reality? Wiley, Chichester
Lelliott P, Audini B, Darroch N (1995) Resolving London's bed crisis: there might be a way, is there the will? Psychiatric Bulletin 19:273–275
Lelliott P, Audini B, Knapp M, Chisholm D (1996) The mental health residential care study: classification of facilities and description of residents, Br J Psychiatry 169:139–47
MILMIS Project Group (1995) Monitoring inner London mental illness services. Psychiatric Bulletin 19:276–280
Prosser D, Johnson S, Kuipers E, Szmukler G, Bebbington P, Thornicroft G (1996) Mental health, „burnout" and job satisfaction among hospital and community-based mental health staff. Br J Psychiatry 169:334–337
Sainsbury Centre for Mental Health (1997) The National Visit. A one-day visit to 309 acute psychiatric wards by the Mental Health Act Commission in collaboration with the Sainsbury Centre for Mental Health. The Sainsbury Centre for Mental Health, London
Sammut R, Leff J (1997) The effect of reprovision on the acute services. In: Leff J (ed) Care in the community. Illusion or reality? Wiley, Chichester, pp 121–136
Shepherd D (1996) Learning the lessons. Mental Health Inquiry Reports published in England and Wales between 1969 and 1996 and their recommendations for improving practice, 2nd edn. The Zito Trust, London
Shepherd G, Muijen M, Dean R, Cooney M (1996) Residential care in hospital and in the community – quality of care and quality of life. Br J Psychiatry 168:448–56
Shepherd G, Beadsmoore A, Moore C, Hardy P, Muijen M (1997) Relation between bed use, social deprivation, and overall bed availability in acute adult psychiatric units, and alternative residential options: a cross sectional survey, one day census data, and staff interviews. BMJ 314:262–266
Thornicroft G, Goldberg D (1998) Has community care failed? Maudsley Discussion Paper No. 5. Institute of Psychiatry, London
Thornicroft G, Wykes T, Holloway F, Johnson S, Szmukler G (1998) From efficacy to effectiveness in community mental health services. PRiSM Psychosis Study 10. Br J Psychiatry 173:423–427
Thornicroft G, Becker T, Holloway F, Johnson S, Leese M, McCrone P, Szmukler G, Taylor R, Wykes T (1999) Editorial: Community mental health teams: evidence or belief? Br J Psychiatry 175:508–513
Trieman N (1997) Patients who are too difficult to manage in the community. In: Leff (ed) Care in the community. Illusion or Reality? Wiley, Cichester, pp 175–187
Wells KB (1999) Treatment research at the crossroads: the scientific interface of clinical trials and effectiveness research. Am J Psychiatry 156:5–10
Whittington R (1994) Violence in in-patient units. In: Wykes T (ed) Violence and health care professionals. Chapman & Hall, London, pp 23–43

## Diskussion

PHILIPP: Habe ich Sie richtig verstanden, dass wir nicht auf das englische Intensiv-Modell zurückgreifen können, um die psychiatrische Versorgung hierzulande kostengünstiger zu gestalten?

BECKER: In England ging die Politik davon aus, dass dieser Reformprozess Geld sparen würde. Anscheinend hat sich aber diese Vorstellung nicht so ganz erfüllt. Zwar gibt es in einigen Punkten gewisse Kostenvorteile, in anderen dagegen bestehen erhebliche Probleme. Unter dem Strich lässt sich nicht klar feststellen, dass das Programm dem Versorgungssystem insgesamt Kosten einspart.

RÖSSLER: Bezeichnenderweise gibt es in Deutschland keine einzige Institution, die im Bereich der Versorgungsforschung Ähnliches leistet wie es in England der Fall ist. Das gilt auch für das Zusammenspiel mit der Regierung, die immer wieder Überprüfungen dieser Art verlangt. Mit dem Bundesmodellprogramm wurden 50 Millionen DM für die Begleitforschung praktisch nutzlos vertan. Diese Mittel hätten in den 80er Jahren dazu dienen können, eine leistungsfähige Versorgungsforschung in Deutschland aufzubauen, aber diese Chance ist vorbei.

Zu den Kosten: Die direkten Kosten für die Versorgung eines Schizophreniekranken lagen 1993 bei rund DM 27.000,- pro Jahr. Zur selben Zeit kostete eine Bypass-Operation mit vier Tagen Krankenhausaufenthalt ziemlich genau die gleiche Summe. Gewiss müssen wir Psychiater uns bemühen, gewiss müssen wir unser Können unter Beweis stellen. Das gilt aber auch für alle anderen Disziplinen. Ich bin gerne bereit, mich diesem Wettbewerb zu stellen, ich wehre mich aber entschieden gegen die Diskriminierung, der die Psychiatrie ausgesetzt ist. Mir scheint, Kosten und Nutzen werden hauptsächlich in der Psychiatrie hinterfragt.

Angesichts des heutigen Ausstattungsstandards der Landeskrankenhäuser und der Geldmittel, die dort hineinfließen, ist es nicht verwunderlich, dass die gesamte außerstationäre Versorgung nicht einmal die Hälfte der Gesamtkosten einer kontinuierlichen stationären Unterbringung ausmacht. Diese Tatsache müsste doch für die Kostenträger das stärkste Argument dafür sein, einen Großteil der Patienten außerhalb des Krankenhauses zu versorgen. Aber nichts dergleichen geschieht. Warum gelingt es eigentlich nicht, das umzusetzen, obwohl es viel kostengünstiger ist?

BECKER: Der Stellenwert, den wir der Betreuung psychisch Kranker in der öffentlichen Meinuung sichern können, wird für die Weiterentwicklung der psychiatrischen Versorgung entscheidend sein.

Der Kostenaspekt ist zunächst ohne Zweifel ein starkes Argument zugunsten einer außerstationären Versorgung psychiatrischer Patienten. Man darf jedoch nicht übersehen, dass eine so weitgehende Umorientierung auch eine erhebliche Belastung des Systems darstellt. Die englische Entwicklung zeigt das deutlich.

ULMER: Gibt es in England eine Entwicklung, die vergleichbar ist dem Aufschwung der Abteilungspsychiatrie in Deutschland, parallel zum Niedergang der Anstaltspsychiatrie?

BECKER: Die englische Abteilungspsychiatrie wurde in den 50er, 60er und 70er Jahren ausgebaut, in den 90er Jahren passierte in dieser Hinsicht nicht viel. Man hat die Bettenzahl reduziert und die frei werdenden Ressourcen in die Schaffung von sektorisierten gemeindepsychiatrischen Teams investiert. Diese Teams bestehen im Mittel aus fünfzehn Mitarbeitern, davon elf Vollzeitstellen, und sind für die Versorgung von durchschnittlich 50 000 Einwohnern zuständig. Heute ist England für die ambulante und die stationäre psychiatrische Versorgung flächendeckend sektorisiert.

Die Abteilungen sind im Allgemeinen kleiner und baulich ungünstiger untergebracht als hierzulande. Eine Arbeitsgruppe des Royal College of Psychiatrists strebt als Standard 60 Betten an, 45 Betten als Minimum, drei Stationen à 15 Betten; Einzelzimmer einschließlich Nasszellen mit dem Wohnstandard eines Drei-Sterne-Hotels, baulich eigenständig untergebracht auf dem Gelände eines Allgemeinkrankenhauses, mit Garten und Grünfläche drumherum, angenehm gestaltet.

Das Royal College fordert damit einen recht hohen Standard, wobei die Einheiten etwas kleiner sind als in Deutschland. Die Abteilungsidee wird vom Royal College nach wie vor am stärksten favorisiert und es hält auch an der Ansiedlung beim Allgemeinkrankenhaus fest. Es gibt aber in der gemeindepsychiatrischen Diskussion zurzeit auch Bestrebungen, stationäre Hilfsangebote und Krisenhilfsangebote zu verkleinern und weiter entfernt vom Krankenhaus anzusiedeln.

HUBER: Wie beurteilen Sie die Entwicklung der psychiatrischen Versorgung in England im Vergleich zur Geschichte der Community Mental Health Centers in den USA?

BECKER: Seit der Gründung des National Health Service im Jahre 1948 hat die englische Regierung dieses Programm mit unterschiedlicher Schwerpunktsetzung kontinuierlich unterstützt. Das ist aus meiner Sicht ein wesentlicher Unterschied zwischen der Entwicklung in England und der Geschichte der Community Mental Health Centers.

HORNUNG: In Dänemark zeigen sich, worauf Munk-Jorgensen kürzlich hingewiesen hat, als Folgen der Schließung der Großkrankenhäuser bei den psychotischen Patienten massiv steigende Suizidraten, Drogenprobleme und zunehmende Kriminalisierung. Ist Ihrer Erfahrung nach in England Ähnliches zu beobachten?

Eine zweite Frage: Sie haben die Wohnsitzlosigkeit psychisch schwer kranker Patienten in England angesprochen. Könnten Sie diesen Aspekt noch etwas näher erläutern?

BECKER: Nach den Ergebnissen unserer vergleichenden Erhebung zwischen Dänemark, den Niederlanden, England, Spanien und Italien ist die Bettenverfügbarkeit im stationären Bereich in Dänemark mit Abstand am höchsten. Die dänischen Kollegen, mit denen wir diesen Sachverhalt diskutiert haben, sehen als eine Schwäche die Unentschlossenheit in der Schaffung eines gemeindepsychiatrischen Versorgungssystems. Sie weisen auch darauf hin, dass Kriminalisierung und Drogenabhängigkeit in der Gesellschaft insgesamt zugenommen haben. Es besteht allerdings auch die Möglichkeit, dass die Planung für die psychiatrische Versorgung in Dänemark nicht gut gewesen ist. In jedem Falle sind die Daten, die Munk-Jorgensen (1999) aus dem Nationalen Fallregister berichtet (Eur Arch Psychiatry Clin Neurosci 249(3):136–143), aber sehr ernst zu nehmen.

Zu Ihren zweiten Frage: Die Wohnsitzlosigkeit psychisch Kranker ist in England heute ein größeres Problem als noch vor einigen Dekaden, wenn auch kein Massenphänomen. Wohnsitzlosigkeit in England bedeutet fast immer Leben im Shelter oder im Bed-and-breakfast. Diese Lebensbedingungen sind sehr belastend. Es gibt auch Teams für die Betreuung wohnsitzloser psychisch Kranker, etwa in Zentral-London und in anderen Städten. Die Suizidalität hat nicht wesentlich zugenommen. Epidemiologisch ist der Anteil psychisch Kranker an der Gesamtdelinquenz ebenfalls nicht deutlich gestiegen. Das schließt aber nicht aus, dass es in Subgruppen doch so sein könnte. Die Mental Health Inquiries zeigen jedenfalls, dass es immer wieder Fälle von delinquentem Verhalten von Patienten gibt – fast immer gegen Verwandte, selten gegen therapeutisches Personal oder Außenstehende – in denen die Betreuung offenbar nicht engmaschig genug war.

AUDITORIUM: Ich bin in einem sozialpsychiatrischen Dienst tätig. Aus unserer Sicht ist ein Teil des Problems – vor allem in der langfristigen Betreuung chronisch psychisch Kranker – möglicherweise durch unser dreisäuliges Sozialversicherungssystem bedingt: Krankenversicherung, Rentenversicherung, Sozialhilfe. Wie bewerten Sie unser System im Vergleich zum englischen?

BECKER: Ich denke, in England ist es an vielen Orten um die Verfügbarkeit von rehabilitativen Angeboten für psychisch Kranke derzeit schlechter bestellt als in Deutschland. Die industrielle Arbeitstherapie, einmal eine Stärke des Systems, ist im Zuge des geschilderten Veränderungsprozesses auf der Strecke geblieben. Das wird inzwischen als eine große Schwäche erkannt. Die Rehabilitationspsychiatrie ist also ein Schwachpunkt des englischen Systems. Dem liegt möglicherweise auch ein Kommunikations- und Koordinationsproblem zwischen Gesundheits- und Sozialdiensten zugrunde. Insgesamt halte ich die Bündelung und Koordination in England für besser, pragmatischer und flexibler, aber das System verfügt über weniger Ressourcen.

RÖSSLER: Ich glaube, man muss auch einmal eine Lanze für die komplementäre Versorgung in Deutschland brechen. Die Standardausstattung ist im internationalen Vergleich gut. Es gibt wenige Staaten, die mehr beschützte Arbeitsplätze in Werkstätten etc. anbieten. Was ich als mangelhaft empfinde und kritisiere, ist die geringe Bereitschaft, sich weiterzuentwickeln und neue Möglichkeiten auszuschöpfen. Beispielsweise sind wir heute trotz der vielen neuen Arbeitsformen immer noch auf den strengen Rahmen der beschützten Werkstätten mit ihren schwierigen Aufnahmebedingungen für die dort betreuten Klienten angewiesen. Geld ist im Grunde genug da, man müsste es nur flexibler und effektiver einsetzen.

KAPITEL 9

# Milieu- und Soziotherapie in der Langzeitbehandlung schizophrener Patienten

TH. REKER

## Das Soziale in der Psychiatrie

In keiner anderen medizinischen Disziplin spielt die Dimension des Sozialen eine so bedeutende Rolle wie in der Psychiatrie. Dies ist zu allererst durch die psychischen Erkrankungen selbst begründet, die sich unabhängig von ihrer biologischen und psychologischen Basis in ihrer Symptomatik nicht primär als Veränderungen physiologischer Parameter, sondern als Störungen der sozialen Interaktionen zwischen den Betroffenen und ihrer Umwelt darstellen. Diese verändern sich so erheblich, dass die Erkrankten als unverständlich, fremd, nicht mehr „sie selbst", eventuell sogar als gefährlich wahrgenommen werden. Deshalb lösen psychische Erkrankungen spontan eher Unverständnis, Angst und Ablehnung als spontanes Mitgefühl aus. Die Symptome psychischer Krankheiten sind ebenso wie der gesamte Krankheitsverlauf nicht unabhängig von der sozialen Umgebung, sondern werden durch sie günstig oder ungünstig beeinflusst und stehen in einer komplexen Wechselwirkung zu ihr. Dabei greifen einfache kausale und eindimensionale Modelle wegen der Vielschichtigkeit der Problematik zu kurz: belastende persönliche Beziehungen, Arbeitslosigkeit, der Verlust nahe stehender Personen, soziale Isolation oder Wohnungslosigkeit sind weder Stressfaktoren, die eine psychische Erkrankung begründen, noch austauschbares „Hintergrundrauschen" eines eigengesetzlichen, rein biologisch determinierten Prozesses. Vielmehr interagieren eine biologische Matrix, eine psychologische Repräsentanz und eine soziale Umgebung miteinander, wobei von einer relativen Eigenständigkeit der drei Systeme auszugehen und die Art ihrer gegenseitigen Beeinflussung noch weitgehend unbekannt ist (Richter et al. 1999).

Aus der hier zu diskutierenden Perspektive der Soziotherapie bei schizophrenen Psychosen sind zwei Aspekte der sozialen Dimension besonders hervorzuheben. Zum einen hat sich das Interesse an der Bedeutung sozialer Faktoren in der letzten Zeit von der Ätiologie zum Verlauf verschoben. Die in den 60er und 70er Jahren sehr emotional und z.T. ideologisch geführte Kontroverse über die ätiologische Bedeutung biologischer, psychologischer und sozialer Faktoren wird heute in dieser Form kaum noch geführt. Der eindimensionale Reduktionismus – notwendige Voraussetzung, um eine Debatte sozial vs. biologisch überhaupt führen zu können, – ist gedanklich weitgehend überwunden. Unter pragmatischen Gesichtspunkten haben sich aus der Ätiologiedebatte keine entscheidenden therapeutischen Konsequenzen ergeben. Dagegen hat die Fokussierung auf soziale Faktoren im Krankheitsverlauf wichtige theoretische und praktisch-therapeutische Konsequenzen gehabt. Als Stichworte, auf die später noch näher eingegangen wird, seien an dieser Stelle nur das Hospitalismussyndrom, die Life-event-Forschung oder das LE-Konzept genannt. Das heute breit akzeptierte Vulnerabilitäts-Stress-Coping-Modell der Schizophrenie betont die Bedeutung sozialer Faktoren insbesondere für den Verlauf der Erkrankung (Zubin 1977; Nuechterlein u. Dawson 1984; Ciompi 1984).

Als Zweites ist der Zeitaspekt zu beleuchten. Geht man vom Behandlungsverlauf eines einzelnen Patienten aus, so stehen am Anfang einer akuten Krankheitsphase in der Regel die pharmakologischen und psychotherapeutischen Interventionen im Vordergrund. Vorrangiges Ziel der therapeutischen Bemühungen ist es, rasch das Leiden der Patienten zu lindern und die akute Symptomatik zurückzudrängen. Dass zu diesem Zwecke auch starke soziale Interventionen erfolgen (Aufnahme in das Krankenhaus oder die Tagesklinik, Krankschreibung etc.), wird häufig nicht reflektiert. Der Fokus der Aufmerksamkeit verschiebt sich (wenn überhaupt) meist erst in der postakuten Phase auf die sozialen Probleme und Interventionen. Analog ist es im gesamten Krankheitsverlauf: Soziale Interventionen gewinnen an Bedeutung, wenn Rollendefizite im persönlichen, familiären und beruflichen Bereich deutlicher werden, die Erkrankung zu chronifizieren droht, die Alltagsbewältigung und die Gestaltung sozialer Kontakte (inklusive der therapeutischen) schwierig wird und die Patienten auf weiter gehende Unterstützung als auf medizinische Hilfen im engeren Sinne angewiesen sind.

Psychische Erkrankungen können zu sozialen Behinderungen führen, wobei die Korrelation zwischen psychopathologischen Parametern und dem sozialem Funktionsniveau unterschiedlich eng sein kann (Strauß u. Carpenter 1972, 1974). Praktisch handelt es sich um zwei unterschiedliche Perspektiven auf den gleichen Patienten, wobei einmal aus psychopathologischer Sicht die Symptomatik, das andere Mal aus funktionaler Sicht die (sozialen) Fähigkeiten bzw. ihre Einschränkungen im Fokus der Aufmerksamkeit stehen. Soziale Interventionen haben traditionell ihren besonderen Stellenwert in der Langzeitbehandlung schizophrener Patienten, wobei sich praktisch wie theoretisch Überschneidungen von Soziotherapie mit den Konzepten von Behinderung und Rehabilitation ergeben. Soziotherapie ist häufig mit einer resignativen Konnotation verbunden. Ihr Einsatz impliziert das (relative) Versagen der als aktiver und spezifischer angesehenen Pharmako- und Psychotherapie. Die gegenwärtige sozialrechtliche Situation, in der soziotherapeutische Interventionen nur über die Sozialhilfe finanzierbar sind, trägt zu diesem negativen Image bei und bedeutet faktisch eine Benachteiligung von chronisch kranken Patienten (Kunze 1982). Soziale Interventionen werden in der Regel von anderen Berufsgruppen als von Ärzten ausgeführt. Psychiater verfügen meist über wenig praktische Erfahrungen und betrachten die Soziotherapie vielfach nicht als ärztlichen Aufgabenbereich, obwohl dies im Sinne eines ärztlich geleiteten Gesamtbehandlungsplans sowohl im stationären wie im ambulanten Bereich sinnvoll und notwendig ist. Die Einführung der Soziotherapie als therapeutische Maßnahme zu Lasten der Krankenversicherung (§ 37a GKV

Gesundheitsreform 2000) wird diese Behandlungsansätze möglicherweise etwas mehr in das Bewusstsein der Ärzteschaft rücken, da sie gemeinsam mit den Kostenträgern Regelungen über Voraussetzungen, Indikationen sowie Art und Umfang der Maßnahmen werden treffen müssen. Von Seiten der DGPPN ist – analog zu den Bemühungen in anderen Bereichen – auch für die Soziotherapie eine Arbeitsgruppe eingesetzt worden, die Richtlinien und Standards für diese Behandlungsverfahren erarbeiten wird.

## Definition und Eingrenzung

Es existiert keine allgemein akzeptierte Definition von Soziotherapie. Jeder Versuch einer exakten Definition steht vor der Schwierigkeit, ein Bündel von in der Praxis sehr heterogenen und unterschiedlich komplexen Maßnahmen zusammenzufassen, die in aller Regel auch noch in Kombination mit anderen Interventionen erfolgen. Hier soll ein Definitionsvorschlag gemacht werden, der bisher vorliegende Beschreibungen (Müller 1972; Almond 1975; Gunderson 1975; Heim 1985; Eikelmann 1998) berücksichtigt: Unter Soziotherapie versteht man die therapeutische Beeinflussung psychischer Krankheiten durch Interventionen im sozialen Umfeld der Patienten bzw. durch Interventionen, die auf eine Veränderung der Interaktion der Patienten mit ihrer Umgebung abzielen. Soziotherapeutische Interventionen sind primär auf eine Änderung von sozialen Verhaltensweisen ausgerichtet, wobei diese Änderung nicht einseitig auf Seiten des Patienten erfolgt, sondern die Umgebung einbezieht oder sogar auf sie fokussiert. Allenfalls als sekundärer Effekt wird eine Veränderung von innerpsychischen Abläufen und Einstellungen erwartet. Soziotherapie ist mehr handlungs- als einsichtsorientiert. Als ein weiteres Charakteristikum ist hervorzuheben, dass soziotherapeutische Verfahren in doppelter Weise ressourcenorientiert sind: Einmal, weil sie die Fähigkeiten und Möglichkeiten der Patienten hervorheben, ihnen eine aktive Rolle zuweisen und ihre Lern- und Veränderungsfähigkeit betonen; zum anderen, weil sie versuchen, die Ressourcen der Umgebung zu mobilisieren. Aus dem Gesagten wird deutlich, dass sich Überschneidungen mit pädagogischen Konzepten und modernen Rehabilitationskonzepten ergeben (Reker 1996, 1998). Die beiden wichtigsten Abgrenzungen müssen gegenüber der Psychotherapie auf der einen Seite und unspezifischen sozialen Aktivitäten auf der anderen Seite erfolgen. Die wesentlichen Unterschiede zur Psychotherapie liegen in der Perspektive auf den Patienten (Individuum vs. Mitglied der sozialen Gemeinschaft), im Setting (exklusive therapeutische Zweierbeziehung vs. soziales Feld), in den eingesetzten Methoden (Gespräch vs. soziale Interaktion) und in der Zielsetzung (innerpsychische Umstrukturierung vs. Änderung von sozialen Interaktionen). Die Abgrenzung ist allerdings nicht scharf und eindeutig, sondern markiert lediglich Schwerpunkte der beiden Sichtweisen. Die deutlichsten Überschneidungen ergeben sich bei den psychoedukativen Verfahren, v.a. dann, wenn sie nicht auf den Patienten, sondern auf sein soziales Umfeld, z.B. die Familie fokussieren (s. unten). Auf der anderen Seite ist Soziotherapie von unspezifischen sozialen Aktivitäten abzugrenzen. Der

Begriff *Therapie* impliziert, dass hier nur solche Interventionen gemeint seien können, die gezielt und geplant in Bezug auf Symptome oder Behinderungen eingesetzt werden, die in einen Gesamtbehandlungsplan integriert sind und die zu belegbaren Effekten führen. Wie bei allen anderen Behandlungsmaßnahmen sind auch für soziotherapeutische Interventionen eine Indikation, ein Ziel, Hypothesen über die Wirkweise, die Beachtung möglicher ungewollter (Neben-)Wirkungen und eine Vorstellung über Frequenz bzw. Dauer der Maßnahmen zu fordern. Nicht jede soziale Aktivität wird zur Therapie, wenn sie mit einem Patienten durchgeführt wird: So sind Hilfen beim Anziehen noch keine „Anziehtherapie", weil die Sachen einem schizophrenen Patienten gehören (Bennett 1977). Die manchmal schwierige Unterscheidung zwischen Soziotherapie als Behandlungsmaßnahme und unspezifischen sozialen Aktivitäten ist nicht allein anhand der einzelnen Aktivität zu treffen, sondern muss den Gesamtrahmen und das gesamte Behandlungskonzept mit berücksichtigen. Um ein Beispiel von Finzen (1999) aufzunehmen: Selbstverständlich gibt es keine „Kaffeetrinktherapie". Dennoch kann eine Kaffeerunde am Freitagnachmittag, in einer Tagesklinik, bei der die vergangene Woche reflektiert wird und Planungen für das anstehende Wochenende besprochen werden, ein sinnvoller Baustein eines soziotherapeutischen Konzeptes sein.

Diese Überlegungen begründen auch, warum Soziotherapie als Behandlungsform Außenstehenden schwerer zu vermitteln ist als etwa die medikamentöse Behandlung oder Psychotherapie. Das betrifft Kostenträger und Sozialpolitiker, Patienten und Angehörige als auch die Mitarbeiter potentiell aller Berufsgruppen. Die Ähnlichkeit zu alltäglichem Tun erscheint zu groß, der reine Beschäftigungsaspekt zu sehr im Vordergrund zu stehen und die postulierten Effekte angesichts der häufig noch geringen empirischen Fundierung zu vage.

## Historische Aspekte

Bevor es die modernen Möglichkeiten der psychiatrischen Therapie gab, waren die Gestaltung der Umgebung und soziotherapeutische Interventionen die einzigen therapeutischen Mittel. In die Konzeption der ersten psychiatrischen Krankenhäuser gingen solche Überlegungen in starkem Maße ein: An ruhigen Orten, fernab von den Belastungen des Lebens, sollten die Kranken zur Ruhe kommen und wieder gesunden. Arbeit und sinnvolle Beschäftigung, musische Aktivitäten, Bewegungsübungen, eine freundliche Atmosphäre, ein geregelter Tagesablauf und ein von Verständnis, Toleranz und Achtung geprägter Umgang waren die wichtigsten Bestandteile des Behandlungsprogramms (Blasius 1994; Harlfinger 1968). In diesem „moral treatment" liegen die historischen Wurzeln aller soziotherapeutischen Verfahren. Die Bedeutung, die ihnen beigemessen wurde, hat sich im Laufe der Psychiatriegeschichte mehrfach gewandelt. Mit der Einführung der Pharmakotherapie und der systematischen Einbeziehungen psychotherapeutischer Methoden verlor die Soziotherapie zunächst erheblich an Bedeutung. Das letzte systematische Konzept der vorneuroleptischen Ära war das der therapeutischen

Gemeinschaft von M. Jones (1952), in dem neben basisdemokratischen Elementen v.a. durch Gruppenbehandlung sowie den gemeinsamen Alltag von Team und Patienten soziales Lernen gefördert und eine Verbesserung der sozialen Anpassung und Ich-Stärkung erreicht werden sollte. In dem Maße, in dem die Grenzen der biologischen und psychologischen Methoden deutlicher geworden sind, ist es zu einer erneuten Renaissance der Soziotherapie gekommen. Unrealistisch hohe Erwartungen an die Stärke sozialer Interventionen sind aber auch immer wieder enttäuscht worden. Das letzte Beispiel hierfür ist die „Ent-täuschung" über die Effekte der Gemeindepsychiatrie und der Enthospitalisierung. Sie hat für die meisten Patienten unbestreitbare Vorteile gebracht. Auf der anderen Seite haben sich aber viele der damit verbundenen Hoffnungen wie die Verhinderung von Chronifizierung und Behinderung oder die vollständige Integration der Patienten in die Gesellschaft als Illusionen erwiesen.

Die Soziotherapie ist historisch untrennbar mit den psychiatrischen Institutionen, v.a. dem Krankenhaus, verknüpft: Milieutherapie, Arbeits- und Beschäftigungstherapie, Kunsttherapie etc. sind Methoden, die in den psychiatrischen Krankenhäusern entwickelt, eingesetzt und evaluiert wurden. In diesem institutionellen Zusammenhang stellen sie neben der Pharmako- und Psychotherapie die dritte Säule einer mehrdimensionalen Behandlung schizophrener Patienten dar. Unter den gegenwärtigen Versorgungsbedingungen lassen sich zwei Entwicklungstendenzen der Soziotherapie beschreiben.

Zum einen findet ein Transfer dieser Methoden und Ansätze in den ambulanten und komplementären Bereich statt. Beispiele hierfür sind die ambulante Arbeitstherapie (Reker u. Eikelmann 1998) oder die institutionelle Organisation therapeutischer Programme und Milieus in Tageskliniken, betreuten Wohnformen, beschützenden Arbeitsplätzen, Tagesstätten und unterstützter Freizeitangebote (Übersicht bei Eikelmann 1998). Zum anderen wurden komplexe, multimodale Therapieprogramme entwickelt, die Hilfen dorthin bringen, wo die Patienten leben. Diese Programme enthalten allein schon dadurch eine deutliche soziotherapeutische Komponente, da sie nicht in einem institutionellen Rahmen, sondern in dem jeweiligen Umfeld der Patienten stattfinden und diese mit einbeziehen. Als Beispiele für diese heterogene Gruppe seien Hilfen für psychisch kranke Wohnungslose (Kellinghaus et al. 1999), Case Management (Sledge et al. 1995) oder Programme für psychisch kranke Studierende (Reker et al. 1997) genannt.

Mit dieser Verlagerung in den außerklinischen Bereich wird eine weitere Grenze soziotherapeutischer Interventionen deutlich. Gegenüber institutionellen Milieus sind die Möglichkeiten, auf die „natürlichen" Lebensbedingungen der Patienten in der Familie, am Arbeitsplatz oder am Wohnort soziotherapeutisch einzuwirken, erheblich reduziert. Sie unterliegen vielfältigen anderen, nicht therapeutisch motivierten Regeln, Sachzwängen und Bedürfnissen. Der Wunsch, diese Lebensräume nach den Bedürfnissen chronisch schizophren Erkrankter zu gestalten, tritt in Konkurrenz mit einer Vielzahl anderer Interessen. Soziotherapeutische Behandlungsverfahren stoßen außerhalb psychiatrischer Institutionen also nicht nur an die Grenzen, die durch die Verfahren selbst bedingt sind, sondern an zusätzliche Grenzen, die in ihrer praktischen Realisierbarkeit und Durchsetzbarkeit liegen.

## Wissenschaftliche Grundlagen und Probleme der Forschung

Unser modernes Wissen um soziotherapeutische Interventionen und den Einfluss des Milieus fußt auf einer grundlegenden Studie des englischen Sozialpsychiaters J. Wing und seiner Mitarbeiter, der sog. Drei-Hospitäler-Studie (Wing u. Brown 1970), in der die Autoren den Einfluss unterschiedlicher Milieus auf die Symptomatik überwiegend chronisch schizophrener Patienten untersuchten. Chronisch schizophrene Patienten, die kaum Ansprache und Betreuung bekamen, keine Arbeits- oder Beschäftigungsangebote hatten und keine Kontakte mehr nach „draußen" unterhielten, zeigten eine erhebliche Negativsymptomatik in Form von autistischer Zurückgezogenheit, Verarmung des emotionalen Ausdrucks und der spontanen Kommunikation, erheblicher Reduktion des Antriebes und Passivität. Die Untersucher fanden, dass das Ausmaß dieser Symptomatik am stärksten mit der täglich untätig verbrachten Zeit korrelierte. Wurden die Patienten unter den Bedingungen der experimentellen Studie einem aktiveren, stimulierenden Milieu ausgesetzt, in dem Bezugspersonen sie zu regelmäßigen Aktivitäten, insbesondere zu einer Arbeitstherapie motivierten, verringerte sich diese Symptomatik erheblich. Blieb diese soziale Stimulation eine Zeit lang aus, fielen die Patienten wieder in ihr ganz von der Negativsymptomatik geprägtes Verhalten zurück. Was bis dahin als Symptomatik, als gesetzmäßiger Verlauf der Erkrankung angesehen worden war, erwies sich zu einem großen Teil als ein Artefakt des ungünstigen sozialen Milieus im Krankenhaus. Die Autoren bezeichneten es als Hospitalismussyndrom.

Sie formulierten aus ihren Ergebnissen die *Hypothese der optimalen sozialen Stimulation*, die heute noch wesentlich unser praktisches Handeln mit schizophren erkrankten Patienten bestimmt: Danach rührt *Unterstimulation* (keine regelmäßigen Aktivitäten, fehlende soziale Kontakte, Untätigkeit, Isolation) zu einer Verstärkung der Negativsymptomatik. Umgekehrt kann ein *überstimulierendes Milieu*, das durch viele Reize, unübersichtliche soziale Regeln, komplexe Anforderungen, wenig Konstanz und Stress geprägt ist, zu einer Zunahme akut psychotischer Desintegration und Symptomatik führen. Ein *therapeutisches Milieu* vermeidet diese beiden Extreme und bietet idealerweise den Patienten ein individuell verträgliches Maß an Anforderungen, Stimulation, Unterstützung und Rückzugsmöglichkeiten. Der Begriff Milieu ist nicht notwendigerweise auf das Krankenhaus oder psychiatrische Einrichtungen begrenzt. Auch in „natürlichen" Lebensbereichen wie in der Familie oder am Arbeitsplatz kann es zu Unterstimulation (Patient verbringt den ganzen Tag ohne Kontakte und Beschäftigung zu Hause) oder Überstimulation (hohe berufliche Anforderungen, angespannte Familiensituation) kommen.

Bei der Wirkung von soziotherapeutischen Maßnahmen spielen individuelle und soziale Lernprozesse eine zentrale Rolle. Dabei gelangen Prinzipien wie Verstärkerpläne, Lernen am Erfolg oder am Modell, Psychoedukation und Psychagogik, Verbesserung der individuellen Partizipation und Reflexion, Aktivierung durch Milieugestaltung zur Anwendung. Auch von der durch Bezugstherapeuten und Gruppenmitglieder ausgeübten sozialen Kontrolle und Unterstützung ist Abhilfe zu erwarten (Übersicht bei Eikelmann 1998). Nach Goldberg et al. (1977) ist mit dem Wirkungseintritt soziotherapeutischer Maßnahmen und der damit verbundenen Lernleistung allerdings erst nach etwa 3 bis 6 Monaten zu rechnen. Zuvor beobachtete Erfolge sind eher mit spontaner Remission der psychischen Symptomatik in Verbindung zu bringen.

Im eklatanten Gegensatz zu ihrem vielfältigen und selbstverständlichen Einsatz in der Praxis steht die vernachlässigte wissenschaftliche Beschäftigung mit diesen Ansätzen. Die therapeutischen Effekte soziotherapeutischer Maßnahmen sind im Einzelnen nur schwer zu fassen und zu belegen, da unterschiedliche und z.T. unspezifische Faktoren eine Rolle spielen, die sich in ihren Auswirkungen überlagern. Die Schwierigkeiten einer empirisch wissenschaftlichen Evaluation der Soziotherapie liegen auf der Hand; soziotherapeutische Interventionen erfolgen in aller Regel in Kombination mit Pharmako- und Psychotherapie, wobei die Effekte schwer abzugrenzen sind und wenig über die Interaktionen bekannt ist. Die Interventionen selbst sind komplex, schwer zu standardisieren und in ihrer Durchführung eng mit versorgungsstrukturellen Gegebenheiten verbunden. Schließlich sind die benötigten Interventionszeiträume lang und eine Randomisierung von Patienten sowie die Bildung von Kontrollgruppen praktisch schwierig. Bei der wissenschaftlichen Durchdringung der komplexen Zusammenhänge stößt die in der Pharmakotherapie erfolgreiche Methode des kontrollierten Vergleichs an ihre Grenzen. Zu fordern ist neben einer Verstärkung der Forschungsbemühungen insgesamt eine der Thematik angemessene Methodenvielfalt.

## Soziotherapeutische Interventionen

Es gibt keine allgemein akzeptierte und vollständige Aufzählung soziotherapeutischer Interventionen. Im Folgenden sollen daher einige der wichtigen Ansätze und ihre empirische Fundierung zusammengefasst referiert werden. Die Milieutherapie wird in einem nächsten Abschnitt gesondert behandelt.

## Ergotherapie: Arbeits- und Beschäftigungstherapie

Arbeits- und Beschäftigungstherapie werden unter dem Begriff Ergotherapie („occupational therapy") zusammengefasst. Sie sind die am weitesten verbreiteten soziotherapeutischen Verfahren. Praktisch wird Ergotherapie im klinischen wie im ambulanten Rahmen mit sehr unterschiedlichen Indikationen und überwiegend erfahrungsgeleitet verordnet, wobei eine Vielzahl von therapeutischen Effekten postuliert wird. Der Einsatz erfolgt im wesentlichen auf der Grundlage heuristischer Konzepte, die anthropologische, soziologische und psychologische Aspekte umfassen (Übersichten bei Bennett 1975; Watts u. Bennett 1983; Jahoda 1983; Reker 1998).

Es handelt sich um soziotherapeutische Behandlungsverfahren, bei denen entweder Arbeit oder in einem weiter gefassten Sinne Beschäftigung als „Mittel, um Therapie- und Rehabilitationsziele zu verwirklichen" (Bennett 1977) eingesetzt werden. Die Unterschiede zwischen beiden Verfahren sind graduell und die Abgrenzung ist nicht scharf. Praktisch hat sich die Unterscheidung bewährt, wobei im Falle der Beschäftigungstherapie die Förderung kreativer, gestalterischer oder alltagsbezogener Kompetenzen im Vordergrund steht, während in der Arbeitstherapie auf die arbeitsbezogenen Kompetenzen zentriert wird. In beiden Fällen handelt es sich um handlungsorientierte Ansätze, die darauf abzielen, nicht vorhandene, durch die Krankheit eingeschränkte oder verloren gegangene Fähigkeiten und Fertigkeiten zu fördern. Das allgemeine Ziel ist es, den Patienten die größtmögliche Selbständigkeit und Unabhängigkeit in ihrem Alltags- und Berufsleben zu ermöglichen. In der Psychiatrie liegt der Schwerpunkt auf sozialen und kognitiven Störungen, während in anderen Fachgebieten (Orthopädie, Neurologie) das Hauptaugenmerk auf motorischen Einschränkungen liegt.

In der *Beschäftigungstherapie* stehen das praktische Tun, die Auseinandersetzung mit unterschiedlichen Materialien, die Kreativität und Aktivität sowie das (künstlerische) Gestalten im Vordergrund. Es besteht eine fließende Grenze zu kunsttherapeutischen Ansätze. Neben dem gestalterischen Umgang mit verschiedenen Materialien sind Aktivitäten des täglichen Lebens ein wichtiges Arbeitsfeld der Beschäftigungstherapie: Einkaufen, Koch- oder Backgruppen, Besuche von Sport- oder Kulturveranstaltungen, Organisation von kleinen Feierlichkeiten und vergleichbare Aktivitäten bieten Raum für ein Training alltagspraktischer Fähigkeiten und sozialer Kommunikation und unterstützen somit die Selbständigkeit und Realitätsorientierung der Patienten. Zur Beschäftigungstherapie liegen keine methodisch anspruchsvolleren Studien vor. Es fehlen darüber hinaus überzeugende Versuche einer Systematik und Abgrenzung der verschiedenen Methoden und Ansätze sowie Kriterien für eine differentielle Indikationsstellung. Vor dem Hintergrund des breiten Einsatzes in allen Formen der psychiatrischen Behandlung und Rehabilitation ist das Defizit an empirischer Fundierung besonders eklatant.

In der *Arbeitstherapie* stehen die Abklärung und das gezielte Training der für das Arbeitsleben notwendigen Kompetenzen im Vordergrund. Im Mittelpunkt der therapeutischen Bemühungen stehen die sog. Grundarbeitsfähigkeiten. Diese umfassen kognitive Aspekte wie Auffassung, Konzentration, Aufmerksamkeit, Gedächtnis und Ausdauer; psychomotorische Aspekte wie Geschwindigkeit, Koordination und manuelle Geschicklichkeit und soziale Aspekte wie Regelmäßigkeit der Teilnahme, Pünktlichkeit, äußere Erscheinung und kommunikative Kompetenzen. Darüber hinaus werden durch die Tätigkeit praktische Grundkenntnisse in verschiedenen Arbeitsbereichen vermittelt. Die Vermittlung dieser Techniken ist jedoch nicht Hauptzweck und erfolgt auch nicht zielgerichtet auf ein späteres Berufsfeld. Vielmehr dient die Arbeit als Mittel, um die vorher genannten psychischen, psychomotorischen und sozialen Fähigkeiten zu trainieren. Die Arbeitstherapieabteilung dient dabei als ein soziales Übungsfeld, in dem für das Arbeitsleben relevante soziale Fähigkeiten trainiert werden können. Arbeitstherapie wird in sehr unterschiedlichen Settings angeboten, im Rahmen des psychiatrischen Krankenhauses hat sich die Organisationsform der ambulanten Arbeitstherapie zunehmend etabliert (Reker u. Eikelmann 1994).

Zur Arbeitstherapie liegen mehr und qualitativ bessere Studien vor, wenngleich kontrollierte Untersuchungen selten und nur im angloamerikanischen Raum durchgeführt wurden. Bei allen methodischen Problemen und Schwächen der vorliegenden Arbeiten lassen sich zusammenfassend drei empirisch gesicherte Effekte von arbeitstherapeutischen Maßnahmen bei schizophrenen Patienten beschreiben (Bell et al. 1996, 1997; Übersichten bei Bond u. Boyer 1988; Bond 1991; Lehman 1996; Reker 1998):

1. Arbeitstherapie trägt zu einer Steigerung der beruflichen Arbeits- und Leistungsfähigkeit bei und verbessert damit die Chancen einer beruflichen Integration.
2. Arbeitstherapie trägt zu einer Reduktion psychiatrischer Rehospitalisierungen bei.
3. Arbeitstherapie trägt zu einer Reduktion, zumindest aber zu einer Stabilisierung der psychischen Symptomatik bei.

Besonders hervorzuheben ist die Tatsache, dass die therapeutischen Effekte der Arbeitstherapie zeitlich auch über die Maßnahme hinaus nachweisbar und somit nicht nur auf den Zeitraum ihrer Applikation beschränkt sind (Bell et al. 1997). Forschungsdefizite bestehen vor allem hinsichtlich der unterschiedlichen Organisations- und Durchführungsmodalitäten der Arbeitstherapie sowie in Bezug auf eine differentielle Indikationsstellung. Als ein wichtiger Faktor für die Motivation der Patienten und damit für den Erfolg erweist sich die Bezahlung (Bell et al. 1996).

**Interventionen in der Familie**

Noch besser als für die Arbeitstherapie sind die therapeutischen Effekte von psychosozialen Interventionen in den Familien schizophrener Patienten empirisch belegt. Unabhängig von den teilweise psychotherapeutischen Techniken in einzelnen Programmen kann man diese Interventionen den soziotherapeutischen Verfahren zuordnen, da sie auf das soziale Umfeld der Patienten und ihre Interaktionen fokussieren. Im Gefolge der Expressed-Emotions-Forschung konnte – bei aller Widersprüchlichkeit der Ergebnisse im Einzelnen – gezeigt werden, dass

1. die Interaktionen der Familienmitglieder mit dem Betroffenen – mit anderen Worten das Familienmilieu – Einfluss auf die Symptomatik des schizophren erkrankten Familienmitgliedes und v.a. auf die Wahrscheinlichkeit eines Rezidivs hat und dass
2. psychoedukative Interventionen in der Familie zu einer Reduktion der Rezidivraten und Rehospitalisierungen, zu einer verbesserten Medikamentencompliance und einer stabileren Beschäftigungssituation führen (Dixon u. Lehman 1995; Mari u. Streiner 1998).

## Case Management

Unter dem Begriff „case management" wird im angloamerikanischen Sprachraum eine Gruppe von Interventionen zusammengefasst, in der es um die Betreuung psychisch Kranker geht, die außerhalb des psychiatrischen Krankenhauses leben (Sledge et al. 1995). Case Manager fungieren dabei als Berater („broker") und stellen sicher, dass die Betroffenen Zugang zu den notwendigen und ihnen zustehenden Hilfen bekommen. Darüber hinaus können sie auch einen eigenen Beitrag zur Betreuung und Unterstützung der Patienten leisten. Case Management wird v.a. bei chronisch Kranken und bei besonderen Problemgruppen, z.B. bei sozial desintegrierten oder wohnungslosen Patienten eingesetzt (Dixon et al. 1995; Morse et al. 1997). Zwei Organisationsformen sind besonders gut untersucht: *„assertive community treatment"* (ACT) und *„intensive case management"* (ICM). In einer aktuellen Übersicht, die 75 kontrollierte Studien vornehmlich zu diesen beiden Formen umfasst, kommen Mueser und Mitarbeiter (1998) zu einem positiven Resümee. Danach trägt Case Management zu einer Reduktion psychiatrischer Hospitalisierungen bei und stabilisiert die Wohnsituation der Patienten. Ein moderater Einfluss lässt sich auf die psychische Symptomatik und die Lebensqualität nachweisen, während die Einflüsse auf die berufliche Situation und das soziale Funktionsniveau oder die Verhinderung erneuter Gefängnisaufenthalte gering sind. Zu ähnlichen Ergebnissen bzgl. des Einflusses auf Krankenhauseinweisungen kommen Scott u. Dixon (1995).

Im deutschsprachigen Raum gibt es weniger und keine kontrollierten Studien zu dieser Thematik. Dem angloamerikanischen Case Management vergleichbare Konzepte liegen der Arbeit einiger Sozialpsychiatrischer Dienste (Kallert et. al 1997), Hilfsangebote für wohnungslose psychisch Kranke (Kellinghaus et al. 1999) oder Psychosozialer Fachdienste (Reker 1998) zugrunde. Rössler et al. (1992) fanden keine Effekte einer Betreuung durch den Sozialpsychiatrischen Dienst auf die Rehospitalisierungsrate.

Soweit derzeit bekannt, orientiert sich die geplante Einführung von Soziotherapie als ambulante Leistung der gesetzlichen Krankenkassen konzeptionell sehr am Modell des Case Management. Im Abschlussbericht des Modellversuchs wird zur Definition ausgeführt: „Soziotherapie ist ein zentraler Baustein einer integrierten Komplexleistung im Rahmen einer medizinischen Behandlung/Rehabilitation. Soziotherapie ist begleitende Unterstützung und Handlungsanleitung von chronisch psychisch Kranken. ... Soziotherapie übernimmt eine Brückenfunktion zwischen ärztlichem Behandlungsprogramm und Angeboten außerhalb der Leistungspflicht der Krankenkassen, indem sie darauf abzielt, dem Patienten die Nutzung solcher Angebote zu erschließen ... (zitiert nach Brill 1999). Problematisch an der geplanten Konzeption ist die von vornherein festgelegte Begrenzung der Leistung auf maximal 120 Stunden.

## Komplexe institutionelle Programme

Außerhalb des psychiatrischen Krankenhauses haben sich in den letzten drei Jahrzehnten verschiedene komplementäre Einrichtungstypen etabliert, die Teilfunktionen des psychiatrischen Krankenhauses übernommen haben und heute den wesentlichen Teil der Betreuung und Rehabilitation chronisch schizophrener Patienten leisten: betreute Wohngemeinschaften, Übergangshäuser, Wohnheime, (teil-) beschützte Arbeitsplätze in Werkstätten für Behinderte oder Firmen für psychisch Kranke, Tagesstätten, Kontakt- und Begegnungsstätten etc. (Deister 1993; Eikelmann 1991; Reker 1998). In der Behandlung hat die psychiatrische Tagesklinik eine zentrale Position zwischen der ambulanten und stationären Therapie eingenommen (Eikelmann et al. 1999). In allen Fällen handelt es sich um komplexe Programme, in denen soziotherapeutische Ansätze einen wesentlichen Bestandteil der Therapie bilden: Die Anforderungen an die Patienten sind reduziert, gemeinsame Alltagsaktivitäten bieten die Möglichkeit eines sozialen Trainings, ergotherapeutische Maßnahmen nehmen einen breiten Raum ein und soziale Aktivitäten und Interaktionen werden gefördert (Brücher 1988). Die wissenschaftliche Evaluation solcher Komplexinterventionen steht vor erheblichen methodischen Schwierigkeiten, da es sich um Programme mit unterschiedlichen Zielsetzungen handelt, in der Regel eine Kombination unterschiedlicher therapeutischer Maßnahmen erfolgt und methodisch strenge Standards wegen der Nähe zur praktischen Versorgung nur schwer zu realisieren sind. Unter dem Stichwort *residential treatment* firmieren im amerikanischen Sprachraum Programme, die unserem betreuten Wohnen vergleichbar sind und für die kontrollierte Studien vorliegen (Hawthorne et al. 1999).

## Milieutherapie

Milieutherapie wird aus mehreren Gründen von den oben beschriebenen soziotherapeutischen Interventionen abgegrenzt. Der Begriff ist schwierig, da es sich um ein sehr breites Konzept handelt, das mit Ausnahme der bereits zitierten Studie von Wing u. Brown empirisch nie überprüft wurde. Gleichwohl hat es eine eminente Bedeutung in der Praxis. Milieutherapie ist ein Oberbegriff, der häufig als Synonym für Soziotherapie gebraucht wird. Im weitesten Sinne wird darunter die Gestaltung von Umgebungsbedingungen, sozialen Regeln und Umgangsformen sowie die Organisation aller therapeutischen Angebote verstanden (Almond 1975; Cumming u. Cumming 1979; Heim 1985). Historisch betrachtet bezieht sich Milieutherapie zu allererst auf die Gestaltung institutioneller Milieus wie z.B. in Krankenhäusern, Stationen, Wohnheimen oder Tageskliniken. In das Milieu solcher Einrichtungen geht eine unüberschaubare Vielzahl einzelner Faktoren ein, die von der Architektur und dem Personalschlüssel bis zu den fachlichen Konzepten, der Organisation der Therapieangebote und persönlichen Eigenschaften von Mitarbeitern reicht.

Damit sind gleichzeitig die besonderen Stärken und Schwächen des Konzeptes umrissen. Im positiven Sinne lenkt Milieutherapie die Aufmerksamkeit auf die banale Tatsache, dass eine Behandlung nicht im luftleeren Raum, sondern notwendigerweise in einer sozialen wie materiellen Umgebung stattfindet. Diese kann die verschiedensten positiven wie negativen Eigenschaften haben, aber sie kann nicht „nicht" sein. Das Konzept Milieutherapie fordert zu einer bewussten und patientenorientierten Gestaltung der Umgebungsbedingungen heraus. In diesem Sinne kann es für die Begründung der Forderung nach angemessenen Räumlichkeiten, einer ansprechenden Ausstattung, genügend Personal, einem bestimmten therapeutischen Stil oder des Umfangs und der Art der Therapieangebote herangezogen werden. Gleichzeitig ist diese Beliebigkeit aber auch die größte Schwäche des Konzeptes, da es zur Legitimation fast jeder Maßnahme dienen kann, nicht eingrenzbar und empirisch nicht überprüfbar ist.

Zwar gibt es in der Praxis einen Konsens über Grundcharakteristika verschiedener therapeutischer Milieus, z.B. der beruhigenden, reizarmen Atmosphäre einer Akutaufnahmestation oder dem aktivierenden Milieu einer psychiatrischen Tagesklinik (Heim 1985; Reker 1999), in den Einzelheiten müssen Entscheidungen und Bewertungen aber überwiegend erfahrungsgeleitet und im Rahmen heuristischer Konzepte und weniger auf der Basis empirisch gesicherten Wissens erfolgen (Veltin 1979). Die Bedeutung und das Bewusstsein für das Konzept Milieutherapie in der psychiatrischen Behandlung sind wahrscheinlich in dem Maße gesunken wie es gelungen ist, bestimmte materielle, bauliche und personelle Standards zu realisieren bzw. über andere Argumentationen und Konzepte (PsychPV, Qualitätsmanagement, Konkurrenzfähigkeit etc.) zu begründen.

Außerhalb von psychiatrischen Institutionen und im Zusammenhang mit dem Familienmilieu hat sich der Begriff Milieutherapie nicht etablieren können. Weder die Organisation der psychiatrischen Versorgung einer Region noch Aspekte der makrosozialen Umgebung wie gesellschaftliche Stigmatisierung oder sozialrechtliche Benachteiligungen werden gemeinhin unter Milieutherapie gefasst. Unabhängig davon, dass Änderungen in diesen Bereichen potentiell ebenso starke Auswirkungen auf das Leben vieler Patienten haben könnten wie individuelle Therapie- oder Rehabilitationsmaßnahmen, würde der Therapiebegriff dadurch auch unsinnig ausgeweitet werden.

## Perspektiven der Soziotherapie

Ist Soziotherapie die dritte Säule in der Schizophreniebehandlung, die gleichberechtigt neben der Pharmako- und Psychotherapie steht? Die Antwort wird je nach der Perspektive und dem Erfahrungshintergrund unterschiedlich ausfallen. Schließlich spielen auch ökonomische Faktoren eine Rolle: Soziotherapeutische Maßnahmen sind bisher nur im institutionellen Rahmen, nicht dagegen in der ambulanten Versorgung finanzierbar gewesen. Es bleibt abzuwarten, inwieweit die neuen gesetzlichen Regelungen hier Abhilfe schaffen werden. In Bezug auf die wissenschaftliche Bearbeitung und empirische Fundierung sind gerade im deutschsprachigen Raum erhebliche Defizite und ein geringes Forschungsinteresse zu konstatieren. Dagegen werden in der Praxis viele soziotherapeutischen Maßnahmen als so selbstverständlich, notwendig, klinisch ausreichend begründet und effektiv gehalten, dass eine wissenschaftliche Verifikation der angenommenen Therapieeffekte unkritisch als überflüssig angesehen wird. Es wird entscheidend darauf ankommen, aus den großen heuristischen Konzepten einzelne Bestandteile zu konzeptualisieren und empirisch überprüfbar zu machen. Auf der anderen Seite muss auch ausdrücklich vor der Gefahr gewarnt werden, nur solche soziotherapeutische Verfahren als wissenschaftlich gesichert anzusehen, die sich mit den aus der Pharmakotherapie bekannten naturwissenschaftlichen Methoden untersuchen lassen.

Die sozialrechtliche Benachteiligung chronisch psychisch Kranker realisiert sich v.a. im Bereich der Soziotherapie, da diese Maßnahmen in die Zuständigkeit der Sozialhilfe fallen. Sozialpolitisches Engagement für Schwache und Benachteiligte ist zwar unter den gegenwärtigen Bedingungen etwas aus der Mode gekommen, stellt aber gleichwohl ein unverzichtbares Element für die Realisierung soziotherapeutischer Maßnahmen dar.

Schlussendlich wird für den zukünftigen Stellenwert der Soziotherapie in der Behandlung schizophrener Patienten von entscheidender Bedeutung sein, wie „das Soziale" in der Psychiatrie konzipiert wird: als Hintergrund biologischer Krankheitsprozesse, der zu vernachlässigen ist, sofern wir nur genügend über starke pharmakotherapeutische Interventionen verfügen, als bloßes Epiphänomen psychologischer Störungen oder als eigenständige und dem Biologischen und Psychologischen prinzipiell gleichwertige Dimension. Es besteht klinisch kein Zweifel, dass pharmakotherapeutische Interventionen in der Akutbehandlung in der Regel stärker sind als soziale Maßnahmen. Bei chronischen Verläufen verschiebt sich dieses Verhältnis.

**Literatur**

Almond R (1975) Issues in milieu treatment. Schizophr Bull 13:12–26
Bell MD, Lysaker PH, Milstein RM (1996) Clinical benefits of paid work activity in schizophrenia. Schizophr Bull 22:51–67
Bell MD, Lysaker PH (1997) Clinical benefits of paid work activity in schizophrenia: 1-year-follow-up. Schizophr Bull 23:313–328
Bennett DH (1975) Techniques of industrial therapy, ergotherapy and recreative methods. In: Kisker KP et al. (Hrsg) Psychiatrie der Gegenwart, Bd. III. Springer, Berlin
Bennett DH (1977) Das Arbeitstraining in teilstationären Einrichtungen Englands. In: Reimer F (Hrsg) Arbeitstherapie. Praxis und Probleme in der Psychiatrie. Thieme, Stuttgart
Blasius D (1994) Einfache Seelenstörung. Geschichte der deutschen Psychiatrie 1800–1945. Fischer Taschenbuch-Verlag, Frankfurt
Bond GR, Boyer SL (1988) Rehabilitation programs and outcomes. In: Ciardiello JA, Bell MD (eds) Vocational rehabilitation of persons with prolonged psychiatric disorders. Johns Hopkins University Press, Baltimore, pp 231–271
Bond GR (1991) Vocational rehabilitation. In: Liberman RP (ed) Handbook of psychiatric rehabilitation. Allyn and Bacon, Boston London Toronto Sydney Tokyo Singapore, pp 244–275
Brill KE (1999) Hilfe für chronisch psychisch Kranke: „Soziotherapie erfolgreich". Psychosoziale Umschau 2:14–15
Brücher K (1988) Therapie und Alltag im Wohnheim – Ausschnitte einer Ethnographie. Fortschr Neurol Psychiatr 56:193–201

Cumming J, Cumming E (1979) Ich und Milieu. Theorie und Praxis der Milieutherapie. Vandenhock u. Ruprecht, Göttingen

Deister A (1993) Allgemeines zu soziotherapeutischen Verfahren. In: Möller HJ (Hrsg) Therapie psychiatrischer Erkrankungen. Enke, Stuttgart, pp 91–103

Dixon LB, Lehman AF (1995) Familiy interventions for schizophrenia. Schizophr Bull 21:631–643

Eikelmann B (1991) Gemeindenahe Psychiatrie. Tagesklinik und komplementäre Einrichtungen. Urban & Schwarzenberg, München Wien Baltimore

Eikelmann B (1998) Sozialpsychiatrisches Basiswissen. Grundlagen und Praxis, 2. Aufl. Enke, Stuttgart

Eikelmann B, Reker Th, Albers M (1999) Die psychiatrische Tagesklinik. Thieme, Stuttgart New York

Finzen A (1999) Tagesklinische Behandlung – Modell psychiatrischer Therapie. In: Eikelmann B, Reker Th, Albers M (Hrsg) Die psychiatrische Tagesklinik. Thieme, Stuttgart New York

Goldberg SC, Schooler NR, Hogarty GE, Roper M (1977) Prediction of relapse in schizophrenic outpatients treated by drug and sociotherapy. Arch Gen Psychiatry 34:171–184

Gunderson JG (1978) Defining the therapeutic processes in psychiatric milieus. Psychiatry 41:327–335

Harlfinger H (1968) Arbeit als Mittel psychiatrischer Therapie. Schriftenreihe zur Theorie und Praxis der Medizinischen Psychologie, Bd. 13. Hippokrates, Stuttgart

Heim E (1985) Praxis der Milieutherapie. Springer, Berlin Heidelberg New York

Hawthorne WB, Green EE, Lohr JB, Hough R, Smith PG (1999) Comparison of outcome of acute care in short-term residential treatment and psychiatric hospital settings. Psychiatr Serv 50:401–406

Jahoda M (1983) Wieviel Arbeit braucht der Mensch? Belz, Weinheim

Jones M (1952) Social psychiatry – a study of therapeutic communities. London

Kallert TW, Leisse M, Kreiner B, Bach O (1997) Erwartungen an Versorgungsleistungen Sozialpsychiatrischer Dienste im Freistaat Sachsen. Fortschr Neur Psychiatr 65:461–472

Kellinghaus Ch, Eikelmann B, Ohrmann P, Reker Th (1999) Wohnungslos und psychisch krank – Überblick über den Forschungsstand und eigene Ergebnisse zu einer doppelt benachteiligten Randgruppe. Fortschr Neuro Psychiat 67:108–121

Kunze H (1982) Psychisch Kranke und Behinderte – Stiefkinder der Rehabilitation. Rehabilitation 21:106–110

Lehmann F (1996) Vocational rehabilitation in schizophrenia. Schizophr Bull 21:645–656

Mari JJ, Streiner D (1998) Familiy intervention for people with schizophrenia: Cochrane Library Document – Microsoft Internet Explorer p. 1 and 2 of 21

Morse GA, Calsyn RJ, Klinkenberg WD, Trusty ML, Gerber F, Smith R, Tempelhoff B, Ahmad L (1997) An experimental comparison of three types of case management for homeless mentally ill persons. Psychiatr Serv 48:497–503

Müller Ch (1972) Psychotherapie und Soziotherapie der endogenen Psychosen. In: Kister KP et al. (Hrsg) Psychiatrie der Gegenwart II 71:291–342

Mueser KT, Bond GR, Drake RE, Resnick SG (1998) Models of community care for severe mental illness: a review of research on case management. Schizophr Bull 24:37–74

Nuechterlein KH, Dawson MR (1984) A heuristic vulnerability stress model of schizophrenic episodes. Schizophr Bull 10:200–285

Reker Th, Eikelmann B (1994) Ambulante Arbeitstherapie. Ergebnisse einer multizentrischen, prospektiven Evaluationsstudie. Nervenarzt 65:329–337

Reker Th (1996) Wie lernen psychisch kranke Patienten wieder zu arbeiten? Pädagogische Aspekte der Arbeitsrehabilitation. Nervenheilkunde 15:131–135

Reker Th, Eikelmann B, Schnell F (1997) Ein Programm zur Rehabilitation psychisch kranker Studierender. Psych Prax 24:138–142

Reker Th, Eikelmann B (1998) Krankheits- und Rehabilitationsverläufe schizophrener Patienten in ambulanter Arbeitstherapie. Eine prospektive Studie über drei Jahre. Nervenarzt 69:210–218

Reker Th (1998) Arbeitsrehabilitation in der Psychiatrie. Prospektive Untersuchungen zu Indikationen, Verläufen und zur Effizienz arbeitsrehabilitativer Maßnahmen. Monographien aus dem Gesamtgebiet der Psychiatrie, Band 89. Steinkopff, Darmstadt

Reker Th (1999) Soziotherapie in der tagesklinischen Behandlung. In: Eikelmann B, Reker Th, Albers M (Hrsg) Die psychiatrische Tagesklinik. Thieme, Stuttgart

Richter D, Eikelmann B, Reker Th (1999) Das biopsychosoziale Modell psychischer Krankheiten – Versuch einer Standortbestimmung. Nervenheilkunde (im Druck)

Rössler W, Löffler W, Fätkenheuer B, Riecher-Rössler A (1992) Does case management reduce the rehospitalization rate? Acta Psychiatr Scand 86:445–449

Sledge WH, Astrachan B, Thompson K, Rakfeld J (1995) Case management in psychiatry. Am J Psychiatry 152:1259–1265

Strauß J, Carpenter WT (1972) The prediction or outcome in schizophrenia. I. Characteristics of outcome. Arch Gen Psychiatry 27:739–746

Strauß J, Carpenter WT (1974) The prediction of outcome in schizophrenia. II. Relationships between predictor and outcome variable. Arch Gen Psychiatry 31:37–42

Scott LE, Dixon LB (1995) Assertive community treatment and case management for schizophrenia. Schizophr Bull 21:657–668

Veltin A (1979) Soziotherapie. In: Frießem DH (Hrsg) Kritische Stichwörter zur Sozialpsychiatrie. W. Fink, München

Watts F, Bennett DH (1983) Theory and practice of Psychiatric Rehabilitation. Wiley & Sons, New York

Wing JK, Brown GW (1970) Institutionalism and schizophrenia: a comparative study of three mental hospitals 1960–1968. University Press, Cambridge

Zubin J, Spring B (1977) Vulnerability – a new view of schizophrenia. J Abn Psychol 86:103–126

## Diskussion

PHILIPP: Wie ist Soziotherapie im Gesundheitsreformgesetz genau definiert? Welche Leistungen sind beispielsweise für den niedergelassenen Nervenarzt unter diesem Titel finanzierbar?

REKER: Bisher sind überhaupt noch keine Inhalte definiert. Es gibt lediglich einen Referentenentwurf. In welcher Form dieser letztlich realisiert werden wird, ist völlig offen. Darin ist zunächst einmal festgeschrieben, dass chronisch Kranke einen Anspruch auf Soziotherapie haben, für die ein Zeitrahmen von 120 Stunden in drei Jahren angesetzt worden ist. Die Fachvertreter der Ärzteschaft und der Kostenträger werden aufgefordert, Indikationen und Formen des soziotherapeutischen Behandlungsansatzes im Detail festzulegen. Wie das aussehen wird, ist ebenfalls noch ziemlich offen. Am ehesten ist anscheinend an eine Art Case-Management gedacht. Man will dafür sorgen, dass chronisch Kranke, die nicht von sich aus zum Arzt oder in das Kontaktzentrum gehen, in der Komm-Struktur unseres Gesundheitswesens nicht verloren gehen. Inwieweit zum Beispiel die ambulante Arbeitstherapie, die ja über keine Regelfinanzierung verfügt, darüber zu realisieren ist, bleibt abzuwarten.

HORNUNG: Welchen Effekt hat die Arbeitstherapie in den kontrollierten Studien auf die Reduktion der Rezidivrate? Lässt sich aus Ihren Ergebnissen ableiten, welche Patienten von der Arbeitstherapie profitieren und für welche sie unter Umständen auch schädigend sein kann?

REKER: In den kontrollierten Studien liegt die Senkung der Rezidivraten durch die Arbeitstherapie bei 15–20%. Profitieren können davon zunächst einmal nur diejenigen Patienten, die bereit sind, daran teilzunehmen. Gute Voraussetzungen hinsichtlich der Schulbildung, aber auch in Bezug auf Psychopathologie und soziale Anpassung, prädizieren zu einem gewissen Teil ein gutes Ergebnis. Wesentlich ist ein möglichst früher Therapiebeginn. Je früher systematische, arbeitsrehabilitative Maßnahmen angeboten werden, umso wahrscheinlicher führen sie zum Erfolg. Leider zeigt aber die Praxis, dass es häufig noch üblich ist, die Patienten ohne entsprechende Angebote zu entlassen und systematische Hilfen erst dann anzubieten, wenn mehrere spontane berufliche Orientierungs- und Integrationsversuche gescheitert sind und schon eine gewisse Chronizität eingetreten ist. Unsere Ergebnisse sprechen klar gegen eine solche Vorgehensweise. Es ist ganz wichtig, die Patienten möglichst früh zu motivieren, um die Erfolgschancen der Rehabilitation zu verbessern.

Zu Ihrer zweiten Frage: Manche Patienten sind mit einer Arbeitstherapie einfach überfordert, selbst wenn sie noch so niederschwellig beginnt. Allein der Gedanke, sich wieder einer regelmäßigen Arbeit zuwenden zu müssen, kann bei solchen Patienten schwierige Konflikte auslösen und letztlich zum erneuten Scheitern führen. Jede Rehabilitationsmaßnahme bedeutet ja für den Patienten auch eine Konfrontation mit seinen Defiziten. Es wird ihm bewusst, was er alles nicht kann. Eine sehr häufige Reaktion darauf ist, sich dieser Erfahrung zu entziehen und die Therapie abzubrechen. Andere Patienten versuchen, ihre Frustration zu kompensieren, indem sie den therapeutischen Sinn der Maßnahmen in Frage stellen oder herabwürdigen. Und schließlich gibt es auch manche, die nach mehrfachen gescheiterten Versuchen einfach keine Hoffnung mehr haben.

EIKELMANN: Das Thema der Wohnsitzlosigkeit schizophrener Patienten ist ja schon angeklungen. Zahlreiche epidemiologische Studien weltweit zeigen relativ klar, dass bei Zugrundelegung von Lebenszeitprävalenzen 10–15% der Wohnsitzlosen an einer Schizophrenie leiden. Wenn man bedenkt, dass diese Patienten sich in einem Milieu aufhalten, in dem sie nicht zur Ruhe kommen, in dem sie mit Drogen und persönlichen Auseinandersetzungen konfrontiert sind, in dem sie permanent überstimuliert werden, dann stellt sich die Frage, welche Erfolgsaussichten eine Milieutherapie unter solchen Umständen überhaupt haben kann. Eine stationäre psychiatrische Therapie zeigt bei diesen Patienten regelmäßig eine deutliche positive Wirkung. Dieser Effekt dürfte aber zu einem erheblichen Teil auch darauf zurückzuführen sein, dass sie nicht mehr dem Einfluss des überstimulierenden Milieus ausgesetzt sind.

REKER: Ohne Zweifel. Die stationäre oder tagesklinische Aufnahme verbessert nicht nur die therapeutischen Rahmenbedingungen, sie entlastet den Patienten auch erheblich.

KAPITEL 10

# Psychotherapeutische Konzepte in der Schizophreniebehandlung

W. P. HORNUNG

**Einleitung**

Die Behandlung schizophrener Patienten mit psychotherapeutischen Mitteln hat eine lange Tradition. In der vorneuroleptischen Ära war der psychotherapeutische Zugang zum schizophrenen Patienten die oft einzige Möglichkeit, den Erkrankungsverlauf zu beeinflussen bzw. zur Gesundung des Genesenden einen positiven Beitrag zu leisten. In der Zeit der Aufklärung und der Romantik hatte sich die Medizin, resp. der damals so genannte „psychische" Arzt, allerdings lediglich darauf zu beschränken, gesunde bzw. gesundheitsförderliche Verhaltensweisen anzumahnen, das sittengetreue Verhalten der Patienten zu fördern und diese vor schädlichen Einflüssen zu beschützen (Heinroth 1818).

Mit der Entwicklung und eigentlichen Bewertung psychotherapeutischer Konzepte in der Schizophreniebehandlung wurde systematisch erst begonnen, nachdem Sigmund Freud die psychoanalytische Lehre begründet hatte. Freud selbst hielt allerdings, wie bekannt, die von ihm so benannten „narzistischen Neurosen" für mit der klassischen psychoanalytischen Kur nicht therapierbar. Nach seiner Auffassung galt, dass diese Patienten „keine Übertragungsfähigkeit haben oder nur ungenügende Reste davon".

Dieser Satz hatte Geltung, bis sich mit der Entdeckung der Neuroleptika die Akut- und bald auch die Langzeitbehandlung von schizophrenen Patienten radikal änderte und es möglich wurde, psychotherapeutische Strategien für Schizophrene systematisch zu überprüfen. Seit den sechziger Jahren dieses Jahrhunderts wurde eine große Zahl von Psychotherapiestudien mit schizophrenen Patienten unternommen und deren Wirkung auf den Krankheitsverlauf untersucht. Im Folgenden soll ein Überblick über die aktuell zur Verfügung stehenden und gleichzeitig ausreichend wissenschaftlich evaluierten psychotherapeutischen Behandlungskonzepte für schizophrene Patienten gegeben werden. Aufgrund der nahezu unüberschaubaren Fülle der diesbezüglichen Literatur wird dabei in erster Linie Bezug genommen auf bereits vorliegende Übersichtsarbeiten. Zur Vertiefung wird auf die dort zitierte Primärliteratur verwiesen.

Es erscheint sinnvoll, als Ordnungsprinzip der nachstehenden Übersicht die methodische Ausrichtung der einzelnen psychotherapeutischen Vorgehensweisen heranzuziehen. Ein (zugegebenermaßen stark) vereinfachendes

Schema folgt der Einteilung nach einerseits verhaltenstherapeutisch ausgerichteten und andererseits tiefenpsychologisch orientierten Methoden. Eine verhaltenstherapeutische Ausrichtung liegt dann vor, wenn sich ein Verfahren lernpsychologisch fundierter Theorien und Methodik bedient. Darunter werden nachstehend alle die Therapieansätze verstanden, die zum Ziel haben, handlungsorientiert einzelne Fähigkeiten aufzubauen oder zu vermitteln. Gleichermaßen werden darunter die Vorgehensweisen erfasst, die sich vorzugsweise oder ausschließlich kognitiver Mittel bedienen, um beispielsweise kognitive Leistungen bei den Patienten zu verbessern. Tiefenpsychologisch orientierte Verfahren basieren auf psychoanalytischer Theoriebildung und bemühen sich in erster Linie um eine Behebung der bei Schizophrenen gestörten Ich-Leistungen auf dem Wege einsichtsfördernder analytischer Deutungs- bzw. Übertragungsarbeit. In der anglo-amerikanischen Literatur wird dies häufig als „insight-oriented approach" bezeichnet.

Eine weitere wesentliche Behandlungsmöglichkeit schizophrener Patienten, die sich nicht so ohne weiteres in das genannte Schema einordnen lässt, ist die so genannte supportive Psychotherapie. Sie ist vorwiegend pragmatisch angelegt und folgt nicht im engeren Sinn einer definierten Therapiemethode, sondern umfasst verschiedene Techniken, die es ermöglichen sollen, die Patienten rezidivfrei zu halten, damit sie möglichst lange innerhalb der Gemeinde leben können. Nach Rockland (1993) sollen durch die Methodik supportiver Psychotherapie u.a. die therapeutische Beziehung gestärkt, von außen her Einfluss ausgeübt werden, Wissensinhalte, Ratschläge und Empfehlungen vermittelt, Ermutigung und soziale Verstärkung angeboten, gleichzeitig aber Grenzen gesetzt, Verbote ausgesprochen und Ressourcen, Stärken und (Einzel-) Fähigkeiten gefördert werden (Rockland 1993). Unter methodologischen Gesichtspunkten muss offen bleiben, ob damit implizit nicht doch eine überwiegend verhaltenstherapeutisch angelegte Methodik gemeint ist.

Vorausgeschickt werden soll sodann noch zweierlei: Um sich ein Urteil über die Effizienz der einzelnen Vorgehensweisen zu bilden, muss man deren positive Effekte auf spezifische Parameter der psychopathologischen Symptomatik, kognitiver und/oder affektiver Funktionsstörungen, sozialer Fertigkeiten, subjektiver Erlebensbereiche oder auch des gesamten Krankheitsverlaufs berücksichtigen. Da Krankheitsrezidive und die sich daraus möglicherweise ergebenden Krankenhausaufenthalte einen wesentlichen Einfluss auf weitere subjektive und objektive Lebensbereiche der Patienten haben, sollen im Folgenden in erster Linie diese verlaufsbestimmenden Parameter bei der Bewertung der einzelnen Therapieverfahren bedacht werden.

Als zusätzlicher weitestgehend selbstverständlicher Punkt ist darauf zu verweisen, dass alle beschriebenen Therapiestudien auf dem Boden einer ausreichend dosierten und längerfristigen neuroleptischen Behandlung erfolgten. Es handelt sich somit stets um ein kombiniertes psycho-pharmakotherapeutisches Vorgehen. Nach Lage der Dinge ist nur in dieser Kombination überhaupt mit positiven Effekten psychotherapeutischer Interventionen bei Schizophrenen zu rechnen.

## Tiefenpsychologisch orientierte Methoden

Wie oben bereits ausgeführt, wiesen kasuistische Berichte schon sehr bald nach Einführung der Neuroleptika darauf hin, dass beispielsweise Chlorpromazin die Möglichkeiten von Gruppenpsychotherapien mit schizophrenen Patienten verbesserte (Cowden et al. 1956). Erste kontrollierte Studien an recht kleinen Stichproben, bestehend z. B. aus 20 chronisch schizophrenen Patienten, untersuchten die unterschiedlichen Effekte von psychoanalytischer Einzelarbeit mit und ohne neuroleptische Behandlung (Grinspoon et al. 1968). Die referierte Zwei-Jahres-Untersuchung ließ günstige Verlaufsparameter (klinischer Befund und „hospital adjustment") nur bei den kombiniert Behandelten erkennen.

Ebenfalls mit psychoanalytischer Methode wurden die ersthospitalisierten Studienpatienten in der Untersuchung von May u. Tuma (1965) behandelt. Die Studienbedingungen bestanden aus Einzelpsychotherapie, Neuroleptika, Standardbehandlung und Elektrokrampfbehandlung in unterschiedlichen Kombinationen. Kurzfristig hatten die mit Neuroleptika behandelten Patienten (mit und ohne Psychotherapie) die günstigeren Ergebnisse. Langzeiteffekte der einzelnen Interventionsstrategien fanden sich allerdings nicht: Nach Entlassung aus der Indexbehandlung mussten die Patienten aus den einzelnen Therapiebedingungen während der zwei Jahre umfassenden Katamnesezeit in ungefähr gleicher Häufigkeit erneut rehospitalisiert werden (zwischen 30% nach EKT und 55% nach psychoanalytischer Therapie).

Eine weitere umfangreiche und gut kontrollierte Studie erbrachte ebenfalls weitgehend die gleichen Resultate: Psychodynamisch orientierte Einzelpsychotherapie ist hinsichtlich des Langzeitverlaufs bei schizophrenen Patienten, gemessen an der Rückfallrate und der Rollenerfüllung über zwei Jahre, nicht effektiver als beispielsweise eine realitätsorientierte supportive Psychotherapie (Gunderson et al. 1984). Im Gegenteil, die psychosoziale Adaptation der Patienten ließ sich nach zwei Jahren supportiver Psychotherapie sogar noch besser an (Gunderson u. Frank 1985). In Bezug auf einzelne Ich-Funktionen und kognitive Leistungen schnitt hingegen die psychodynamisch orientierte Therapieform besser ab.

Eine neuere Arbeit einer italienischen Arbeitsgruppe (Volterra et al. 1996) verglich die Effekte von psychodynamischer Einzel- oder Gruppentherapie und alleiniger Neuroleptikabehandlung von ersterkrankten Schizophrenen. Nach einem Jahr schnitten die psychotherapeutisch (und neuroleptisch) Behandelten im klinischen Allgemeinbefund und in einzelnen psychopathologischen Syndromen günstiger ab als die Patienten mit ausschließlich medikamentöser Therapie. Die Autoren schließen aus diesen Befunden, dass eine psychodynamische Behandlung deutlicher als Neuroleptika depressive Symptome, suizidale Tendenzen und Angst bei den Patienten verringert. Dem ist zu entgegnen, dass das Studiendesign dieser Untersuchung hinter das früherer Arbeiten zurückgeht, indem es keine anderen psychosozialen Interventionen in den Vergleich mit einbezieht und somit in der Langzeitbehandlung Schizophrener bereits wohl etablierte Therapiestrategien nicht berücksichtigt.

Zusammenfassend ist zu sagen, dass auch diese jüngste Untersuchung nicht zeigen konnte, dass eine psychodynamisch orientierte Behandlung

Schizophrener einer anderen psychosozialen (oder ausschließlich supportiven) Therapie hinsichtlich der Rezidivprophylaxe überlegen ist. Die oben zitierten Befunde weisen im Gegenteil darauf hin, dass das nicht der Fall ist. Zwar beeinflussen psychodynamisch oder -analytisch angelegte Therapieformen einzelne Funktionsbereiche bei schizophrenen Patienten günstig, in Bezug auf den langfristigen Krankheitsverlauf finden sich jedoch keine eindeutigen Vorteile. Besonders ist zu bedenken, dass diese Interventionen zeitlich und personell sehr aufwendig sind und auch von daher lediglich in Einzelfällen als Therapiemöglichkeit in Betracht gezogen werden können.

## Verhaltenstherapeutisch orientierte Methoden

Bereits in den Anfängen der klinischen Verhaltenstherapie wurde gezeigt, dass einzelne kognitive Funktionsbereiche, wie etwa Gedächtnisleistungen, aber auch komplexere Leistungen wie das Sozialverhalten chronisch Schizophrener durch operantes Konditionieren oder durch „Token-economy-Programme" verbessert werden können (Rosenbaum et al. 1957; Ayllon u. Azrin 1968). Diese Behandlungsanätze sollen im Folgenden, weil nicht im engen Sinne psychotherapeutisch, jedoch nicht eingehender vertieft werden. Vielmehr wird über die Interventionsformen berichtet, die den klinischen Behandlungssettings näher stehen und verlaufsrelevante Parameter als Zielbereiche definieren. Unterscheiden lassen sich dabei die mehr handlungsorientierten von den überwiegend kognitiv ausgerichteten Interventionen, wobei zum Teil breite Überschneidungsbereiche existieren.

## Kognitive Therapieansätze

Die Interventionsformen mit überwiegend kognitivem Schwerpunkt versuchen, mit kognitiver Behandlungsmethodik Störungen zu bessern, die ebenfalls mehr im Bereich von Denk-, zum Teil aber auch im Bereich affektiver Störungen liegen. Einem Vorschlag von Perris u. Skagerlind (1994) folgend, können diese Störungen mehr im so genannten molekularen, also elementar-basalen Bereich oder mehr im komplexeren, so genannten molaren Bereich liegen.

Unter ersterem werden Störungen im Leistungsbereich von Gedächtnis, (selektiver) Aufmerksamkeit, Kategorienbildung oder Reaktionsgeschwindigkeit verstanden. Wie oben angedeutet, lassen sich mit gezielten überwiegend als Übungs- oder Trainingsprogramme angelegten Interventionen hierbei nachweisbare Verbesserungen erzielen. Eine Vertiefung dieser Methoden und Ergebnisse soll an dieser Stelle jedoch nicht erfolgen (kontrollierte Studien hierzu finden sich beispielsweise bei Benedict et al. 1994 oder Kern et al. 1995; vgl. auch Übersicht bei Penn u. Mueser 1996).

Die molaren Funktionsebenen umfassen Leistungen wie beispielsweise soziale Wahrnehmung und interpersonelle Kompetenz, die Fähigkeit zur Modifikation dysfunktionaler Denkmuster, Kontrolle pathologischer Wahrnehmungen oder zur Selbstinstruktion und Selbstverbalisation. Zur Optimierung der Performanz auf diesen Ebenen liegen bereits einzelne Evaluationen vor.

### Verbesserung des Umgangs mit Krankheitssymptomen

Hierbei werden relativ umschriebene Störungsfelder fokussiert. Patienten sollen lernen, entweder mit überdauernd vorhandenen Krankheitssymptomen besser umzugehen oder erwartete Frühsymptome neuer Krankheitsrezidive rechtzeitig zu identifizieren und adäquat darauf zu reagieren. Die zu den sekundärpräventiven Maßnahmen zählenden Frühsymptometrainings wurden in unterschiedlichen Untersuchungen evaluiert (z. B. Briese et al. 1995) und sind besonders für Patienten in ambulanter Behandlung relevant. Einschränkend gilt jedoch, dass die Erfahrungen in Bezug auf die Frühsymptomerfassung noch uneinheitlich sind (vgl. Hempel 1995), weshalb weitere Forschungsanstrengungen in dieser Richtung unternommen werden müssen.

Die kognitive Arbeit unmittelbar am Krankheitssymptom spielt eine Rolle bei Therapieprogrammen, die den Umgang beispielsweise mit persistierenden Halluzinationen und/oder anderem wahnhaftem Erleben verbessern wollen. Hierzu liegen bereits einzelne Berichte vor (Chadwick u. Birchwood 1994; Kingdon et al. 1994, Vauth u. Stieglitz 1994). In einer kontrollierten Studie mit ambulant behandelten Patienten konnte nachgewiesen werden, dass eine symptomorientierte kognitiv-behaviorale Therapie zu einem statistisch signifikanten Rückgang psychotischen Erlebens führt. Allerdings ließ sich dadurch keine Verbesserung des sozialen Funktionsniveaus oder der Residualsymptomatik erzielen (Tarrier et al. 1993). Gerade Patienten mit chronisch-persistierendem halluzinatorischem Erleben, die aufgrund der Therapieresistenz ihrer Symptome langfristig oder immer wieder erneut stationär behandelt werden müssen, können von diesem Vorgehen profitieren. Vauth u. Olbrich (1995) schlagen innerhalb einer Sequenz von 14 Sitzungen ein mehrstufiges Vorgehen vor. Grundsätzlich werden Wahnsymptome als Bewältigungsversuche angesehen, die in einem ersten Schritt im Sinne einer funktionalen Bedingungsanalyse erfasst werden. Weiter werden Angstsignale, die häufig am Beginn wahnhaften Erlebens stehen, identifiziert und Entspannungstechniken zu ihrer Reduktion eingeübt. Parallel dazu wird eine Stabilisierung von Selbstsicherheit und Selbstbewertung angestrebt. Schließlich lernen die Patienten, sich vom Wahnerleben zu distanzieren, ihre Realitätstestung zu verbessern und alternative Erklärungen für ihr Bewertungen vorzunehmen sowie den Aufmerksamkeitsfokus zu wechseln. Durch dieses Vorgehen lassen sich Angst, Depression und Interferenzneigung deutlich reduzieren, ein Effekt, der nach den Befunden der Autoren über sechs Monate erhalten bleibt.

Ein ähnlicher Ansatz wurde von Kingdon u. Turkington (1991) gewählt und (nichtkontrolliert) in einer fünf Jahre dauernden Studie mit ambulant behandelten Patienten evaluiert. Die Befunde weisen darauf hin, dass die Patienten zu einem großen Prozentsatz (55%) auf die Einnahme von Neuroleptika verzichten konnten. Gleichzeitig wurden die Patienten im Mittel nur etwa zweimal in dieser Zeit zur stationären Behandlung wieder aufgenommen.

## Korrektur dysfunktionaler Denkabläufe

Der von Perris (1989) beschriebene so genannte metakognitive Ansatz ist recht komplex und beschränkt sich nicht auf eine symptomorientierte Therapie. Dem kognitiven Therapieansatz von Beck et al. (1979) folgend, wird dabei versucht, dysfunktionale kognitive Muster gemeinsam mit dem Patienten zu entdecken und in der kognitiven Psychotherapie zu korrigieren (Perris u. Skagerlind 1994). Nach diesem Modell ist die Vulnerabilität Schizophrener neben biologischen Ursachen auch durch die Interaktion mit kognitiven Fehlhaltungen determiniert. Kognitive Umstrukturierung kann demnach zur Anhebung der schizophrenen Vulnerabilitätsschwelle führen. Das sehr komplexe, mehrere Interventionsebenen umfassende Vorgehen basiert auf einer individuell angepassten Medikation und umfasst Einzel- und Gruppenbehandlungen sowie milieutherapeutische Ansätze. Eingebettet in eine differenzierte ambulante Versorgungsstruktur führt diese zweijährige kognitive Therapie nach nichtkontrollierten Untersuchungen der Autoren zu relevanten Verbesserungen in der sozialen und medikamentösen Kompetenz (Compliance) und zu signifikanten Steigerungen in der kognitiven Leistungsfähigkeit. Der Behandlungseffekt konnte bis zu drei Jahre nach Abschluss der Therapie aufrechterhalten werden.

Mittels des von Tarrier et al. (1993) entwickelten „coping strategy enhancement" wird versucht, pharmakorefraktäre Wahninhalte und Halluzinationen zu reduzieren. In einer kontrollierten Studie mit den Therapiearmen „coping strategy enhancement", Problemlösetraining und einer Wartegruppe zeitigten beide kognitiven Therapiestrategien gegenüber der Wartebedingung deutliche Erfolge, wobei erstere dem Problemlösetraining sogar knapp überlegen schien. Allerdings war der Therapieeffekt sechs Monate später nicht mehr nachweisbar.

## Berichtigung maladaptativer Emotionen

Bereits Ciompi (1982) wies auf die engen Verbindungen zwischen kognitiven und emotionalen Störungen bei schizophrenen Psychosen ausführlich hin. Aus der Arbeitsgruppe um Brenner (Hodel u. Brenner 1996) liegen mittlerweile kasuistische Erfahrungen vor, nach denen schizophrene Patienten in einem systematisch aufgebauten Therapieprogramm lernen können, ihre persönlichen emotionalen (und kognitiven) Reaktionsmuster auf Stress zu identifizieren und mittels der verhaltenstherapeutischen Technik des Gedankenstopps zu kontrollieren. Sodann werden das Erkennen allgemeiner emotionaler Ausdrucksmöglichkeiten trainiert und individuelle situationsadäquate affektive Antworten im Rollenspiel eingeübt. Nach vorläufigen Befunden können mit diesem sog. „Emotionsmanagement-Training" auch kognitive Parameter positiv beeinflusst werden (Hodel u. Brenner 1996).

## Das Integrierte Psychologische Therapieprogramm (IPT)

Das IPT von Roder und Brenner nimmt eine gewisse Mittelstellung in der gewählten Systematik ein. So kombiniert es einerseits handlungsorientiertes mit mehr kognitiv ausgerichtetem Vorgehen; andererseits fokussiert es in einem sehr systematisierten und schematisch aufgebauten Programm molekulare und molare Störungsebenen. In fünf Schritten („kognitive Differenzierung – soziale Wahrnehmung – verbale Kommunikation – soziale Fertigkeiten – interpersonelles Problemlösen") geht es darum, kognitive und sozial-adaptative Funktionsdefizite der Patienten zu verbessern. In jüngster Zeit wird es auch mit Erfolg mit Programmen zum Training komplexerer Leistungen (Symptom-Management, Medikamenten-Management) kombiniert (Übersicht bei Schaub 1997).

In mehreren Untersuchungen konnte gezeigt werden, dass das IPT kognitive Fähigkeiten verbessert (Hermanutz u. Gestrich 1987; Kraemer et al. 1987; Theilemann 1993). Uneinheitlich ist die Befundlage allerdings im Hinblick auf Gewinne im psychopathologischen Befund oder beim psychosozialen Funktionsniveau (Brenner et al. 1987). Einzelne Autoren modifizierten das von den Erstbeschreibern vorgeschlagene Vorgehen und fügten zu den Unterprogrammen „kognitive Differenzierung" und „soziale Wahrnehmung" weitere Therapieschritte hinzu, z.B. ein Training kognitiver Bewältigungsstrategien (Kraemer et al. 1987) oder einfache Aufmerksamkeits- und Reaktionsübungen (Hermanutz u. Gestrich 1987). In diesen kontrollierten Studien verbesserten sich die Verumpatienten signifikant im Vergleich zu der Kontrollgruppe im psychopathologischen Befund und in der psychosozialen Adaptation, nicht jedoch in der kognitiven Leistungsfähigkeit (Hermanutz u. Gestrich 1987) rsp. in der subjektiv empfundenen Symptomatik und in einzelnen kognitiven Bereichen, allerdings nicht im fremdbeurteilten psychopathologischen Befund (Kraemer et al. 1987).

Über eine Reduktion der Rehospitalisierungsraten bei den Patienten 18 Monate nach Teilnahme am IPT wurde berichtet (Brenner et al. 1987). Eine Replikation dieser Befunde steht allerdings bislang noch aus. Weiter ist zu bedenken, dass die anfangs beobachteten Effekte auf kognitive Leistungen nicht durchgängig repliziert werden konnten (Mussgay u. Olbrich 1988). Auch ließ sich die Annahme einer direkten pervasiven Wirkung kognitiver Funktionen auf die Verhaltensebene nicht bestätigen. Das drückt sich u. a. in einer nur unbefriedigenden Generalisierung der Therapieeffekte auf andere Funktionsebenen aus (Roder et al. 1996).

Eine Gesamtwürdigung kognitv-behavioraler Therapiestrategien in der Behandlung schizophrener Patienten fällt insgesamt bescheiden aus, wenn man unter methodologischen Gesichtspunkten strenge Maßstäbe an die einzelnen Studien anlegt. Folgt man beispielsweise den Kriterien der Cochrane-Reviews (Jones et al. 1998), erfüllen von 18 Studien mit kognitiver Methodik lediglich vier die Standards zum Einschluss in eine metaanalytische Betrachtung (Drury et al. 1996; Kuipers et al. 1997; Kemp et al. 1998; Tarrier et al. 1998). Die Befunde dieser wenigen methodisch validen Untersuchungen erlauben den Schluss, dass kognitiv-behaviorale Therapiestrategien im Vergleich zur Standardbehandlung bei schizophrenen Patienten langfristig zu einer signifikanten Verbesserung des allgemeinen psychosozialen Funktionsniveaus und Reduktion des psychopathologischen Befunds führen. In Bezug auf die Beeinflussung der Rezidivrate schizophrener Patienten sind nur drei Studien auswertbar, welche scheinbar eine signifikante Reduktion belegen. Bei kritischer Analyse lässt sich diese Schlussfolgerung jedoch nicht aufrechterhalten, da in einer der Evaluationen Rückfall gleichzusetzen ist mit der Unfähigkeit, aus dem Krankenhaus entlassen zu werden (Drury et al. 1996), in einer anderen Studie Rückfall nur mit einer Verschlechterung in einem psychopathologischen Score um wenige Punkte definiert ist (Kuipers et al. 1997). Letztlich ist aber auch hierbei die Vergleichbarkeit der einzelnen Studien und insbesondere die Generalisierbarkeit der Befunde sehr eingeschränkt, da Patienten und Setting stark variieren, so zum Teil manisch-depressive Patienten (außer bei Drury et al. 1996) oder explizit Patienten mit chronisch schizophrener Symptomatik (Garety et al. 1997; Tarrier et al. 1998) in die Studien aufgenommen wurden.

## Handlungsorientierte Therapieansätze

Unter diesen sind in erster Linie die Trainingsprogramme der sozialen Fertigkeiten (Social Skills Training, SST) zu nennen, die um die Gruppe von Liberman (1982) in Los Angeles und um Bellack (1984) in Philadelphia entwickelt worden sind. Sie sind systematisch aufgebaut und hoch strukturiert. Die Programme bestehen aus einzelnen so genannten Therapiemodulen, die wiederum in einzelne Fertigkeitenbereiche unterteilt sind. Diese enthalten jeweils verschiedene soziale Fertigkeiten, die mittels spezifischer verhaltenstherapeutischer Techniken zu trainieren sind. Als solche sind zu nennen u. a. edukative Einführung, Rollenspiele, Videodemonstration, In-vivo-Übungen, Hausaufgaben u. ä.

Ihre Evaluation fand mittlerweile in mehreren kontrollierten Studien statt, die aber nicht alle zu einheitlichen Ergebnissen kommen

In verschiedenen Studien wurde die Praktikabilität dieser Fertigkeitentrainings überprüft. Bellack und Mitarbeiter (1984) führten ein zwölf Wochen dauerndes Training sozialer Fertigkeiten im Rahmen einer tagesklinischen Behandlung durch und fanden im Vergleich zur Kontrollgruppe (Tagesklinik ohne SST) zwar keine kurzfristigen, wohl aber mittelfristige Therapieeffekte. Sechs Monate nach Abschluss der Therapie hatten die Patienten aus der Behandlungsgruppe signifikant weniger psychopathologische Auffälligkeiten und fühlten sich subjektiv weniger beeinträchtigt als die Patienten aus der Kontrollbedingung. (Wegen der starken Selektion bei der Nachbefragung sind diese Befunde allerdings sehr vorsichtig zu interpretieren.) Im Katamnesezeitraum fanden sich in den Rezidivraten jedoch keine Unterschiede.

In einer anderen Untersuchung wurde ein Training der Sozialfertigkeiten mit einer einsichtsorientierten supportiven Gruppentherapie verglichen (Eckman et al. 1990). Die Therapieeffekte beschränkten sich überwiegend auf Lernfortschritte in den jeweils beübten Fähigkeiten und waren weitestgehend unabhängig vom psychopathologischen Befund und dessen Veränderungen.

Nach Untersuchungen der Autoren (Eckman et al. 1992; Wallace et al. 1992) lassen sich diese Trainingsprogramme sehr gut in die übliche psychiatrische Versorgung implementieren; die beschriebenen (umgrenzten) Trainingseffekte, z. B. die verbesserte Verordungscompliance, blieben über wenigstens ein Jahr bestehen. Effekte auf die Rezidivhäufigkeit der Patienten oder auf den psychopathologischen Befund sind vereinzelt beschrieben (Hogarty et al. 1986). Sie sind aber nur schwach ausgeprägt und von kurzer Dauer (Hogarty et al. 1991; Scott u. Dixon 1995).

In der Studie von Wallace u. Liberman (1985) wurde ein Training sozialer Fertigkeiten mit einem sog. ganzheitlichen Gesundheitsstraining für *stationäre* Patienten verglichen. Durch das Fertigkeitentraining ließen sich über neun und 24 Monate die Rezidivraten der Patienten senken. Allerdings handelte es sich dabei jeweils um bifokale Ansätze, d. h. die Familienangehörigen der Patienten wurden simultan zu den Patientengruppen mit einer therapeutischen Angehörigenarbeit betreut, sodass über rezidivprophylaktische Effekte der Patientenprogramme alleine nichts ausgesagt werden kann.

Eine abschließende Bewertung zum jetzigen Zeitpunkt legt die Beurteilung nahe, dass Social Skills Trainings im Vergleich zu einer Kontrollbehandlung (Milieutherapie, supportive Psychotherapie, sog. holistische Therapie) signifikant mehr dazu beitragen, schizophrene Symptomatik zu reduzieren und die sozialen Fertigkeiten zu verbessern. Eine Gesamtwürdigung aller Studien zu den Social Skills Trainings (Bellack et al. 1984; Liberman et al. 1986; Hogarty et al. 1986, 1991) ist dennoch nicht leicht, da im Einzelnen recht unterschiedliche Befunde berichtet werden. Das ist vermutlich im Wesentlichen der sehr heterogenen Methodik zuzuschreiben. So variieren die Settings von ambulant (z. B. Dobson et al. 1995) über teilstationär (Bellack et al. 1984) bis stationär, einzelne Interventionen dauerten neun Wochen (Liberman et al. 1986), andere bis zu einem Jahr (Hogarty et al. 1996). Allerdings ließ keine Untersuchung eine Überlegenheit der SST in Bezug auf die Rezidivprophylaxe erkennen. Unter dem Aspekt der Rückfallprophylaxe verdient ein Befund aus einer Untersuchung von Eckman et al. (1992) allerdings besondere Beachtung. Danach scheint SST im Vergleich zu supportiver Therapie besonders bei den Patienten rückfallprotektiv zu wirken, die nur eine neuroleptische Low-dose-Prophylaxe erhielten. Bei den Patienten mit höherer Dosierung fanden sich hingegen keine Unterschiede zwischen den einzelnen Psychotherapiearmen.

Auch hier sind allerdings viele Fragen noch offen. Sie betreffen beispielsweise die Voraussetzungen zur erfolgreichen Teilnahme an SST auf Patientenseite, die Generalisierung erlernter spezifischer sozialer Fertigkeiten auf andere Bereiche, die Spezifität der einzelnen VT-Techniken u. a.

## Psychoedukativ orientierte Handlungsansätze

Ausgehend von den Befunden der Expressed-Emotion-Forschung (Vaughn u. Leff 1976) wurden die so genannten psychoedukativen Interventionsformen entwickelt. Psychoedukative Interventionen sind spezielle Formen lerntheoretisch fundierter psychotherapeutischer Maßnahmen. Besonders großer Wert wird bei ihnen darauf gelegt, dass Patienten und/oder deren Angehörige in vollem Umfang über die schizophrene Psychose und deren Behandlungsmöglichkeiten aufgeklärt werden. Informationsvermittlung nimmt insofern einen besonderen Stellenwert ein. Psychoedukative Maßnahmen lassen sich unter methodologischem Aspekt von verhaltenstherapeutischen Behandlungsansätzen nicht trennen. Mit ihrem informationsvermittelnden Anteil sind sie per se integraler Bestandteil der Verhaltenstherapie als Behandlungsmethode. Bei psychoedukativen Maßnahmen ist der informationsvermittelnde Anteil als Hauptschwerpunkt der Intervention anzusehen oder ist den verhaltensmodifizierenden Anteilen zumindest ebenbürtig. (Diese Besonderheit kann als Abgrenzung zu anderen verhaltenstherapeutischen Maßnahmen betrachtet werden.)

Patienten (und Angehörige) werden durch Psychoedukation aktiv in die Therapie einbezogen. Behandlung wird dadurch zunehmend zur Mitbehandlung, bzw. Fremdbestimmung zur Mitbestimmung. Im Hinblick auf den Einbezug von Angehörigen in die psychoedukativ ausgerichtete Behandlung gilt, dass Psychoedukation keine Therapie der Familie oder bestimmter Familienstrukturen bedeutet. Das bleibt den psychoanalytisch, strukturell oder strategisch orientierten Ansätzen vorbehalten, die hier nicht näher behandelt werden sollen.

Eine psychoedukative Psychotherapie beinhaltet demnach immer eine in der Regel am Anfang der Behandlung stehende *umfassende Information* über schizophrene Psychosen. Der Ausgangspunkt dafür muss bei den individuellen Erfahrungen der Teilnehmer mit der Erkrankung liegen. Der Therapeut muss sich ein Bild machen von dem subjektiven Erleben, den (kognitiven und emotionalen) Erfahrungen, Einstellungen, (Vor-)Urteilen, Vorbehalten usw. hinsichtlich der existierenden Störung.

Unter Rückgriff auf diese individuellen Konzepte erfolgt die ausführliche Wissensvermittlung. Sie muss den aktuellen wissenschaftlich gesicherten Kenntnisstand wiedergeben. Dabei ist immer auf eine klare und dem Laien verständliche Sprache zu achten. Vermieden werden sollten ausufernde Exkurse zu wissenschaftlich kontrovers diskutierten Punkten. Jedoch muss auch auf noch unklare Sachverhalte hingewiesen werden. Einzugehen ist auf die (vermutete) Entstehung der Erkrankung, auf deren mögliche Ursachen und Auslöserbedingungen, auf die (selteneren und üblicherweise bekannten) Krankheitssymptome sowie auf den zu erwartenden Krankheitsverlauf und die allgemeinen Heilungs- bzw. Besserungsaussichten. In Bezug auf die Behandlungsmöglichkeiten sind Vor- und Nachteile, kurz- und langfristige Wirkungen und Nebenwirkungen zu nennen. Das gilt für psycho- und pharmakotherapeutische Maßnahmen gleichermaßen. Grundlage jeglicher Ausführung sind auch hier die Vorerfahrungen der Adressaten.

An den Informationsteil schließt sich der eigentlich *verhaltensmodifizierende Teil* der Intervention an. Eine strenge Trennung zwischen beiden ist nicht möglich und nicht sinnvoll, da dem gegebenenfalls immer wieder auftauchenden Informationswunsch der Teilnehmer stets Rechnung zu tragen ist. Verhaltensmodifikation kann bedeuten, mit Hilfe operanter Techniken Verhalten auf- oder abzubauen. Das kann im Rollenspiel handlungsorientiert oder in Form von kognitiver Psychotherapie erfolgen. Dabei bietet sich bei zahlreichen Störungen die Verbesserung von Problemlösefähigkeiten mittels eines Problemlösetrainings an.

Psychoedukative Maßnahmen können in die Einzelbehandlung integriert werden. Sie eignen sich in besonderer Weise aber für die Anwendung in Gruppen. Zwar bietet es sich an, mit psychoedukativen Angeboten bereits im stationären, besser noch im teilstationären Rahmen zu beginnen; eigentlich sollten sie jedoch am besten in die ambulante Behandlung integriert werden.

Die in jüngerer Zeit konzeptualisierten verhaltenstherapeutischen Interventionen, welche *schwerpunktmäßig* psychoedukative Elemente enthalten, tun dies in der Regel in systematisierter und oft auch manualisierter Form (z. B. Kieserg u. Hornung 1996; Wienberg et al. 1994).

Die (im Vergleich zu den ausschließlich edukativ angelegten, rein informationsvermittelnden) umfangreicheren *psychoedukativen* Therapieangebote lassen, neben einer in der Regel zu erzielenden Wissens- und Complianceverbesserung, im Langzeitverlauf günstige Wirkungen auf das soziale Funktionsniveau und den psychopathologischen Befund erkennen. Der Behandlungseffekt hält in einzelnen Studien bis zu ein Jahr nach Ende der Intervention an (Übersicht in Hornung 1996).

Rezidivprophylaktische Effekte wurden bis dato allerdings nur dann registriert, wenn auch die Angehörigen der Patienten in die Therapie einbezogen wurden und die Interventionsdauer eine Mindestzeit von ca. neun Monaten umfasst. Das belegen die Befunde der mittlerweile existierenden zahlreichen Evaluationen von psychoedukativen Familientherapien (Übersicht z. B. bei Pitschel-Walz u. Engel 1997; Mari u. Streiner 1998). Danach kann man davon ausgehen, dass die Rezidivrate schizophrener Patienten bei psychoedukativen Familieninterventionen im ersten Jahr der Behandlung im Vergleich zur Standardbehandlung um 20% niedriger liegt. Offensichtlich profitieren davon auch Patienten, die nicht aus Familien mit einem hohen Expressed-Emotion-Maß stammen. Die mittlerweile ebenfalls gut evaluierten so genannten bifokalen psychoedukativen Interventionen, die sowohl Patientengruppen als auch Gruppen für deren Angehörige umfassen, lassen Verminderungen der Rehospitalisierungsraten in ungefähr der gleichen Höhe erkennen. Es sind sogar Langzeiteffekte in Bezug auf die Rezidivprophylaxe noch fünf Jahre nach Abschluss der Intervention nachzuweisen (Tarrier et al. 1994; Hornung et al. 1999). Demnach bleibt der rezidivprophylaktische Effekt der erweiterten bifokalen Intervention mit einer Rehospitalisierungsrate von rund 40% gegenüber der Kontrollgruppe von ca. 70% auch langfristig bestehen (Hornung et al. 1999).

### Komplexe integrierende Handlungsansätze

Vereinzelt wurden die oben beschriebenen psychoedukativen Interventionen, obwohl sie nachgewiesenermaßen eine gute rezidivprophylaktische Wirkung zeigen, kritisiert, weil sie zeitlich limitiert, damit also nicht in eine dauerhafte therapeutische Beziehung eingebettet seien und die Rezidivraten der Patienten nur auf dem Niveau lägen, das auch mit einer gut kontrollierten Neuroleptikagabe zu erreichen sei (Klimitz 1997; Müller 1998).

Diese Argumente verfangen sicherlich nicht. Zum einen sind die psychoedukativen Therapieangebote sehr wohl in einen therapeutischen Gesamtrahmen eingebettet. Explizit sollen sie nämlich nur zusätzlich zur auch sonst üblichen ambulanten Behandlung durchgeführt werden. Diese beinhaltet selbstverständlich, neben der Gabe von Neuroleptika, eine dauerhafte (therapeutische) Beziehung zum behandelnden Arzt. Zum anderen sind die genannten Rezidivraten unter reiner neuroleptischer Behandlung nur bei solchen Patienten zu finden, die im Rahmen einer kontrollierten Medikamentenstudie ambulant behandelt wurden (Pietzcker et al. 1993). Hierbei kann von einer besonders guten Medikamentencompliance ausgegangen werden. Die Rückfallraten unter naturalistischen Behandlungsbedingungen sind dagegen um ein Mehrfaches höher. Schließlich werden Rezidivraten vorgelegt, die in nicht kontrollierten Untersuchungen bei Behandlungen mit integrierenden Alternativkonzepten (s. unten) gefunden wurden, die ebenfalls wie bei bifokal psychoedukativem Vorgehen im Bereich von 20–25% in einem Jahr liegen (Müller 1998).

Als Alternative zu den psychoedukativen Interventionen wurden integrierende ambulante Therapiemodelle vorgelegt, die längerfristig, also über zwei bis drei Jahre, angelegt sind und mehrere „Therapie-Bausteine", zum Teil unter expliziter Favorisierung der Einzeltherapie, beinhalten. Beschrieben wurden beispielsweise die „Ambulante Integrierende Therapie" (AIT, Müller 1998), die so genannte „Personal Therapy" (Hogarty et al. 1997) oder das „Optimal Treatment Project" (Falloon et al. 1998).

Bestandteile beispielsweise der AIT nach Müller (1998) sind eine neuroleptische Medikation in Form einer Langzeitprophylaxe oder Intervallmedikation mit Frühintervention bei drohendem Rezidiv, sozialpsychiatrische Hilfen für Wohnen, Arbeit, Kontakt und Freizeit, eine unbefristete Einzelpsychotherapie zum Zwecke der Krankheitsverarbeitung, der Identifikation von Stressfaktoren und Frühsymptomen und Bewältigung psychosozialer Krisen sowie zur Förderung der Realitätsprüfung, Verminderung der Identitätsdiffusion, Verbesserung von Ich-Funktionen, tiefenpsychologischer Selbst-Stabilisierung und damit Reduktion der Vulnerabilität. Sodann werden eine sechs Monate dauernde Gruppenpsychotherapie für Patienten mit kognitivem Training, Kommunikationstraining und Social-Skills-Training sowie Angehörigenarbeit, einzeln oder in Gruppen, mit den oben genannten Zielen angeboten. Eine Evaluation innerhalb eines Pilotprojekts erbrachte, mit der Methodik der Spiegelkatamnese, eine Verminderung der Hospitalisierungszeit während der AIT-Behandlung auf 27% der vor der Intervention im Krankenhaus verbrachten Zeit.

Die „Personal Therapy" (PT) nach Hogarty et al. (1997) gliedert sich demgegenüber zeitlich in drei Phasen:
- eine dreimonatige Basisphase zum Herstellen einer Behandlungsvereinbarung, zur ersten Vermittlung von wichtigen Wissensinhalten und zum Training einzelner sozialrelevanter Fertigkeiten,
- eine mittlere Phase von 15 Monaten zur erweiterten Psychoedukation und zum Erlernen internaler Copingmechanismen, Stressreduktion, kognitivem Reframing und weiterem Social-Skills-Training sowie
- eine fortgeschrittene Phase von 18 Monaten mit konkreten Übungen im sozialen Feld, Anwendung beruflicher Fertigkeiten und Verfeinerung interaktioneller Fähigkeiten.

Eine Evaluation der PT über drei Jahre erbrachte mit 13% schizophrenen Rezidiven deutliche rezidivprophylaktische Effekte unter PT nur bei den Patienten, die bei ihren Angehörigen wohnten. (Bei supportiver Therapie fanden sich 30%, bei Familientherapie 42% und bei PT plus Familientherapie 35% psychotische Rückfälle.) Von den Patienten ohne Familien hatten in diesen drei Jahren nur 14% mit supportiver Therapie, aber 44% mit PT ein psychotisches Rezidiv. (Die Zahl affektiver Rezidive war in jeder Gruppe jeweils etwas niedriger.) Den Befunden zufolge scheint eine störungsspezifische individuelle Psychotherapie außerdem eine hohe Akzeptanz mit entsprechend niedriger Drop-out-Rate zu bekommen.

Neben dem überraschenden Ergebnis, dass insbesondere Patienten mit engem Familienkontakt von PT profitieren, ohne dass die Familie selbst in den Therapieprozess einbezogen werden muss, lässt sich aus diesen Befunden schlussfolgern, dass eine störungsspezifische individualisierte Psychotherapie Schizophrener zu sehr günstigen rezidivprophylaktischen Ergebnissen kommt. Allerdings steht eine Replikation dieser amerikanischen Befunde noch aus. Eine direkte Übertragbarkeit auf beispielsweise deutsche Versorgungsverhältnisse ist vermutlich nicht ohne weiteres möglich.

## Schlussfolgerung

Psychotherapeutische Behandlungsansätze für schizophrene Patienten sind vielfältig und liegen zum Teil in gut evaluierter Form vor. Die tiefenpsychologisch ausgerichteten „einsichtsorientierten" Psychotherapien ließen sichere rezidivprophylaktische Effekte vermissen. Besser schnitten hingegen die verhaltenstherapeutisch fundierten, insbesondere die psychoedukativen Interventionen ab. Das gilt jedoch nur für die Therapiekonzepte, die auch die Angehörigen der Patienten (in Form von psychoedukativer Familientherapie, multipler Familientherapie oder im bifokalem Ansatz) in die Therapie miteinbezogen. Kognitiv orientierte Therapien oder Interventionen mit handlungsrelevantem Schwerpunkt führen zu Verbesserungen in den jeweils beübten Bereichen. Inwieweit komplexere so genannte integrierende Psychotherapien innerhalb bestehender sozialpsychiatrischer Versorgungsstrukturen noch weitere Vorteile bringen, kann derzeit abschließend noch nicht gesagt werden.

In jedem Fall noch unbeantwortet ist hingegen die Frage, welche Patienten zu welchem Zeitpunkt ihrer Erkrankung von welchem psychotherapeutischen Vorgehen profitieren. Auf die Bedeutung der Angehörigen wurde bereits hingewiesen. Sodann muss beispielsweise für psychoedukative Behandlungen eine psychosoziale Mindestfunktion vorgegeben sein, um das Angebot effektiv nutzen zu können. Für die Effizienz psychosozialer Interventionen scheinen kognitive Fertigkeiten, z.B. Gedächtnisleistungen, von Bedeutung zu sein.

In diesem Feld ergeben sich noch zahlreiche Forschungsfragen, die nur dann beantwortet werden können, wenn psychotherapeutische Interventionen in Abhängigkeit von spezifischen Prädiktoren bzw. zugeschnitten auf individuelle Bedürfnisprofile „maßgeschneidert" und in der passenden zeitlichen und inhaltlichen Abstimmung aufeinander bezogen werden. Ob diese Leistung angesichts knapp gewordener materieller Ressourcen erbracht werden kann, wird sich in den nächsten Jahren zeigen.

## Literatur

Ayllon T, Azrin N (1968) The token economy: A motivation system for therapy and rehabilitation. Appleton-Century-Crofts, New York

Beck AT, Ruch AJ, Shaw BF, Emery G (1979) Cognitive therapy of depression. Guilford, New York

Bellack AS, Turner SM, Hersen M, Luber RF (1984) An examination of the efficacy of social skills training for chronic schizophrenic patients. Hosp Community Psychiatry 35:1023–1028

Benedict RHB, Harris AE, Markow T, McCormick JA, Nuechterlein KH, Asarnow RF (1994) Effects of attention training on information processing in schizophrenia. Schizophr Bull 16:199–207

Brenner HD, Hodel B, Kube G, Roder V (1987) Kognitive Therapie bei Schizophrenen: Problemanalyse und empirische Ergebnisse. Nervenarzt 58:72–83

Briese R, Schlebusch P, Trenckmann U (1995) Evaluation eines Trainingsprogramms für schizophren erkrankte Menschen zur verbesserten Selbstwahrnehmung von Frühsymptomen. In: Hermer, Pittrich, Spöhring, Trenckmann (Hrsg) Evaluation der psychiatrischen Versorgung in der Bundesrepublik. Zur Qualitätssicherung im Gesundheitswesen. Leske u. Budrich, pp 265–288

Chadwick P, Birchwood M (1994) The omnipotence of voices. A cognitive approach to auditory hallucinations. Br J Psychiatry 164:190–201

Ciompi L (1982) Affektlogik. Über die Struktur der Psyche und ihre Entwicklung. Ein Beitrag zur Schizophrenieforschung. Klett-Cotta, Stuttgart

Cowden RC, Zax M, Hague JR, Finney RC (1956) Chlorpromazine: Alone and as an adjunct to group psychotherapy in the treatment of psychiatric patients. Am J Psychiatry 112:898–902

Drury V, Birchwood M, Cochrane R, Macmillan F (1996) Cognitive therapy and recovery from acute psychosis: a controlled trial. I. Impact on psychotic symptoms. Br J Psychiatry 169:593–601

Drury V, Birchwood M, Cochrane R, Macmillan F (1996) Cognitive therapy and recovery from acute psychosis: a controlled trial. II. Impact on recovery time. Br J Psychiatry 169:602–607

Eckman TA, Liberman RP, Phipps CC, Blair KE (1990) Teaching medication management skills to schizophrenic patients. J Clin Psychopharmacol 10:33–38

Eckman TA, Wirshing WC, Marder SR, Liberman RP, Johnston-Cronk K, Zimmerman K, Mintz J (1992) Technique for training schizophrenic patients in illness self-management: A controlled trial. Am J Psychiatry 149:1549–1555

Falloon I, Held T, Roncone R, Coverdale JH, Laidlaw TM (1998) Optimal treatment strategies to enhance recovery from schizophrenia. Aust New Zealand J Psychiatry 32:43–49

Garety P, Fowler D, Kuipers E, Freeman D, Dunn G, Bebbington P, Jones S (1997) London East-Anglia randomised controlled trial of cognitive behavioural therapy for psychosis: II Predictors of outcome. Br J Psychiatry 171:420–426

Grinspoon L, Ewalt J, Shader R (1968) Psychotherapy and pharmacotherapy in chronic schizophrenia. Am J Psychiatry 124:1645–1652

Gunderson JG, Frank AF (1985) Effects of psychotherapy in schizophrenia. Yale J Biol Med 58:373–381

Gunderson JG, Frank AF, Katz HM, Vannicelli ML, Frosch JP, Knapp PH (1984) Effects of psychotherapy in schizophrenia, II: Comparative outome of two forms of treatment. Schizophr Bull 10:564–598

Heinroth J Ch (1818) Lehrbuch der Störungen des Seelenlebens oder der Seelenstörungen und ihrer Behandlung. Vom rationalen Standpunkt aus entworfen. Vogel, Leipzig

Hempel HD (1995) Die Bedeutung von Frühsymptomen in der Schizophreniebehandlung. In: Stark A (Hrsg) Verhaltenstherapeutische und psychoedukative Absätze im Umgang mit schizophren Erkrankten. DGVT-Verlag, Tübingen, S 185–190

Hermanutz M, Gestrich J (1987) Kognitives Training mit Schizophrenen. Beschreibung des Trainings und Ergebnisse einer kontrollierten Therapiestudie. Nervenarzt 58:91–96

Hodel B, Müller-Szer R, Brenner HD (1995) A treatment programme for coping with maladaptive emotions for schizophrenic patients. Poster. Congress of the European Society of Behavioral Therapy, Kopenhagen

Hogarty GE, Anderson CM, Reiss DJ, Kornblith SJ, Greenwald DP, Javna CD, Madoina MJ (1986) Family psychoeducation, social skills training, and maintenance chemotherapy in the aftercare treatment of schizophrenia I. One-year effects of a controlled study on relapse and expressed emotion. Arch Gen Psychiatry 43:633-642

Hogarty GE, Anderson CM, Reiss DJ, Kornblith SJ, Greenwald DP, Ulrich RF, Carter M (1991) Family psychoeducation, social skills training, and maintenance chemotherapy in the aftercare treatment of schizophrenia II. Two-year effects of a controlled study on relapse and adjustment. Arch Gen Psychiatry 48:340-347

Hogarty GE, Kornblith SJ, Greenwald D, DiBarry AL, Cooley S, Ulrich RF, Carter M, Flesher S (1997) Three-year trials of Personal Therapy among schizophrenic patients living with or independent of family. I: Descirption of study and effects on relapse rates. Am J Psychiatry 154:1504-1513

Hornung WP (1998) Psychoedukation und Psychopharmakotherapie. Zur Kooperation schizophrener Patienten. Schattauer, Stuttgart

Hornung WP, Feldmann R, Klingberg S, Buchkremer G, Reker Th (1999) Long-term effects of a psychoeducational psychotherapeutic intervention for schizophrenpie. Nervenarzt 64:587-593

Vaughn CE, Leff J (1976) The influence of family and social factors on the course of psychiatric illness. Br J Psychiatry 129:125-137

Vauth R, Olbrich R (1995) Treatment strategies to paranoia and paranoid schizophrenia within a framework of anxiety-regulation and self-concept – a pilot study. Paper. Congress of the European Society of Behavioral Therapy, Kopenhagen

Vauth R, Stieglitz (1994) Cognitive-behavioral therapy of persistent hallucination and delusion in schizophrenia. Verhaltenstherapie 4:177-185

Volterra V, De Ronchi D, Belelli G, Ruggeri M, Lunardi A (1996) Effects of psychodynamic therapy in schizophrenic patients. APA, 149th Annual Meeting

Wallace CJ, Liberman RP (1985) Social skills training for patients with schizophrenia: A controlled clinical trial. Psychiatry Res 15:239-247

Wallace CJ, Liberman RP, MacKain SJ, Blackwell G, Eckman TA (1992) Effectiveness and replicability of modules for teaching social and instrumental skills to the severely mentally ill. Am J Psychiatry 149:654-658

Wienberg G, Schünemann-Wurmthaler S, Sibum B (1995) Schizophrenie zum Thema machen. Psychoedukative Gruppenarbeit mit schizophren und schizoaffektiv erkrankten Menschen. Psychiatrie-Verlag, Bonn

## Diskussion

GROSS: Wie waren in Ihrer Untersuchung die Einschlusskriterien hinsichtlich der Verlaufsdauer der Erkrankung vor Aufnahme in die Studie definiert und wie stellte sich das psychopathologische Querschnittsbild vor und nach der Therapie dar? Wie viel Zeit wurde pro Patient täglich für die Behandlung aufgewendet und worin genau bestand die Therapie?

HORNUNG: Es handelte sich um 190 ambulant behandelte Patienten im mittleren Alter von 32 Jahren, die aus Nervenarztpraxen sowie aus Ambulanzen und Polikliniken damaliger Landeskrankenhäuser von Münster und Umgebung rekrutiert wurden. Es waren chronisch Kranke, die während einer Erkrankungsdauer von mindestens fünf Jahren wenigstens zwei akute psychotische Episoden gehabt hatten.

Der psychopathologische Befund unmittelbar vor und nach der Therapie unterschied sich nicht signifikant. Die Effekte zeigten sich erst im längerfristigen Verlauf nach ein bis zwei Jahren. Die Therapie war ambulant und dauerte für die gesamte Gruppe etwa ein Dreivierteljahr. Alle ein bis zwei Wochen fand zweimal eine Dreiviertelstunde lang eine kognitive Psychotherapie bzw. Problemlösungstraining in psychoedukativen Gruppen statt. Die Angehörigen haben sich zu den gleichen Zeiten ebenfalls getroffen, insgesamt etwa 15- bis 20-mal. Danach haben wir die Katamnese begonnen.

RÖSSLER: Ein kurzer Kommentar zur Studie von Stanton, Gunderson und Mitarbeitern (Stanton et al. (1984) Schizophr Bull 10(4):520–563): Die Feinanalyse hat gezeigt, dass die einsichtsorientierte Therapie zu einem wesentlichen Teil identisch war mit der supportiven Therapie. Es zeigten sich also deswegen keine wesentlichen Gruppenunterschiede, weil zwei weitgehend gleiche Therapiemethoden miteinander verglichen wurden.

Punkt zwei: Die Rehospitalisierungrate ist zwar ein einfach zu messendes und auch reliables Erfolgskriterium, aber sie ist nicht valide. Die Gründe, warum ein Patient stationär aufgenommen wird, können krankheitsbezogener oder sozialer Natur oder beides sein. Die Rehospitalisierungsrate ist meiner Meinung nach in der Regel kein geeigneter Maßstab für die Effektivität einer Therapiemethode, es sei denn, die Gründe für die stationäre Aufnahme werden genau analysiert. Kriterien wie die Verbesserung des sozialen Funktionsniveaus oder der Lebensqualität scheinen mir für den Erfolg einer Therapie von chronisch Kranken weitaus wichtiger zu sein als die Rehospitalisierung.

HORNUNG: Ich teile Ihre Meinung nicht ganz. Sicher können auch nicht krankheitsbezogene Faktoren für die Rehospitalisierung eine Rolle spielen – etwa, dass das soziale Netz nicht trägt, der Psychiater zu ängstlich ist oder die Angehörigen zu wenig Kraft haben. Das ändert aber nichts daran, dass die Rehospitalisierung zweifellos einen massiven Einschnitt in die Lebenssituation des Patienten darstellt, gleichgültig aus welchen Gründen sie erfolgt. Ich halte die Rehospitalisierungrate daher durchaus für ein relevantes Erfolgskriterium. Selbstverständlich darf man die übrigen darüber nicht vergessen.

PHILIPP: Ließen sich die gleichen Effekte im Grunde nicht auch erreichen, wenn man all diese Elemente – Information über die Krankheit, über die Medikation, Vermittlung eines Selbstkonzeptes etc. – mit in das ärztliche Gespräch integrierte? Braucht man dazu wirklich blockweise, gesonderte Kurse?

HORNUNG: Prozessanalytisch haben wir das nicht untersucht. Es wäre aber sicher hochinteressant zu analysieren, was die spezifischen Wirkungsfaktoren solcher Gruppenangebote sind. Ich könnte mir vorstellen, dass man zu ähnlichen Ergebnissen käme, wenn man Ihrem Vorschlag folgte und dabei die Angehörigen in gleicher Weise systematisch mit einbezöge.

AUDITORIUM: Wie viele Gruppentherapeuten waren an der Studie beteiligt, und welche Ausbildung hatten sie?

HORNUNG: Die Therapeuten waren Psychiater und Psychologen, die von den Psychiatern vorher in einem Intensivkurs entsprechend unterwiesen worden waren. Ich habe alle psychoedukativen Gruppen selbst geleitet. Unterstützung hatte ich durch eine Kollegin, die kurz vor ihrer Facharztprüfung stand, sowie durch drei Psychologen mit unterschiedlichem Ausbildungsstand, aber alle abgeschlossen diplomiert.

# Sachverzeichnis

**A**
Abteilungspsychiatrie und Fachkrankenhäuser 75
Abwehrmöglichkeiten, fehlende 77
adynam-defizitäres Syndrom 9
Akathisie 57
Aktivierung, mangelnde 21
Aktivität, neuronale 77
Akutbettenmangel 106
Akutphase 43
Allianz, therapeutische 96–98
Alltag, Theorie des 97
Alltagsbewährung 81
alternative Wohnformen 103, 104
ambulante integrierende Therapie 143
AMDP-Syndrome 7
American Psychiatric Association (APA), Praxisleitlinie 42
Amisulprid 55, 56
Angehörige 93
Angehörigenverbände 80
Angst 134
Anhedonie-Konzept 36
Anpassung, soziale, Verbesserung 120
Anticholinergika 40
Antipsychotika
– atypische 50, 92
– neu entwickelte 50
anti-soziale Persönlichkeitsstörung 72
Antriebshemmung, depressive 32
Anziehtherapie 119
Arbeitsgedächtnis 21
Arbeitslosigkeit 116
Arbeitsplätze, beschützte in Werkstätten 126
Arbeitstherapie 122–124
– empirisch gesicherte Effekte von arbeitstherapeutischen Maßnahmen 124
asthenisches Insuffizienzsyndrom, leichtes 9
Asyle für Wohnungslose 75
Atypika (s. auch Neuroleptika, atypische) 36, 55–69, 92
atypisch, Definition 56
Aufenthaltsdauer 6
Auffälligkeiten, zytoarchitektonische 17
Aufmerksamkeit 135
– Aufmerksamkeits- und Reaktionsübungen 137
– Störungen 21
Ausgang einer Erkrankung, multidimensionaler 10, 11

**B**
Begegnungsstätten 126
Behandlung (s. Therapie)
Behinderungen
– im täglichen Leben 10
– soziale 117
Behinderungsprofil (*Übersicht*) 10
belastende Lebensereignisse 17
Benachteiligung 117
– sozialrechtliche, chronisch psychisch Kranker 128
Benperidol 57
Beobachtungsdauer 3
Beruf des Psychiaters 70
berufliche Rehabilitation 94
Beschäftigungstherapie 122–124
Betroffener, Interaktion der Familienmitglieder mit dem Betroffenen 124
Bewältigungsmöglichkeiten 77
– Training kognitiver Bewältigungsstrategien 138
Beziehung, therapeutische 133
Biologie/biologisch
– bio-psychosoziales Modell psychiatrischer Krankheiten 70–87
– neurobiologische Prinzipien in der psychiatrischen Therapie 28–36
Blindenschrift 31
Blockade
– D1-Rezeptoren 60
– D2-Rezeptoren 60
– D3-Rezeptoren 60
– D5-Rezeptoren 60
– mesolimbische 60
– nigrostriatale 60
– präfrontaler Serotonin-Rezeptoren vom 5HT2a-Typ 60
– Rezeptorblockaden und klinische Effekte (*Übersicht*) 61
Brief psychiatric rating scale (BPRS) 49
Butyrophenone 47

# Sachverzeichnis

## C
care programme approach (CPA)  108
case management  75
Caudatum  21
Chlorpromazin  42, 55, 56, 134
choreatisch-athetotische Bewegungsauffälligkeiten  20
chronifizierte Psychosen  9, 17–27
chronisch psychisch Kranke, sozialrechtliche Benachteiligung  128
Clozapin  44, 46, 55, 56
Cochrane-Reviews  137
community treatment, assertive  106, 125
Compliance-Steigerung  64
computergestützte Rehabilitationsansätze  92
Computersimulation  32
Coping  76
– coping strategy enhancement  137
– Stress-Vulnerabilitäts-Coping-Modell  76–78, 117
– subjektives  76
Co-Therapien  33

## D
D1-Rezeptoren, Blockade  60
D2-Rezeptoren
– Besetzungsraten  57
– Blockade  60
D2/5HT2-Quotient (*Übersicht*)  63
D3-Rezeptoren, Blockade  60
D5-Rezeptoren, Blockade  60
daily-living-programme (DLP)  109
Dauerbehandlung für mindestens 5 Jahre  38
Definition  8
degenerative Komponente  20
Demedikalisierung  70, 73
Dementia praecox  1, 17
Denkabläufe
– dysfunktionale Denkmuster  135
– Korrektur dysfunktionaler  137
Denosologisierung  70
Depot-Präparate  43
– Neuroleptika  48
Depression
– Antriebshemmung depressive  32
– schwere  77
Depressionsstationen  75, 76
Desinstitutionalisierung  70
Destigmatisierung  75
Destruktion, Lust an  71
DGPPN (Deutsche Gesellschaft für Psychiatrie, Psychotherapie und Nervenheilkunde)  40
– Praxisleitlinie (*s. dort*)  41–43
diagnostische Kriterien  2
Diathese-Stress-Modell  77
Dichotomie-Konzept  1
Dimension des Sozialen  116
dimensions of functioning  97
disability  97

Dosierung, rezidivprophylaktische Medikation  39
– prophylaktische Mindestdosierung (*Übersicht*)  39
Dosierungsempfehlungen und pharmakokinetische Eigenschaften (*Übersicht*)  49
Drei-Hospitäler-Studie  121
Drogenentzug, qualifizierter, Abteilungen für  76
Dyskinesie
– Frühdyskinesie  57
– tardive  40

## E
Ebenen der Beschreibung des Langzeitverlaufs (*Übersicht*)  4
Effizienz, globale, Bestimmung der  83
einsichtsorientierte supportive Gruppentherapie  139
Einteilung psychotischer Erkrankungen, dichotome  1
Einzelpsychotherapie, psychodynamisch orientierte  134, 143
Elektrokrampfbehandlung  134
Emotionen, maladaptive, Berichtigung  137
Emotionsmanagement-Training  137
Empfehlungen einer Expertenkommission der Bundesregierung (1988)  75
employment, supported  95
empowerment-Konzept  95
Enthospitalisierung  106
Entlassungen  107
Entleerungssyndrom  9
Entspannungstechniken  136
Entwicklung, Rahmenstrategie für die weitere Entwicklung der psychiatrischen Versorgung  110
erfolgsorientiertes Lernen  121
Ergotherapie  122–124
Erhaltungstherapie, PORT-Empfehlungen  47, 48
Erkrankungsbeginn  5, 6
Erleben, psychisches, Korrespondenz zwischen Gehirn und psychischen Erleben  78
Evaluation der Soziotherapie  122
evidence based medicine  70
expressed-emotions-Forschung  80
extrapyramidale Störungen (EPS)  48
– EPS-Risiko  48

## F
Fachgesellschaften  40
Fachkrankenhäuser und Abteilungspsychiatrie, Konflikt zwischen  75
Fachpersonal  106
Familien
– Interaktion der Familienmitglieder mit dem Betroffenen  124
– psychoedukative Intervention in der Familie  124
– psychosoziale Intervention  124
– schwierige Familienverhältnisse  17

# Sachverzeichnis

Familienärzte 102
Familienatmosphäre 94
Familientherapeuten 80
Fertigkeiten, soziale, Trainingsprogramm 139
Firmen für psychisch Kranke 126
Flupenthixol- vs. Risperidon-Studie 64
Fluphenazin-Dekanoat 45
Forschungsdefizite 124
Frühdyskinesie 57
Frühsymptomentraining 136
Funktionsebenen, molare 135
Funktionsniveau, soziales 136
fürsorgerische Betreuung 94

## G
ganzheitliches Gesundheitstraining 140
gating, sensorisches 25
Geburt, Wintergeburtenüberschuß 18
Gedächtnisleistung 135
– Arbeitsgedächtnis 21
Gedankenstopps 137
Gehirn, Korrespondenz zwischen Gehirn und psychischen Erleben 78
gemeindepsychiatrische Versorgung am Beispiel Großbritannien 102–115
– sektorisierte 105, 106
– Teams, gemeindepsychiatrische (GPT) 105
general practitioners (GP) 102
Gerontopsychiatrie 76
Gestaltung von Umweltbedingungen 126, 127
Gesundheitstraining, ganzheitliches 140
glass brain 23
globale Effizienzbestimmung 83
Grippeinfektion der Mutter 77
Großbritannien, gemeindepsychiatrische Versorgung 102–115
Gruppenpsychotherapie 134
– einsichtsorientierte supportive Gruppentherapie 139
Gruppenwohnungen 103

## H
Halluzination 32
– paranoid-halluzinatorische(s)
– – Episoden 6
– – Syndrom 9
– persistierende 136
Haloperidol 45, 56
handicap 97
handlungsorientierte Therapieansätze 139, 140
Häufigkeit 4, 6
Hilfeansätze, rehabilitative 90
Hirnaktivierung, verminderte 22
Hirnreifung, postnatale 77
Hirnvolumen, vermindertes 22, 24
hormonelle Störungen der HPA-Achse 77
Hospitalismussyndrom 117, 121
5HT2-Rezeptoren 56
– Blockade präfrontaler Serotonin-Rezeptoren vom 5HT2a-Typ 60
– D2/5HT2-Quotient (*Übersicht*) 63
5HT2a-Affinität 63
Hungerepidemie 19
Hypoxie unter der Geburt 18

## I
Ich-Leistungen 133
Ich-Schwäche 77
Identitätskrise 70
impairment 97
Individualität 73
Influenza-A2-Infektion 19
Information, umfassende 141
insight-oriented approach 133
intensive care management (ICM) 125
Interaktion der Familienmitglieder mit dem Betroffenen 124
Interferenzneigung 136
IPT (integriertes psychologisches Therapieprogramm) 138, 139
Irresein, manisch-depressives 1
Irritationsprobleme 79
Isolation, soziale 116

## K
Karten, kortikale 30
Kategorienbildung 135
klinische Psychologie 70
Knotenkonnektivität, gestörte 25
Ko-Faktor 80
kognitiv-behaviorale Therapie 136
kognitive
– Muster, dysfunktionale 137
– Therapieansätze/Leistungen 133, 135, 138
– – Training kognitiver Bewältigungsstrategien 138
Köln-Studie 4, 6
Kombinationsbehandlung 83
komparative Untersuchungen 82
Kompetenz, interpersonelle 135
komplexe
– Ansätze, Rückkehr zu 81
– Zusammenhänge, Reduktion 81
Konditionieren, operantes 135
Konflikte
– intrapsychische 17
– zwischen Abteilungspsychiatrie und Fachkrankenhäusern 75
Kontakt- oder Begegnungsstätten 126
Kontraindikation 47
Konzentrationsstörungen 20
Koordination 75
Korrespondenz zwischen Gehirn und psychischen Erleben 78
Kortex
– dorsolateraler präfrontaler 21
– Neokortex 30
kortikale
– Karten 30
– Plastizität 31

Kosten 12, 13, 41, 72, 98
- gesamtgesellschaftliche 12
- Verlagerung 72
- Versorgungskosten 12
*Kraepelin* 1
Krankenhausausschließungen 103
Krankheitsverlauf/Verlaufsparameter 3, 4, 8, 11

## L

Langzeitperspektive 73
Langzeitprognose, günstige Prädiktoren (*Übersicht*) 42
Langzeitstationen 106
Lebensereignisse, belastende 17
Lebensqualität 64, 96
- Anhebung 64
- Konzept 96
Leitlinie (s. Praxisleitlinie) 41–43
Lernen
- am Erfolg 121
- am Modell 121
Levopromazin 56
life-event-Forschung 117
lückenhafte Versorgung 107
Lust an der Destruktion 71

## M

maladaptive Emotionen, Berichtigung 137
Malformation 18
Malnutrition 18, 19
manisch-depressives Irresein 1
Medikalisierung 75, 80
Medikamente, antipsychotische (*Übersicht*) 44
- Auswahl 48
- Compliance 143
medizinisch-psychiatrische Rehabilitation 90, 91
metakognitiver Ansatz 137
Milieu- und Soziotherapie 3, 116–131, 137
- Aktivierung der Milieugestaltung 121
- therapeutisches 121, 137
- überstimulierendes 121
modellorientiertes Lernen 121
mood stabilizers 44
moral treatment 119
Morbidität 19
Morphometrie 24
MRT-Untersuchungen 21
mütterliche Grippeinfektion 77

## N

narzistische Neurosen 132
National Health Service (NHS) 102
Nebenwirkungen 40, 47
- extrapyramidal-motorische 55
Negativsymptomatik 121
Neokortex 30
Netzwerke, neuronale 28–30
neurobiologische Prinzipien in der psychiatrischen Therapie 28–36
neurochemische Verhältnisse 79
neurodevelopmental
- Hypothese 19
- Modell 20, 25
neuroleptic relapse prevention in schizophrenia 37
Neuroleptika 44, 134
- atypische 36, 55–69, 92
- - Gewichtszunahme der atypischen Neuroleptika 92
- - Vergleichsstudien (*Übersicht*) 58, 59
- - Zulassungsabfolge (*Übersicht*) 55
- Depot- 48
- partiell-atypisches 64
- pharmakologische Typizität alter Neuroleptika 60
- Wirkungsmechanismen 55
Neurologie 70
Neuromedizin 70
Neuromodulation 30–32, 35
neuronale
- Aktivität 77
- Netzwerke 28–30
Neuronen 28
Neuropathologie 17
Neuroplastizität 28, 31–33
Neurosen, narzistische 132
Neurotransmission 28
Neurowissenschaft 73
Nosologie 70

## O

Objektbeziehungen, gestörte 77
occupational therapy 122
ökologischer Zugang 89
ökonomische Aspekte 12, 13, 127
Olanzapin 55, 56
operantes Konditionieren 135
optimal treatment project 143

## P

pädagogische Rehabilitationsansätze 93, 94
Pandysmaturation 19
PANS-Skala 64
paranoid-halluzinatorische(s)
- Episoden 6
- Syndrom 9
Parkinsonismus 57
Parkinsonoide, stigmatisierende Wirkung 92
Partizipation 97, 121
- individuelle, Verbesserung 121
personal therapy 143
personaler Zugang 89
Persönlichkeitsstörung, anti-soziale 72
Phenothiazine 47
Plastizität
- kortikale 31
- synaptische 31
Plazebo, Rückfallrate 37
PORT-Team, Behandlungsempfehlungen 46–48
- zur Erhaltungstherapie 47, 48

# Sachverzeichnis

post-mortem-Studien 17
prädiktorische Parameter (*Übersicht*) 12
Prävention (*s.* Prophylaxe)
Praxisleitlinie
- der American Psychiatric Association (APA) 42
- der DGPPN, in Psychiatrie und Psychotherapie 41–43
- - Remissionsphase der DGPPN-Leitlinie 43
- - Revision 43
- kurzfristige Leitlinienerstellung 41
- Langversion Leitlinienerstellung 41
PRiSM-Studie 109, 110
Problemlösefähigkeit 141
Problemlösetraining 137, 141
prognostische Faktoren 10, 11
Prophylaxe/Prävention
- neuroleptic relapse prevention in schizophrenia 37
- Strategien, prophylaktische 10, 11
Prothipendyl 59
Psychagogik 121
Psychiatrie
- Psychiatrie-Enquete (1975) 75
- Rekonstruktion und Integration 84
psychoanalytische Einzelarbeit 134
Psychoedukation 93, 121, 140–142
- Familie, psychoedukative Intervention 124
Psychologie/psychologische
- IPT (integriertes psychologisches Therapieprogramm) 138, 139
- klinische 70
- Maßnahmen, psychologische 33
psychopathologisches Syndrom 5
psychopharmakologische Behandlungsverfahren 3, 37–54
Psychosen
- chronifizierte 9, 17–27
- schizoaffektive 1, 4
- zykloide 2
psychosoziale Fachdienste 125
psychotherapeutische Behandlungsverfahren 3, 132–148
- Einzelpsychotherapie, psychodynamisch orientierte 134, 143
- Gruppenpsychotherapie, psychodynamisch orientierte 134
- Medizin, psychotherapeutische 70
- Psychotherapiestudien 132
- supportive 133

## Q
Qualitätssicherung 40, 41, 107
Quetiapin 55

## R
Rauschen, Signal-Rausch-Abstand 30
Reaktions- und Aufmerksamkeitsübungen 137
Reaktionsgeschwindigkeit 135
Reduktionismus 116

reduktionistische Sichtweise der Medizin 76
Reflexion 121
Rehabilitation Schizophreniekranker 88–101
- berufliche Rehabilitation 94
- computergestützte Rehabilitationsansätze 92
- fürsorgerische Betreuung 94
- Hilfeansätze, rehabilitative 90
- historische Perspektive 88
- medizinisch-psychiatrische Rehabilitation 90, 91
- ökologischer Zugang 89
- pädagogische Ansätze 93, 94
- personaler Zugang 89
- Perspektive, klassische 89
- Reha heute 88–90
- soziale Behinderung, psychiatrische Rehabilitation 93
- sozialrechtliche Umsetzung 98
- Teams, multidisziplinäre 90, 91
- Zielgruppen 91
Rehabilitationsliteratur 97
Rehospitalisierung 137
- Verminderung der Rehospitalisierungsraten 64
Reichweite, begrenzte 80
Rekonstruktion und Integration des Faches Psychiatrie 84
Remission 8
- DGPPN-Leitlinie, Remissionsphase 43
Residualsymptomatik 136
Review-Treffen 108
D2-Rezeptorbesetzungsraten 57
Rezeptorbindungsprofile 57
- *Übersicht* 62
Rezeptorblockaden und klinische Effekte (*Übersicht*) 61
Rezidiv 37–39
- Dosierung, rezidivprophylaktische Medikation 39
- Prophylaxe 37, 38
- - *Übersicht* 38
- - Rückfallrate 37, 44, 49, 134
- - *Übersicht* 49
- - unter Plazebo 37, 44
Risiko-/Nutzen und Kostenabwägung 41
Risperidon 55, 56
- Flupenthixol- vs. Risperidon-Studie 64
Rollenerfüllung 134
Rückfall (*s.* Rezidiv)
Rückkehr zu komplexen Ansätzen 81

## S
schizoaffektive Psychosen 1
- Klassifizierung 4
Schizophrenierisiko 18
seelische Funktionseinbußen 91, 92
Selbstaufgabe 71–73
Selbstinstruktion 136
Selbstverbalisation 136
Selbstversorgungsfähigkeit 9, 98

sensorische Umgebung 77
Serotonin-Rezeptoren vom 5HT2a-Typ, Blockade 60
Sertindol 55, 56
Signal-Rausch-Abstand 30
Sozial/soziale
- Anpassung, soziale, Verbesserung 120
- anti-soziale Persönlichkeitsstörung 72
- Behinderung, psychiatrische Rehabilitation 93
- Dimension des Sozialen 116
- Fachdienste, psychosoziale 125
- Faktoren, Bedeutung 116
- Fertigkeiten, soziale, Trainingsprogramm 139
- Funktionsniveau, soziales 136
- handlungsorientierte Therapieansätze 139, 140
- Hypothese der optimalen sozialen Stimulation 121
- Isolation 116
- Wahrnehmung, soziale 135
Sozialarbeit 70
sozialpsychiatrische Dienste 125
sozialrechtliche
- Situation 117
- Umsetzung psychiatrischer Rehabilitation 98
Sozialverhalten 135
Sozialversicherungsrecht, Anwendungspraxis 98
soziotherapeutische Behandlungsverfahren 3, 116–131
- als dritte Säule 127
- Evaluation der Soziotherapie 122
Spezialabteilungen 76
Spezialisierung der Wissenschaftler 81
stabile Phase, Medikation während 44–46
- Dosierung 45
stationäre Verweildauerzeiten 72
Stigma der Erkrankung 96
Stimulation
- Hypothese der optimalen sozialen Stimulation 121
- Milieu, überstimulierendes 121
- Unterstimulation 121
Stress
- Diathese-Stress-Modell 77
- Stress-Vulnerabilitäts-Coping-Modell 76–78, 117
Stressintensität 76
Stressoren 42
Strukturverformung 9
Studien/Langzeitstudien 2, 3
- Drei-Hospitäler-Studie 121
- Flupenthixol- vs. Risperidon-Studie 64
- Köln-Studie 4, 6
- post-mortem-Studien 17
- PRiSM-Studie 109, 110
- Psychotherapiestudien 132
- TAPS-Studie 104
- *Übersicht* 2, 3
Subtypen, Anteil 7

Suizidversuch/suizidale Tendenzen 43, 134
Supervision-Register 108
*Susser* 19
Symptomatik während Krankheitsepisoden 6, 7
Symptome 8
- Verbesserung des Umgangs mit 136
synaptische Plastizität 31
Systemhürden 78

T
Tagesbetreuung/Tagesstätten 105, 126
- psychiatrische Tagesklinik 126
TAPS-Studie 104
tardive Dyskinesie 40
Teams
- gemeindepsychiatrische (GPT) 105
- multidisziplinäre 90, 91
- PORT-Team, Behandlungsempfehlungen 46–48
Temporallappenbereich 21
Tests, *Wisconsin-Card*-Sorting-Test 21, 22
Thalamus, Caudatum 21
Theorie des Alltags 97
Therapie
- Allianz, therapeutische 96–98
- ambulante integrierende 143
- Anziehtherapie 119
- Arbeitstherapie 122–124
- Behandlungsleitlinie Schizophrenie 41
- Behandlungsstandards 40
- Beschäftigungstherapie 122–124
- community treatment, assertive 106, 125
- Co-Therapien 33
- Dauerbehandlung für mindestens 5 Jahre 38
- Elektrokrampfbehandlung 134
- Ergotherapie 122–124
- Familientherapie 80
- gemeindepsychiatrische Versorgung 102–115
- Gesundheitstraining, ganzheitliches 140
- IPT (integriertes psychologisches Therapieprogramm) 138, 139
- kognitive Therapieansätze/Leistungen 133–136, 138
- Kombinationsbehandlung 83
- medikamentöse 39, 44–46, 48, 70, 73–76, 80
- Milieutherapie 3, 116–131, 137
- moral treatment 119
- optimal treatment project 143
- personal therapy 143
- PORT-Team, Behandlungsempfehlungen 46
- Psychoedukation 93, 121, 140–142
- psychologische Maßnahmen 33
- psychopharmakologische Behandlungsverfahren 3, 37–54
- psychotherapeutische Behandlungsverfahren 3, 132–148
- Resistenz 55

# Sachverzeichnis

- rezidivprophylaktische Behandlung (*s. dort*) 37–39
- soziotherapeutische Behandlungsverfahren 3, 116–131
- tiefenpsychologisch orientierte Methoden 133–135
- Verhaltenstherapie 133, 135
- Wochenplan, idealtypischer (*Übersicht*) 82

Thioridazin 59
tiefenpsychologisch orientierte Methoden 133–135
TNS-Spule 34
token-economy-Programme 135
Transmitterhaushalt, zerebraler, Imbalanzen 77
Traumatisierung 77
trial and error 78

## U

Übergangshäuser 126
Umweltbedingungen, Gestaltung 126, 127
Unterstimulation 121

## V

Vakuum-Extraktionen 18
Ventrikelerweiterung 17
Verhaltenstherapie 133, 135
- klinische 135
Verläufe 1
Verlaufsparameter 3, 4, 8, 11
Verlaufsvarianz 41
Verordnungscompliance 140
Versorgung
- gemeindepsychiatrische 102–115
- Kosten (*s. auch dort*) 12
- lückenhafte 107
- Rahmenstrategie für die weitere Entwicklung der psychiatrischen Versorgung 110

- Selbstversorgungsfähigkeit 9, 98
- Standards und Modelle psychiatrischer Versorgung (*Übersicht*) 111

Verstärkerpläne 121
Verweildauerzeiten, stationäre 72
Volkskrankheit 12
Vollremission der Erkrankung 8
Volumenverminderung 17
Vulnerabilität Schizophrener 137
- Stress-Vulnerabilitäts-Coping-Modell 76–78, 117

## W

wahnhaftes Erleben 136
Wahrnehmung, soziale 135
- Kontrolle pathologischer Wahrnehmungen 135
Wartegruppe 137
Werkstätten, beschützte Arbeitsplätze 126
Wintergeburtenüberschuß 18
*Wisconsin-Card*-Sorting-Test 21, 22
Wissenschaftler, Spezialisierung 81
Wochenplan, idealtypischer (*Übersicht*) 82
Wohnformen, alternative 103, 104
- betreute Wohngemeinschaften 126
Wohnheim 126
Wohnungslose
- Asyle 75
- Hilfsangebote 125
Wohnungslosigkeit 116

## Z

Zahl der Episoden und Häufigkeit 6
Zeitschätzung 22
Zellverlust 17
Ziprasidon 55
Zotepin 55, 56
Zusammenhänge, komplexe, Reduktion 81
zykloide Psychosen 2
zytoarchitektonische Auffälligkeiten 17